Himmlische Punkte

Das Praxisbuch der Akupressur

Nirgun W. Loh | Sakina K. Sievers

Himmlische Punkte

Das Praxisbuch der Akupressur

ShenDo Verlag

Wichtiger Hinweis:

Die in diesem Buch beschriebenen Anwendungen sind von den Autoren mit größter Sorgfalt dargestellt. Die Informationen über die Anwendung von Akupressur zur Selbstbehandlung und Partnerbehandlung sind jedoch keine medizinischen Empfehlungen und ersetzen nicht den Rat und die Hilfe eines Arztes. Bei ungeklärten oder ernsthaften körperlichen oder seelischen Problemen sollte unbedingt ein Arzt, Heilpraktiker oder Psychotherapeut konsultiert werden, bevor die Anwendungen beginnen.
Die Autoren und der Verlag übernehmen keinerlei Haftung für eine etwaige Beeinträchtigung der Gesundheit, die sich aus dem Gebrauch oder Missbrauch der in diesem Werk dargestellten Methoden ergeben könnte.

Bibliografische Information der Deutschen Nationalbibliothek:

Die Deutsche Nationalbibliothek verzeichnet diese Publikation in der Deutschen Nationalbibliografie; detaillierte bibliografische Daten sind im Internet unter www.d-nb.de abrufbar.

4. Auflage 2023

Wolfgang Loh
Dorfstraße 24 A
D-23948 Stellshagen
www.shendo-verlag.de

Bildquellen:
Alle Fotos von Nirdosh H. Hufnagl, www.foto-traum.de
Fotos © ShenDo Verlag

Illustrationen und Layout:
Aruna Palitzsch-Schulz

Umschlag: Vis Orth, Vision Creativ

Lektorat:
Rajmani H. Müller, Dhirendra M. Thomae

Dieses Buch wurde gedruckt auf umweltfreundlichem, chlorfrei gebleichtem und alterungsbeständigem Papier.

Printed in the European Union

ISBN 978-3-9811184-3-8

INHALT

Erster Teil

INHALT

Zweiter Teil

INHALT

Dritter Teil

VORWORT

Die Akupressur ist eine Möglichkeit, durch gezielte, mitfühlende und tiefgehende Berührung den Fluss des Lebens zu unterstützen und Verspannungen zu lösen. Nur durch Bewegung und stetige Veränderung bleibt das Leben erhalten und kann sich entwickeln.

Im System der Energieleitbahnen oder Meridiane bilden die Akupressurpunkte ein Netz von Verbindungs- und Informationsstellen, die einen direkten Zugang zur Lebensenergie ermöglichen. Negative Erfahrungen und Verletzungen erzeugen einen inneren Widerstand, der die freie Entfaltung unseres Potenzials behindert. Dies kann sich sowohl in geistig-seelischer als auch in körperlicher Stagnation und letztlich als Krankheit manifestieren. Da die Akupressurpunkte immer den Ist-Zustand widerspiegeln, eignen sie sich hervorragend, um einen inneren Widerstand gegenüber einer bestimmten Thematik innerhalb eines Meridians wahrzunehmen und damit mindestens zum Teil bewusst zu machen. Dieses Erleben öffnet die Möglichkeit zur Auseinandersetzung und Lösung des Konflikts, der im Unterbewusstsein schlummert und – wenn es für die Entwicklung notwendig wird – an die Oberfläche kommt und sich dort im Empfinden zeigt.

Nun liegt es am Behandler, durch sein Wissen um die Meridian- und Punktequalitäten und durch seine Intention, Offenheit und Achtsamkeit den Prozess der Lösung zu begleiten und das innere Gleichgewicht des Empfangenden zu fördern. Der Praktiker oder die Praktikerin kann die Tür dazu öffnen, muss aber gleichzeitig zur Seite treten, um nicht durch persönliche gedankliche Interpretationen die Wirkung der Punkte zu beeinflussen oder zu behindern. Das Bestreben, eine neutrale Haltung anzunehmen, ist entscheidend für die Qualität der Berührung. Es gilt hier das taoistische Prinzip »Wu Wei« – das Geschehenlassen ohne persönliches Einmischen.

Die »Himmlischen Punkte« oder Punkte als »Tore zur Seele« sind die göttliche Verbindung zwischen Körper und Seele, zwischen dem Individuum und der unendlichen Weisheit des DAO. Über die Punkte kann das Wesen eines Menschen durch vorbehaltlose Berührung wieder in Einklang mit der persönlichen Bestimmung gebracht werden. Veränderungen passieren dadurch wie von selbst, wenn der Mensch in diesem Augenblick bereit und offen dafür ist.

Entscheidend ist es, einen deutlichen Kontakt zum Qi, zur Lebensenergie, zu bekommen, wobei die Antwort des Körpers nicht lange auf sich warten lässt. Eine solche Antwort kann sich darin äußern, dass der Behandelte sich in seinem Körper wieder wohl fühlt oder Erleichterung empfindet. Durch das Lösen von Verspannungen können viele körperliche und seelische Beschwerden gelindert werden oder ganz verschwinden. Eine Sitzung mit einem solchen Kontakt kann für den Empfangenden sehr befreiend sein, auch wenn ihm das Geschehen nicht immer sofort bewusst nachvollziehbar ist. Das Bewusstwerden und Erkennen der inneren Vorgänge ist nicht die Voraussetzung für die Wirksamkeit der Akupressur. Es kann jedoch den Gesundungsprozess vertiefen und festigen. Häufig kommt es zu einer veränderten Wahrnehmung im Alltag, und bestimmte Automatismen verlieren ihre Macht. Das Leben wird entspannter und fühlt sich stimmiger an; man betrachtet sich und seine Umwelt mit anderen Augen und sieht sich Dinge tun, die neu und ungewohnt sind oder die man vergessen zu haben schien.

Ich wünsche diesem Buch die breite Beachtung, die es verdient, da es, statt einer bloßen Aufzählung von Symptomen und Punkteindikationen, die Körper-Seele-Beziehung der Akupressurpunkte auf einzigartige Weise in Wort und Bild darstellt. Das Autorenpaar zeigt, dass lebendige Vorgänge anschaulich und mit Leichtigkeit vermittelbar sind. Das vorliegende Werk ist für Praktizierende der Akupressur – sowohl für Neueinsteiger als auch für erfahrene Anwender – eine wunderbare Hilfe auf dem Weg zu Gesundheit und Glücklichsein.

Rüdiger Kromp
Einbeck, im Oktober 2011

VORWORT

Bereits 1948 definierte die Weltgesundheitsorganisation Gesundheit als einen »Zustand völligen psychischen, physischen und sozialen Wohlbefindens und nicht nur [als] das Freisein von Krankheit und Gebrechen.« Ziel dieser Definition war es, Gesundheit von einer rein biomedizinischen Betrachtungsweise zu lösen, sie nicht als einen gegebenen und unveränderlichen Zustand zu betrachten, sondern als eine stetig neu und aktiv zu kreierende Balance in allen Lebensbereichen. Jahrzehnte später stehen wir immer noch vor dieser Herausforderung, sogar mehr denn je. Warum? Denn eigentlich haben wir viel erreicht in der Zwischenzeit: Wir dürfen uns eines Lebensstandards erfreuen, der in der Geschichte der Menschheit einzigartig ist. Wir können auf ein hervorragendes medizinisches System und großartige soziale Errungenschaften zurückgreifen. Wir blicken einer kontinuierlich zunehmenden Lebenserwartung entgegen. Wir haben Freiheit, Freizeit und Möglichkeiten in großem Stil. Aber trotzdem oder genau deswegen: Die anvisierte umfassende Gesundheit stellt sich nur in den wenigsten Fällen ein.

Vielmehr werden wir beinahe flächendeckend mit einer Flut an neuen Beschwerden konfrontiert. Viele davon haben ihre Ursachen im psychisch-emotionalen Bereich – oder in der Lebensführung. Burnout, Allergien und Stoffwechselerkrankungen nehmen rapide zu, selbst bei jungen bis sehr jungen Personen. Die Kosten dafür gehen in die Milliarden. Und ein Ende dieser Entwicklung ist nicht absehbar. Wollen wir wirkliches Wohlbefinden erlangen, braucht es dringend ein Umdenken. Es braucht ein Buch wie »Himmlische Punkte«.

In der Traditionellen Chinesischen Medizin wird der Mensch seit mehr als 2000 Jahren als eine vielschichtige Einheit gesehen. Körper, Geist und Gefühle lassen sich nicht trennen. Alle Aspekte unseres Seins stehen miteinander in Beziehung und befinden sich in einer kontinuierlichen Wechselwirkung. Meridiane und Akupunkturpunkte können der Schlüssel zu einem tieferen Verständnis für unser Wesen sein, weil sie Psyche und Soma auf transparente Art und Weise verbinden und die damit einhergehenden Dynamiken nachvollziehbar machen. Selten wurde dieser Schlüssel so einladend, zugänglich und spannend dargestellt wie von Sakina K. Sievers und Nirgun W. Loh in diesem Buch, von dem interessierte Laien wie Profis aus unterschiedlichsten Therapiebereichen gleichermaßen profitieren können.

Denn: Gesundheit ist eine stetig neu und aktiv zu kreierende Balance, nicht nur im äußeren Leben, sondern vor allem auch im inneren Erleben. Das ursprüngliche Ziel der Traditionellen Chinesischen Medizin besteht darin, den Menschen dabei zu unterstützen, in tiefer Übereinstimmung mit seinem Naturell und seinem Potenzial zu leben. Das ist die Bestimmung des Himmels: sein Naturell und sein Potenzial zu leben. Wer diese Harmonie in sich findet, findet sie auch um sich herum. Das ist die Bestimmung der Erde. Stehen Himmel und Erde in einem Gleichgewicht zueinander, dann entspricht dies der Idee des von der WHO definierten umfassenden Wohlbefindens. Möge dieses Buch möglichst viele Menschen auf dem Weg dorthin begleiten.

Mike Mandl
Wien, im Januar 2019

EINLEITUNG

Schon vor Jahrtausenden entdeckten die Chinesen, dass das Halten und Stimulieren von bestimmten Punkten das körperliche und seelische Befinden verbessern kann. Im Laufe der Jahrhunderte wurden diese Punkte geordnet, mit Namen versehen und in ihrer Wirkung beschrieben. Es sind die gleichen Körperstellen, die in der Akupunktur mit Nadeln angeregt werden. Das Wissen darum ist in der taoistischen Weltanschauung verankert.

Die fernöstliche Medizin beschäftigt sich seit jeher mehr mit der Erhaltung der Gesundheit als mit Krankheit. Dabei ist nicht nur das körperliche Wohlergehen gemeint, sondern auch das seelisch-emotionale Befinden. Tatsächlich bilden im taoistisch-chinesischen Weltbild Körper, Seele und Geist eine untrennbare Einheit, die auch die Verflechtung des Menschen mit der Natur und dem Kosmos mit einschließt.

In der Literatur wird vor allem die Bedeutung der Akupressur bei körperlichen Symptomen und Leiden beschrieben. Im vorliegenden Buch steht ihre Anwendung für das geistig-seelische Wohlbefinden im Vordergrund. Die Akupressur kann beleben und aktivieren oder sie kann entspannen und beruhigen. Sie ist zudem ein Handwerkszeug, das allen Menschen zur Verfügung steht und sehr leicht zu erlernen ist. Das Anregen der Punkte mit den Händen ist bei körperlichen Symptomen nicht so wirksam wie die Behandlung mit Akupunkturnadeln. Für das geistig-emotionale Gleichgewicht ist die Akupressur jedoch von großer Bedeutung.

Dieses Buch enthält sowohl theoretisches Basiswissen als auch ganz konkrete praktische Anleitungen zur Anwendung der Akupressur. Der erste Teil beschäftigt sich mit dem taoistisch-chinesischen Verständnis von Körper, Geist und Seele sowie deren Funktionen. Der zweite Teil beschreibt das praktische Vorgehen und das grundlegende Wirkungsspektrum der Akupressur. Im reich bebilderten dritten Teil des Buches werden die wichtigsten Akupressurpunkte mit ihrer Lage, Bedeutung und Wirkung dargestellt. Darüber hinaus werden Möglichkeiten der Selbst- und der Partnerbehandlung sowie wirkungsvolle Punktkombinationen aufgezeigt.

Die Akupressur kann als eine eigenständige Methode angewendet werden. Sie kann aber auch jede Form der Körperarbeit ergänzen und bereichern, insbesondere die Arbeit mit Shiatsu. Im ShenDo® Shiatsu fließt Akupressur in alle Shiatsu-Sitzungen mit ein. Wie einfach die Verbindung von Akupressur und Shiatsu ist, veranschaulichen die Fotos mit den verschiedenen Behandlungsmöglichkeiten und Positionen auf einer Shiatsu-Matte am Boden im dritten Teil des Buches. Akupressurneulinge können daran auch erkennen, dass zum Geben von Akupressur keine besonderen Anschaffungen nötig sind. Ein paar übereinandergelegte Decken reichen als Unterlage vollständig aus. Selbstverständlich kann Akupressur auch auf einer Behandlungsliege praktiziert werden.

Dieses Buch richtet sich an Shiatsu-Praktizierende, Körpertherapeuten, Kinesiologen, Masseure, Psychotherapeuten sowie an alle Menschen aus der Welt der berührenden Künste, die Akupressur in ihre Behandlungen integrieren möchten. Aber auch interessierte Laien finden hier viele Anregungen zur Anwendung von Akupressur bei sich selbst und anderen. Schon als Anfänger lässt sich mit achtsamem und liebevollem Halten von Punkten eine gute Wirkung erzielen.

Da bei den vielen Behandlungsfotos fast ausschließlich Frauen abgebildet sind, und auch in unseren Ausbildungskursen mehr Frauen als Männer teilnehmen, haben wir die weibliche Form »Behandlerin« oder »Gebende«, und »Empfangende« oder »Partnerin«, gewählt und uns so die umständliche Form von »Behandler/in« usw. erspart. Dies soll aber keineswegs bedeuten, dass diese Behandlungsform nur Frauen vorbehalten sei. Selbstverständlich sind immer Frauen und Männer angesprochen.

Im praktischen Teil dieses Buches haben wir uns für die persönliche Anrede »du« entschieden. In unseren Seminaren benutzen wir das du, und es scheint uns auch hier, in der Atmosphäre einer eher vertraulichen Übungssituation, angemessener zu sein als ein unpersönliches, förmliches »Sie«.

Unser Weg zu diesem Buch

Unsere ersten Schritte mit Shiatsu, Akupressur und der Welt der Chinesischen Medizin haben wir in einem modernen Meditations- und Therapiezentrum in Indien gemacht. In dieser internationalen Gemeinschaft war das Wesentliche die Meditation, der Weg nach innen. Das Zusammenleben mit Menschen aus aller Welt, aus allen kulturellen und beruflichen Bereichen und gesellschaftlichen Schichten, das gemeinsame Meditieren, Lernen und Feiern und vor allem die erhellende Gegenwart unseres spirituellen Meisters Osho haben uns nachhaltig geprägt und unsere Arbeit wesentlich beeinflusst. Unser Leben ist seither verwoben mit der östlichen Betrachtungsweise von Gesundheit und Wohlbefinden, in enger Verbindung mit Meditation.

Die Körperarbeit hat uns auf dem Weg nach innen unterstützt. Dass der Körper mit seinen Organen gewissermaßen der sichtbare Ausdruck der Seele und des Geistes ist, konnten wir bei unserer Arbeit wiederholt erkennen. Uns hat fasziniert, dass sich durch Shiatsu und Akupressur Türen zu inneren Räumen der Empfangenden öffneten. Gemeinsam mit den Behandlungspartnern konnten wir Stille erfahren. Die seelische Wirkung von Akupressur hat für uns daher schon sehr früh einen Vorrang gegenüber der rein körperlichen Behandlung von Symptomen bekommen. Und immer wieder durften und dürfen wir erleben, dass der Körper gereinigt wird, wenn die Seele Heilung erfährt.

Auch haben wir gelernt, nicht an den traditionellen Methoden festzuhalten, sondern zu experimentieren und Neues zu wagen. So ist das ShenDo® Shiatsu entstanden, eine besondere Form des Shiatsu, die auch Körperübungen, Meditation und Selbsterfahrung mit einbezieht. Gemeinsam mit unseren Freunden und Kollegen Gayaka Backheuer, Prabhati Gütinger, Ramita Keienburg und vielen anderen haben wir in den vergangenen zwanzig Jahren diese Form der Körperarbeit entwickelt mit der gemeinsamen Vision, »mehr Freude und Heilung ins tägliche Leben zu bringen« (Gayaka Backheuer). In dieser faszinierenden Arbeit, die das Berühren des Körpers mit dem inneren Erleben verbindet, spielt auch die Akupressur eine wichtige Rolle. Daraus ist dieses Buch entstanden.

Auf der Suche nach dem passenden Titel sind wir schon sehr früh auf den Namen »Himmlische Punkte« gekommen. Wir haben diesen Titel in Anlehnung an die so genannten »Himmelsfenster« oder »Fenster-zum-Himmel-Punkte« gewählt. Diese besonderen Punkte unterstützen die Kommunikation zwischen Kopf und Körper, zwischen Verstand und Gefühl, und stellen so das Gleichgewicht wieder her. Für uns sind die »Himmlischen Punkte« gleichermaßen Tore nach innen wie auch Vermittler zwischen Körper, Geist und Seele.

ALLES LEBT
Die Lebensenergie Qi

Energie ist Handlung und Bewegung. Alle Handlung ist Bewegung, und alle Handlung ist Energie. Jedes Gefühl ist Energie. Alles Denken ist Energie. Alles Leben ist Energie. Wenn diese Energie ohne jeden Widerstand, ohne jede Reibung, ohne jeden Konflikt dahinströmen kann, dann ist sie grenzenlos, ohne Ende. Wenn keine Reibung da ist, gibt es für die Energie keine Grenzen; durch Reibung werden der Energie Beschränkungen auferlegt.
Wenn der Mensch das einmal eingesehen hat, warum hemmt er dann noch weiterhin seine Energie? Warum erzeugt er in dieser Bewegung, die wir Leben nennen, Reibung? Ist reine, grenzenlose Energie für ihn nur eine Idee? Hat sie keine Wirklichkeit?
Jiddu Krishnamurti

In der chinesischen Philosophie und Heilkunde betrachtet man das Leben aus der Perspektive der Lebenskräfte, der Energie und des Energieflusses. Diese Energie, die entlang der Energiebahnen, den Meridianen, und der Akupressurpunkte durch den ganzen Organismus strömt, wird in China Qi und in Japan Ki genannt. Sie erfüllt die ganze Schöpfung und ist die Voraussetzung für das Leben. Im Menschen beeinflusst und gestaltet sie das Gleichgewicht sowohl im Körper als auch in der Psyche. Sie prägt und lenkt ganz wesentlich das Wohlergehen und die Gesundheit. Qi ist die Kraft, die uns belebt, bewegt, motiviert, wärmt, schützt und Lebensfreude gibt. Sie ernährt außen die Haut, und im Inneren die Organe und Gewebe.

Wir nehmen die Yang-Energie des Himmels über den Atem und die Yin-Energie der Erde durch die Nahrung auf. Diese beiden Kräfte werden in uns verbunden und in körpereigene Energie umgewandelt. Die Energie fließt sowohl an der Körperoberfläche, wo wir sie mit unseren Händen berühren können, als auch im Inneren des Körpers, wo sie mit den Organen und Körpergeweben Kontakt aufnimmt.

Wenn das Qi ausgewogen fließt, werden alle Organe und Körperzellen genährt, und wir fühlen uns wohl und gesund. Wenn es jedoch stagniert, kommt es zu Zuständen von Mangel und Leere oder Fülle und Stagnation. Dadurch wird sowohl ein gleichmäßiger Energiefluss als auch die Blutzirkulation behindert. Akupressurpunkte liegen häufig an Stellen, wo die Energie blockiert ist oder eine energetische Unterversorgung vorliegt.

Der Energiefluss kann ins Stocken geraten durch mangelhafte Bewegung, unzureichende, minderwertige Nahrung oder extreme Wetterbedingungen, wie Sturm, anhaltenden Regen, scharfe Kälte, brennende Hitze oder andauernde Trockenheit. Vor allem aber wird der Lebensstrom verlangsamt und blockiert durch heftige, über längere Zeit bestehende Emotionen, traumatische Erlebnisse oder eine ablehnende, das innere Wachstum behindernde Haltung gegenüber den Veränderungen des Lebens.

All dies führt zu Verspannungen, die wie der Damm eines Bibers den Energiefluss behindern. Sind die Barrieren nur leicht und der Energiefluss stark, kann so ein »Biberdamm« bald wieder weggeschwemmt werden. Wenn die Verspannungsdämme aber anwachsen und der Energiefluss schwach ist, braucht der Mensch Unterstützung. Hier kann die Akupressur hilfreich sein, um Verspannungen wieder abzubauen und festgehaltene Emotionen und Gedanken loszulassen.

Wir fördern den harmonischen Energiefluss, wenn wir uns des Lebens erfreuen, die Bereitschaft haben, zu wachsen, Vergangenes loszulassen und uns offen und mit einer Prise Humor auf den Lebensstrom einlassen, voller Vertrauen in die eigenen Fähigkeiten und mit der Gabe, das Leben mit all seinen Hindernissen so anzunehmen, wie es ist.

In einer Akupressurbehandlung, im Shiatsu, im Qigong und anderen fernöstlichen Methoden geht es darum, das Qi zu lenken, zu aktivieren und seinen Fluss zu harmonisieren.

DER WANDEL DES LEBENS
Yin und Yang

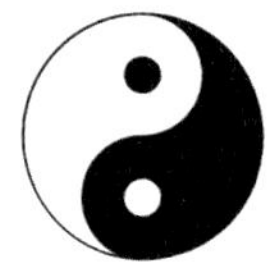

Das Verständnis von Yin und Yang spielt eine zentrale Rolle im taoistischen Denken und in der fernöstlichen Medizin. Das Symbol des Kreises steht für Vollkommenheit, das Ganze. Die eine Hälfte davon ist Yin, die andere Yang zugeordnet. Beide Kräfte ergänzen sich. Sie symbolisieren den stetigen Wechsel, der sich überall in der Natur und auch im Menschen zeigt. Qi entsteht aus dem Wandel von Yin und Yang.

Yang steht für Wärme, Expansion und Licht. Yang bewegt und verleiht die Fähigkeit, aktiv und wach zu sein. Yin steht für Kälte, Kontraktion und Dunkelheit. Yin ermöglicht tiefe Entspannung und erholsamen Schlaf. Yin und Yang gehören zusammen genauso wie Energie und Körperflüssigkeiten. Das wird durch das Bild eines munter plätschernden Baches veranschaulicht, der lebhaft von den Bergen ins Tal fließt. Das Wasser entspricht dem Yin, dem substanziellen Anteil. Das Yang oder der energetische Anteil ist dargestellt durch die mal langsame, mal schnelle Bewegung des Flusses.

Das Verhältnis von Yin und Yang ist wie das Gleichgewicht der beiden Schalen einer Waage. In der einen Schale befindet sich Yang, die Energie und aktivierende Kraft, in der anderen Waagschale ist Yin mit der körperlichen Substanz und der Ruhe – die passive Kraft. Wenn sich die beiden Waagschalen immer wieder einpendeln, ist der Mensch ausgeglichen und gesund. Ein dauerhaftes Ungleichgewicht von Yin und Yang führt hingegen zu Unwohlsein und schließlich zu Symptomen und Krankheiten.

FLÜSSE DER LEBENSENERGIE
Die zwölf Organmeridiane

Die Erde ist überzogen mit einem Geflecht von Flüssen, Seen und Kanälen. Die Organmeridiane sind vergleichbar mit den Flussläufen, die das Land durchziehen und den Erdboden bewässern und fruchtbar machen. Die Muskeln und Knochen bilden dabei die Ufer oder Begrenzungslinien der Energiekanäle. Ihr Verlauf folgt in manchen Regionen den großen Blutgefäßen und Nervenbahnen, an anderen Stellen fließen sie durch feine Spalten und Passagen des Bindegewebes. Die Energiebahnen versorgen den Körper mit Lebensenergie. Sie sind untereinander verbunden und bilden ein weit verzweigtes, komplexes Netzwerk, das alle Organe und jede einzelne Körperzelle durch Verbindungskanäle zu einem Ganzen vereint: innen mit außen, oben mit unten, die inneren Organe mit der Körperoberfläche, Yin mit Yang und Körper mit Geist. Über die Meridiane werden alle körperlichen, emotionalen, geistigen und spirituellen Funktionen gesteuert.

Jedem Organ oder Organsystem ist ein Meridian zugeordnet, der auch den Namen des Organs trägt. Die zwölf Organmeridiane verlaufen jeweils symmetrisch auf der rechten und linken Seite des Körpers. Es gibt sechs Yin- und sechs Yang-Meridiane. Wenn wir uns einen asiatischen Bauern vorgebeugt den Reis erntend vorstellen, können wir die Yin- und die Yang-Bereiche des menschlichen Körpers leicht erkennen. Die der Sonne zugewandten und gebräunten Körperteile gehören zum Yang: der Rücken und die Außen- und Rückseite der Arme und Beine. Die vor der Sonne geschützten, hellhäutigeren Bereiche gehören zum Yin: die Brust, der Bauch und die Innenseite der Arme und Beine.

Die Meridiane haben eine bestimmte Fließrichtung. Yin und Yang wechseln einander im Meridianverlauf ab. Von den Füßen aufwärts über die Innenseite der Beine, über Bauch und Brust fließen die Yin-Beinmeridiane von Milz, Leber und Niere. Von der Brust über die Innenseite der Arme bis in die Hände verlaufen die Yin-Armmeridiane von Lunge, Perikard und Herz. Die Yang-Armmeridiane von Dickdarm, Dreifacher Erwärmer und Dünndarm verlaufen von den Händen über die Außenseite der Arme zum Kopf. Die Yang-Beinmeridiane von Magen, Gallenblase und Blase strömen vom Kopf zu den Füßen über die Rück- und die Außenseite des Rumpfes und der Beine. Der Magenmeridian macht eine Ausnahme, denn er verläuft zunächst vom Kopf über Brust und Bauch und schwenkt erst dann zur Beinaußenseite.

Jeweils ein Yin- und ein Yang-Meridian bilden ein miteinander gekoppeltes Meridianpaar (»Ehefrau und Ehemann«), das einer der fünf Wandlungsphasen, auch Fünf Elemente (Holz, Feuer, Erde, Metall, Wasser) genannt, zugeordnet ist. Zwischen den beiden Meridianen und den Organen eines Elements besteht eine sehr enge funktionelle und energetische Verbindung. So kann man beispielsweise die Zusammengehörigkeit der Organe des Holzelements Leber (Yin) und Gallenblase (Yang) erkennen: Die Leberenergie unterstützt bei der Visionssuche und ermöglicht innere Bilder und Vorstellungen zur Planung und Gestaltung des Lebens. Die Kraft ihres Yang-Partners, der Gallenblase, hilft durch die Fähigkeit zur Entscheidung und Durchsetzung, diese Pläne zu verwirklichen.

Hier wird deutlich, dass aus Sicht der Traditionellen Chinesischen Medizin die Organe eine weitaus größere Bedeutung haben als im westlichen Medizinverständnis. Zum einen ist der Einfluss eines Organs auf einen ganzen Funktionskreis erweitert, dem beispielsweise ein Sinnesorgan und eine Sinnesfunktion, ein Körpergewebe und verschiedene Körperbereiche zugeordnet sind. Zum anderen wurde hier schon sehr früh der direkte Zusammenhang zwischen dem Gefühlsleben des Menschen und seinem körperlichen Befinden erkannt. So hat der Energiezustand eines Organs eine direkte Auswirkung auf den Gefühlszustand des Menschen und umgekehrt. Die körperliche, emotionale und geistige Verfassung eines Menschen ist im energetischen Zustand seiner Organe widergespiegelt und drückt sich in den Meridianen aus.

Von den Meridianhauptbahnen aus steigen innere Verläufe in tiefer liegende Gewebe und nehmen Kontakt auf mit den inneren Organen, Knochen und Muskeln, Nerven- und Blutbahnen, jeder Drüse und verbinden letztendlich mit feinsten Verästelungen jede Zelle des Körpers. Durch diese Meridianverbindungen erklärt sich zum Teil die Wirkung der Akupressurpunkte, die auf den Meridianen lokalisiert sind und wie Schleusentore den Durchfluss der Energie regeln.

Die Hauptäste der Meridiane verlaufen an der Oberfläche des Körpers unterhalb der Haut, wo sie mit den Händen direkt berührt und beeinflusst werden können. Die Meridiane und ihre Akupressurpunkte tragen sowohl körperliche als auch emotionale Botschaften der inneren Organe nach außen. Sie enthalten Informationen über die energetischen Zustände der komplexen Organsysteme. Diese Informationen sind als energetische Schwingungen in den Punkten gespeichert.

Der Verlauf der Hauptwege der Energie wurde in China schon vor über zweitausend Jahren auf Meridiantafeln dargestellt. So wie Landkarten Straßen und Orte aufzeigen, sind Meridianschaubilder eine hilfreiche Unterstützung für das Aufsuchen der Energiebahnen und der Akupressurpunkte. Die eingezeichneten Linien und die Punkte sind natürlich nur eindimensionale Darstellungen. Das vielschichtige Geschehen in einem Punkt offenbart sich erst bei seiner unmittelbaren, geduldigen und achtsamen Berührung. Das kann sowohl für die Gebende als auch für die Empfangende erfahrbar sein (siehe Seite 76 »Einladung zum Erleben«).

DIE MERIDIANE

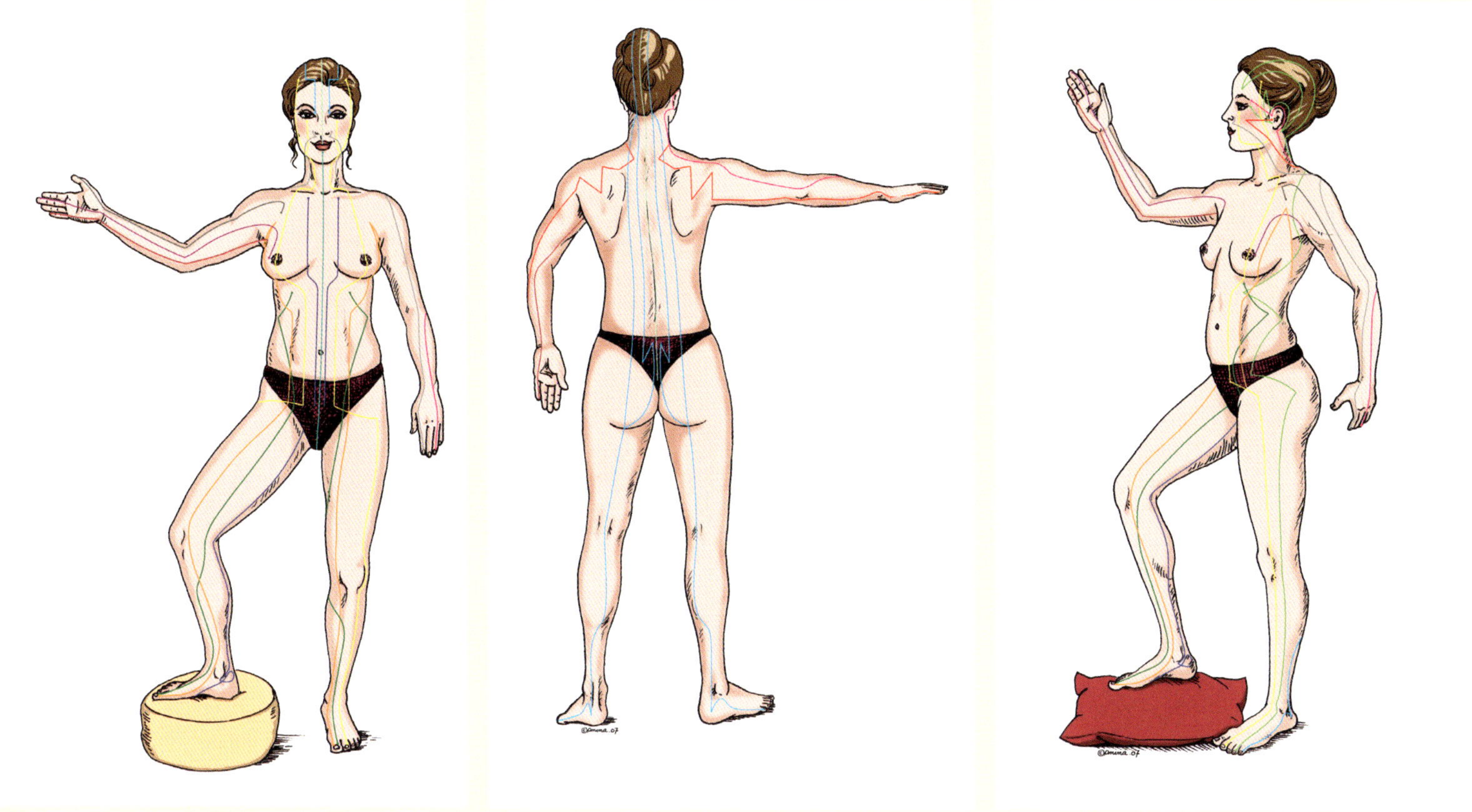

LUNGENMERIDIAN

ÄUSSERES YIN DES ARMES

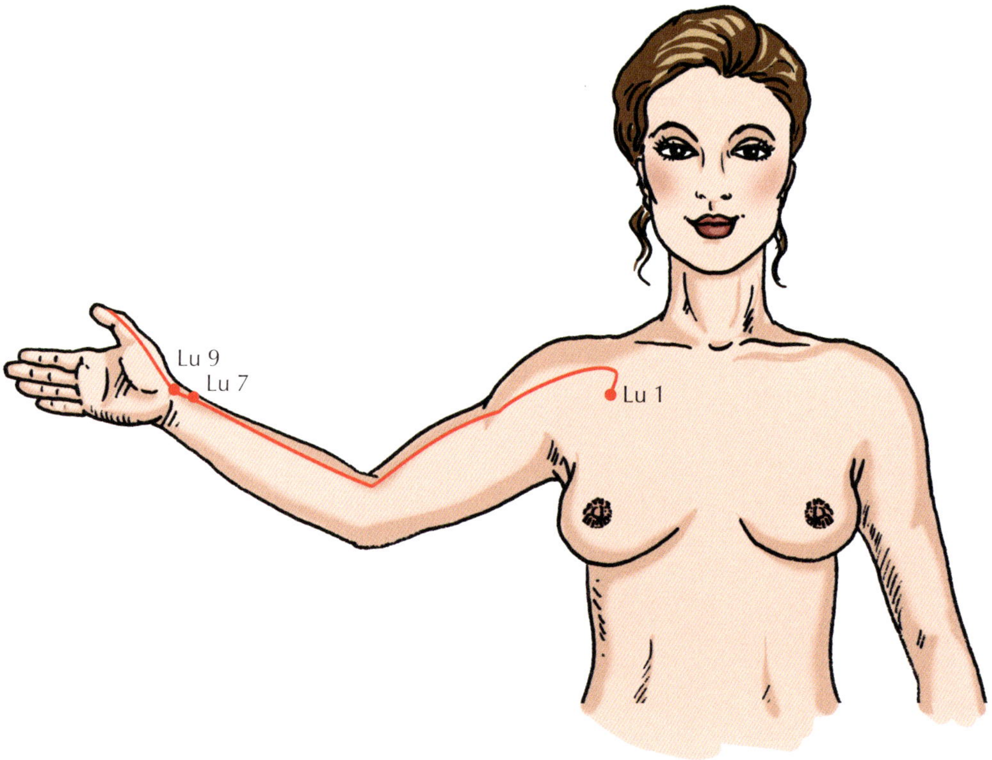

Verlauf an der Körperoberfläche

Der Lungenmeridian beginnt einen Daumenbreit unterhalb des äußeren Endes des Schlüsselbeins (Lunge 1). Er zieht hoch, verläuft unter dem Schlüsselbein entlang nach außen und biegt oberhalb der Bizepssehne über die vordere Seite der Schulter zur Innenseite des Oberarms ab.

Hier folgt der Meridian der Daumenseite des Bizepsmuskels bis zur Beugefalte des Ellenbogens. Lunge 5 liegt auf der Daumenseite der Ellenbogensehne. Er fließt weiter über die Innenseite des Unterarms in Richtung Daumen. Nur Lunge 7 (»Unterbrochene Reihenfolge«) ist außerhalb dieses geraden Meridianverlaufs zu finden. Der Punkt liegt zwei Fingerbreit oberhalb des Handgelenks auf der Speichenkante. Der Meridian zieht dicht neben der Speichenschlagader (Lunge 9) zum Daumenballen, verläuft dort entlang der Grenze zwischen rötlicher und weißer Haut und endet am inneren Nagelwinkel des Daumens (Lunge 11).

Verlauf im Inneren des Körpers

Der Lungenmeridian entspringt mit seinem inneren Verlauf in der Magenregion, zieht nach unten und macht Kontakt mit dem Dickdarm (Yang-Partner der Lunge). Von hier steigt er aufwärts zum Magen und durchzieht weiter aufsteigend das Zwerchfell und tritt in die Lunge ein. Über die Luftröhre gelangt der tiefe Ast des Meridians bis zum Kehlkopf (die Lunge verleiht der Stimme ihre Stärke). Er teilt sich und zieht rechts und links zu den Schultern zu Lunge 1.

LUNGE
DIE GROSSE EMPFÄNGERIN DES HIMMLISCHEN QI

Körperliche Funktionen

Die Lunge

- ist verantwortlich für die Aufnahme des Himmlischen Qi über die Atmung
- verbindet im Brustkorb das über die Atmung aufgenommene Luft-Qi mit dem von der Milz verfeinerten Nahrungs-Qi; Milz und Lunge sind die beiden Quellen der nachgeburtlichen Energie
- leitet diese Energiemischung in den Körper: als nährendes Qi für alle Gewebe und Organe und als energetische Versorgung der Meridiane
- bildet die Abwehrenergie und verteilt sie an die äußere Schicht des Körpers zwischen Haut und Muskeln, wo sie als Schutzschild vor schädlichen äußeren Einflüssen zirkuliert
- führt überschüssige Energie nach unten zu den Nieren und fügt sie den konstitutionellen Reserven zu
- nährt und befeuchtet die Haut, öffnet die Poren zum Schwitzen und schließt sie schützend vor dem Eindringen von Kälte, Wind, etc.
- öffnet sich in die Nase und gewährleistet einen guten Geruchssinn
- beherrscht den Rhythmus des Lebens, das Ein- und Ausatmen, die Expansion und Kontraktion, das Aufnehmen und Loslassen

Geistig-seelische Funktionen

Die Lunge

- sichert über die Atmung (und die Haut) die Verbindung zwischen Körper und Außenwelt und gibt so ein Gefühl der Verbundenheit mit der Umwelt
- gibt die Fähigkeit, Abschied zu nehmen, zu trauern und schließlich loszulassen
- vermittelt eine zuversichtliche Einstellung zum Leben und eine positive Einschätzung der Zukunft
- beherbergt die Körperseele Po

Eine gesunde Lungenenergie zeigt sich in

- einem vollen und tiefen Atem
- einem ruhigen und gleichmäßigen Atemrhythmus
- durchgängigen Atemwegen, einer freier Nase und durchlässigen Nebenhöhlen
- einer kraftvollen Vitalität
- einem guten Instinkt und einem raschen Reaktionsvermögen auf Gefahren

DICKDARMMERIDIAN

INNERES YANG DES ARMES

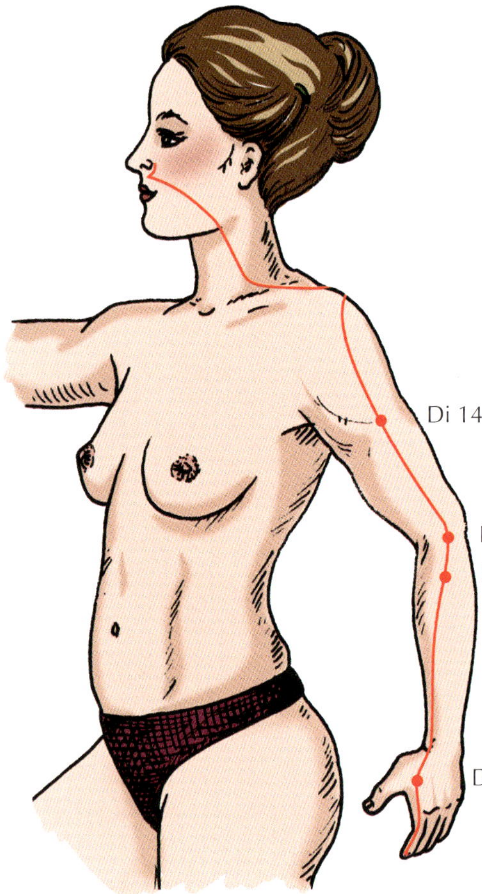

Verlauf an der Körperoberfläche

Der Dickdarmmeridian beginnt am daumenseitigen Nagelwinkel des Zeigefingers (Dickdarm 1). Er verläuft über den Zeigefinger zum Muskelbauch zwischen dem ersten und zweiten Mittelhandknochen (Dickdarm 4) und weiter zur Daumenseite des Handgelenks. Dickdarm 5 liegt im »Schnupftabakloch«, der Vertiefung zwischen den beiden Sehnen. Von hier aus fließt der Meridian in einer geraden Linie über die daumenseitige Kante des Speichenknochens zu Dickdarm 11, der am äußeren Ende der Ellenbogenfalte liegt. Dickdarm 10 befindet sich zwei Daumenbreit davor.

Weiter geht es über die Außenseite des Oberarms zur Schulter. Dickdarm 14 liegt auf dieser Strecke an der Spitze des Deltamuskels, Dickdarm 15 vor dem höchsten Punkt der Schulter in einer Kuhle, die entsteht, wenn man den Arm anhebt.

Von hier aus fließt der Meridian über die Schulterhöhe in den spitzen Winkel, der von der Schulterblattgräte und dem Schlüsselbein gebildet wird (Dickdarm 16). In seinem weiteren Verlauf zum Hals zieht er in einem daumenbreiten Abstand hinter dem Schlüsselbein entlang, wobei er auf dem Schulterkamm den Trapezmuskel überquert.

An der Seite des Halses kreuzt der Meridian den Kopfwendermuskel. Dickdarm 17 liegt am Hinterrand des Kopfwenders auf der Höhe des Unterrandes des Schildknorpels, Dickdarm 18 zwischen den Muskelbäuchen des Kopfwenders auf der Höhe der Kehlkopfspitze. Er fließt über die kleine Grube, einen Daumenbreit vor dem Unterkieferwinkel, über die Wange empor und endet seitlich neben dem Nasenflügel (Dickdarm 20).

Verlauf im Inneren des Körpers

Alle Yang-Meridiane haben einen tiefen Ausläufer zu Lenkergefäß 14 und tauchen dann (mit Ausnahme des Blasenmeridians) bei Magen 12 mit einem inneren Ast in die Tiefe ab, um den Kontakt zu den Organen herzustellen.

Der Dickdarmmeridian verbindet sich mit der Lunge (Yin-Partner des Dickdarms), durchquert das Zwerchfell, gelangt zum Magen (Zwillingspartner des Dickdarms) und weiter zum Dickdarm.
Eine andere innere Verbindung umrundet den Mund und energetisiert das Zahnfleisch und die untere Zahnreihe.

DICKDARM
DER UNERMÜDLICHE ENTSORGER VON ALTEM UND ÜBERFLÜSSIGEM

Körperliche Funktionen

Der Dickdarm

- übernimmt als »Abfallsammler« die unverwertbaren Nahrungsreste vom Dünndarm und scheidet die Rückstände über den Dickdarm und zum Teil über die Haut aus
- entzieht den Nahrungsschlacken die Flüssigkeit und führt sie zum Körper zurück
- unterscheidet als letzte Instanz zwischen Verwertbarem und Unbrauchbarem, Unschädlichem und Schädlichem
- regiert über die Schleimhäute der Atemwege und des Verdauungstraktes

Geistig-seelische Funktionen

Der Dickdarm

- gibt einen Blick für das Wesentliche
- unterstützt das Loslassen von alten Gedanken- und Verhaltensmustern oder destruktiven Emotionen
- vermittelt körperliche und geistige Klarheit durch die Fähigkeit, auf allen Ebenen loszulassen

Eine gesunde Dickdarmenergie zeigt sich in

- der Fähigkeit, das Wesentliche zu erkennen und in dem Mut, Unwichtiges hinter sich zu lassen
- der Bereitschaft, einmal Begonnenes gewissenhaft zu Ende zu bringen und dafür diszipliniert zu arbeiten
- einem regelmäßigen, leichtgängigen Stuhlgang

MAGENMERIDIAN

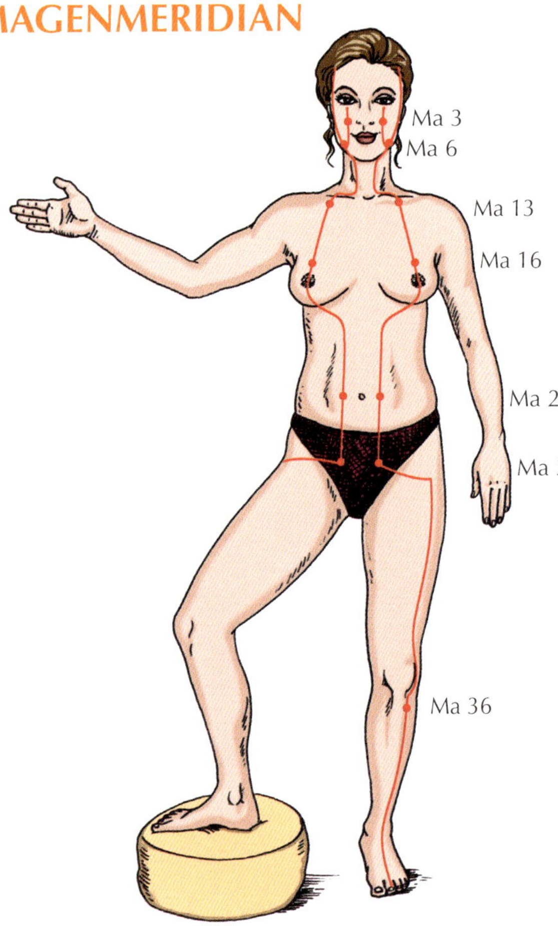

Verlauf an der Körperoberfläche

Der Magenmeridian beginnt am unteren Augenhöhlenrand in einer kleinen Mulde unterhalb der Pupillenmitte (Magen 1), läuft senkrecht abwärts über die Wange (Magen 3 liegt direkt unterhalb des Wangenknochens), neben dem Mund vorbei (Magen 4 liegt einen halben Daumenbreit seitlich des Mundwinkels), und dann seitlich den Unterkiefer entlang zu Magen 5, der in der Mitte des Unterkiefers zwischen der Spitze des Kinns und dem hinteren Unterkieferwinkel liegt. Ein zweiter Ast des Magenmeridians beginnt im Haarwinkel zwischen Schläfe und Stirn, wo wir uns beim Nachdenken gerne aufstützen oder reiben (Magen 8). Er läuft vor dem Ohr abwärts und den Unterkiefer entlang (Magen 6 liegt vor und über dem Unterkieferwinkel) zu Magen 5, wo sich die beiden Äste treffen. Durch den Verlauf der beiden Äste am Kopf wird ein großer Teil des Gesichts und des Kaumuskels vom Magenmeridian energetisiert. Von Magen 5 fließt der Meridian abwärts in der Furche zwischen dem vorderen Bereich des Kopfwenders und dem Kehlkopf, parallel zu Luft- und Speiseröhre. Er überkreuzt im unteren Drittel des Halses den inneren Ansatz des Kopfwenders zu Magen 11, der über dem Schlüsselbein in dem Spalt zwischen den beiden Ansätzen des Kopfwendermuskels liegt. Von hier wendet sich der Meridian nach außen und wandert oberhalb des Schlüsselbeins bis zu Magen 12, der sich in der Mitte der Schlüsselbeingrube befindet. Hier überquert der Magenmeridian das Schlüsselbein. Magen 13 liegt unterhalb der Mitte des Schlüsselbeins in einer Vertiefung.

Von Magen 13 zieht der Meridian den Brustkorb hinab zur Brustspitze (Magen 17). Magen 16 liegt darüber im dritten Zwischenrippenraum. Der Magenmeridian versorgt die weibliche Brust mit Energie, die die »Erde-Fähigkeiten«, zu nähren und sich fürsorglich um andere zu kümmern, verkörpert. Unterhalb des weichen Brustgewebes wendet sich der Meridian in einem sanften Bogen nach innen, überkreuzt den Rippenbogen und verläuft von dort aus zwei Daumenbreit seitlich der Mittellinie über den Bauch (Magen 25 liegt auf dieser Linie in Höhe der Nabelmitte) gerade nach unten bis zur Oberkante des Schambeins (Magen 30).
Von hier zieht der Meridian unterhalb des Leistenbandes entlang nach außen zur Vorderseite des Oberschenkels zu einer Vertiefung unter dem vorderen oberen Darmbeinstachel auf Höhe des Schambeinunterrandes (Magen 31).

In einer schwach geschwungenen Kurve folgt der Meridian der Außenseite des geraden Oberschenkelmuskels abwärts, überquert die Außenseite des Knies zu Magen 36, der einen Daumenbreit neben der Kante des Schienbeins, auf der Höhe des Unterrandes des Schienbeinkopfes, liegt. Über den Unterschenkel fließt er einen Daumenbreit neben der äußeren Schienbeinkante im Bauch des vorderen Schienbeinmuskels abwärts. Er zieht weiter über das vordere Sprunggelenk zwischen zwei kräftigen Sehnen hindurch (Magen 41) und zwischen dem zweiten und dritten Mittelfußknochen zu seinem Endpunkt am äußeren Nagelwinkel der zweiten Zehe (Magen 45).

Verlauf im Inneren des Körpers

Der Magenmeridian stellt eine Verbindung zu Lenkergefäß 14 her und taucht dann bei Magen 12 mit einem inneren Ast in die Tiefe ab. Er zieht über die Lunge und durch das Zwerchfell abwärts zum Magen und macht Kontakt mit der Milz und der Bauchspeicheldrüse (die Einheit von Milz und Bauchspeicheldrüse ist Yin-Partner des Magens). Er fließt über den Dünn- und den Dickdarm durch die Bauchhöhle und gelangt bei Magen 30 wieder an der Oberfläche. Ein weiterer innerer Ast umrundet die Lippen und energetisiert das Zahnfleisch und die Zähne. Die Lippen, vor allem die Oberlippe, spiegeln den Zustand der Magenenergie. Dieser kann sich in weichen und vollen oder spröden, trockenen oder schmalen Lippen zeigen.

MAGEN
DER FLEISSIGE (VER-)ARBEITER

Die Magenenergie bezieht auch den Zwölffingerdarm und den ersten Abschnitt des Dünndarms mit ein.

Körperliche Funktionen

Der Magen

- steuert das Zersetzen und Reifen der Nahrung
- übernimmt die erste Phase im Verdauungsprozess: das Vorverdauen von Nahrung beginnt schon durch das Kauen und Einspeicheln im Mund, das weitere Aufschlüsseln findet im Magen und Zwölffingerdarm statt
- übergibt die verfeinerten Nahrungsbestandteile an die Milz zur weiteren Umwandlung
- reguliert den Appetit (auf die Welt und das Leben) und den Hunger
- ist verantwortlich für die Milchbildung und verleiht Müttern die Fähigkeit, ihr Kind zu stillen
- regiert durch seinen Meridianverlauf über die Vorderseite des Körpers und damit über das Vermögen, sich auf das zuzubewegen, was den eigenen Bedürfnissen entspricht

Geistig-seelische Funktionen

Der Magen

- nimmt nicht nur die körperliche, sondern auch die geistig-emotionale Nahrung, d.h. Informationen, Eindrücke und Impulse, auf
- befähigt zu logischem, detailgenauem Denken
- verschafft einen guten Bezug zur Realität und gibt die Fähigkeit, die praktischen Dinge des Lebens zu bewältigen und mit beiden Beinen im Leben zu stehen

Eine gesunde Magenenergie zeigt sich in

- einer stabilen, geerdeten Haltung
- einer guten Verdauung
- wohlgeformten, leicht feuchten Lippen

MILZMERIDIAN

ÄUSSERES YIN DES BEINES

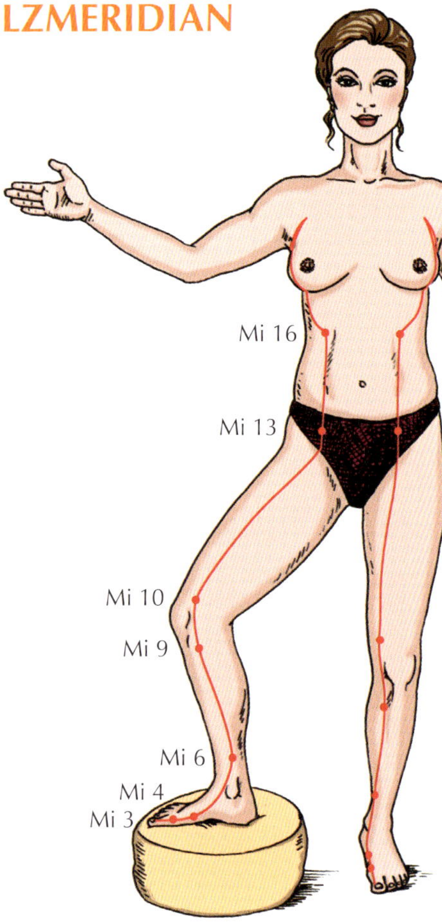

Verlauf an der Körperoberfläche

Der Milzmeridian beginnt am inneren Nagelwinkel der großen Zehe (Milz 1) und läuft entlang der Grenze zwischen weißer und roter Haut über die Innenkante des Fußes. Milz 3 liegt unmittelbar hinter dem Großzehengrundgelenk, Milz 4 zwischen Schaft und Basis des ersten Mittelfußknochens. Hier steigt der Meridian zum Innenknöchel auf, überkreuzt ihn vor seiner Spitze und gelangt hinter das Schienbein.

Am Unterschenkel fließt der Milzmeridian entlang des Innenrandes des Schienbeins in einer Rinne aufwärts. In diesem Flussbett befindet sich vier Fingerbreit oberhalb der Spitze des Innenknöchels Milz 6. Milz 9 liegt unterhalb des oberen Endes des Schienbeinkopfes. Von hier fließt der Meridian über die Innenseite des Kniegelenks zu Milz 10, der zwei Daumenbreit oberhalb der Innenkante der Kniescheibe liegt.

Der Meridian folgt der Innenseite des großen Oberschenkelmuskels zur Leistenbeuge. Milz 12 liegt in Höhe des Schambeinoberrandes, dreieinhalb Daumenbreit seitlich der Mittellinie, Milz 13 ein Fingerbreit darüber und vier Daumenbreit seitlich der Mittellinie.

In seinem weiteren Verlauf über den Bauch zieht der Meridian vier Daumenbreit neben der Mittellinie nach oben bis zum Rippenbogen. Milz 16 liegt auf dieser Linie vier Fingerbreit oberhalb der Nabelmitte. Von Milz 16 wendet sich der Meridian in einem sanften Bogen nach außen und verläuft zwei Handbreit neben der Mittellinie über die Brust aufwärts bis zum zweiten Zwischenrippenraum, einen Daumenbreit unter Lunge 1 (Milz 20). Hier wendet sich der Meridian in einem spitzen Winkel nach unten, läuft in einem kurzen Bogen in die Flanke und endet unter der Achselmitte im sechsten Zwischenrippenraum im Punkt Milz 21.

Verlauf im Inneren des Körpers

Der tiefe Ast des Milzmeridians verbindet sich mit dem Magen (Yang-Partner der Milz), der Milz und der Bauchspeicheldrüse. Er zieht durch das Zwerchfell und verläuft entlang der Speiseröhre aufwärts bis zur Zunge (die Milz regiert über die Geschmäcker).
Ein weiterer innerer Ast fließt zum Herzen. Von Milz 20 gibt es eine Verbindung zu Lunge 1. Lunge und Milz bilden zusammen die Energieschicht des Tai Yin.

MILZ
DIE NÄHRENDE MUTTER

Die Milz bildet zusammen mit der Bauchspeicheldrüse eine energetische Einheit. Der Einfachheit halber werden wir sie im Text nur als Milz bezeichnen.

Körperliche Funktionen

Die Milz

- nährt als die »Mutter aller Organe« den ganzen Körper
- kontrolliert den gesamten Verdauungsprozess von der Aufnahme der Nahrung bis hin zur Ausscheidung
- ist neben der Lunge die zentrale Quelle für die Gewinnung der nachgeburtlichen Energie
- empfängt die vom Magen und Zwölffingerdarm aufgeschlüsselte Nahrung und wandelt sie in Nährenergie um, die die Grundlage für die Herstellung von Qi, Blut und reinen Flüssigkeiten bildet
- transportiert die Nährenergie hoch zur Lunge, wo sie sich mit der Atemenergie verbindet; diese Energiemischung wird dann im ganzen Körper verteilt
- hat eine besondere Beziehung zu den Fortpflanzungsorganen, zur Empfängnis, Fruchtbarkeit und zum Muttersein; unterstützt die Menstruation
- hält das Blut in den Gefäßen und die Organe an ihrem Platz
- durch die Ernährung des Körpergewebes bestimmt sie die Körperfülle und die Beschaffenheit des »Fleisches«, das heißt die Festigkeit und Masse des Muskel-, Fett- und Bindegewebes
- hat eine wichtige Bedeutung für die Immunabwehr

Geistig-seelische Funktionen

Die Milz

- nimmt Gedanken, Ideen und Eindrücke auf, zerlegt und verwertet sie, wandelt sie um, sodass wir sie uns einverleiben können und sie ein Teil von uns selbst werden; auf diese Weise geschieht auf der geistig-mentalen Ebene der gleiche Verdauungsprozess wie auf der körperlichen Ebene
- beherbergt Yi (Ratio)
- gibt die Fähigkeit, sich zu konzentrieren und gut zu erinnern
- vermittelt Geborgenheit und Sicherheit und damit das Gefühl, in der Welt und in sich selbst zu Hause zu sein
- stärkt die Erdung
- fördert das Mitgefühl und das Sich-Kümmern um andere

Eine gesunde Milzenergie zeigt sich in

- einer stabilen Kondition und einem guten Energieniveau
- festem Bindegewebe, einem weichen, aber nicht schlaffen Fleisch
- einem guten Geschmackssinn und darin, feine Nuancen im Geschmack wahrnehmen zu können
- der Fähigkeit, das Essen zu genießen und gut zu verdauen
- sanft geschwungenen, aber nicht zu vollen Lippen

HERZMERIDIAN

INNERES YIN DES ARMES

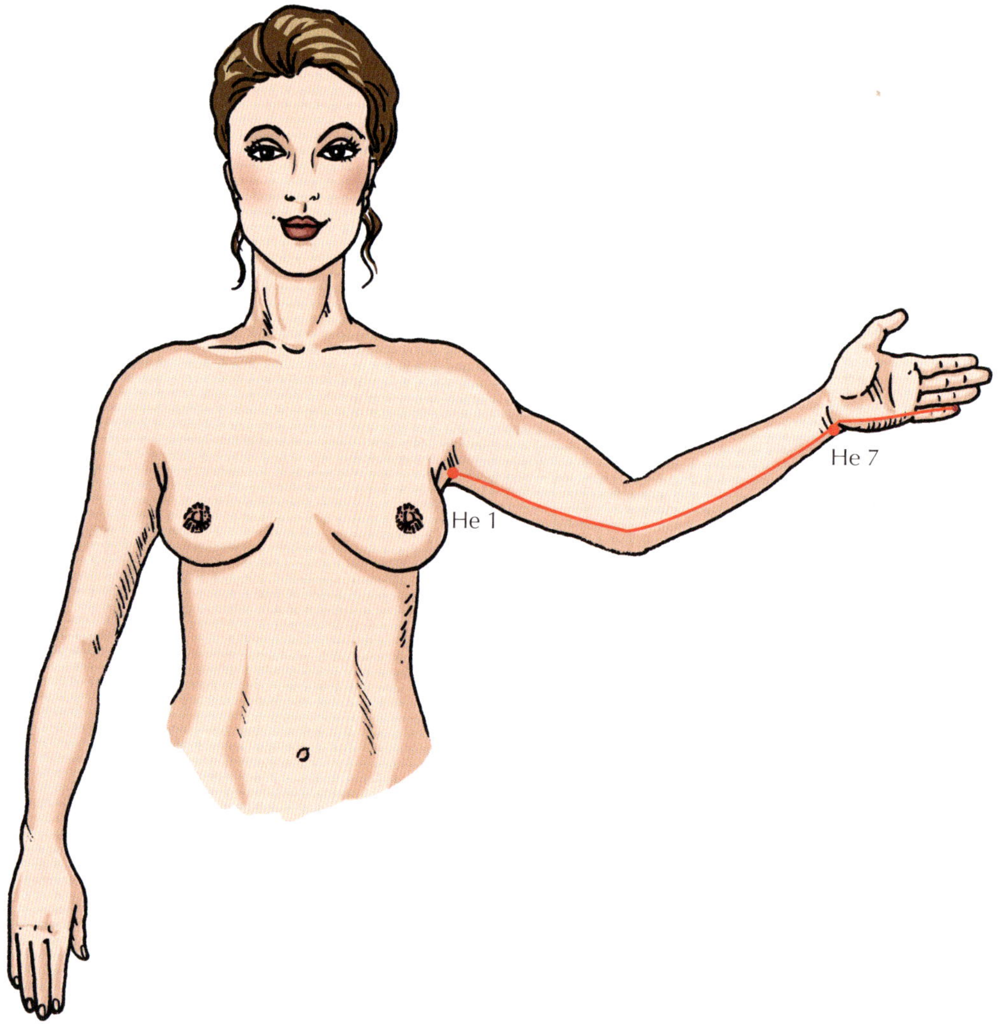

Verlauf an der Körperoberfläche

Der Herzmeridian beginnt in der Tiefe der Achselhöhle (Herz 1). Von hier aus verläuft er in einer geraden Linie über die Oberarminnenseite zum Punkt Herz 3, der in einer deutlich tastbaren Vertiefung an der Innenseite des Ellenbogens liegt.

Über die Innenseite des Unterarms fließt der Meridian entlang der Kleinfingerseite zum Handgelenk. Herz 7 liegt am Ende der quer laufenden Handgelenksfalte an der Daumenseite der großen Sehne. Er läuft weiter über die Handinnenfläche zwischen dem vierten und fünften Mittelhandknochen zu seinem Endpunkt am inneren Nagelwinkel des kleinen Fingers (Herz 9).

Verlauf im Inneren des Körpers

Vom Inneren des Herzens zieht eine Energiebahn nach unten durch das Zwerchfell in die Bauchhöhle zum Dünndarm (Yang-Partner des Herzens). Ein anderer Ast verläuft zwischen den beiden Lungenflügeln aufwärts zur Kehle und zur Zunge (das Herz regiert über die Sprache und das Sprechen) und weiter zu den Augen (strahlende Augen sind das Zeichen einer gesunden Herzenergie). Von hier fließt er weiter zur Hypophyse, die einen engen Bezug zu unserem Geist Shen hat.

Eine weitere Energiebahn führt vom Herzen zur Achselhöhle, wo der oberflächliche Meridianverlauf beginnt (Herz 1).

HERZ
DIE AUFMERKSAME UND GROSSHERZIGE KAISERIN

Körperliche Funktionen

Das Herz

- gilt als »Kaiserorgan«, als das wichtigste aller inneren Organe
- regiert über das Blut und die Blutgefäße und sorgt für einen harmonischen, gleichmäßigen Herzschlag
- ist verantwortlich für die Zirkulation des Blutes
- öffnet sich in die Zunge und regiert über das Sprechen, die Sprache und die Redegewandtheit

Geistig-seelische Funktionen

Das Herz

- beherbergt den Geist Shen, das Zentrum des Bewusstseins
- gibt ein gutes Auffassungsvermögen, Klarheit der Gedanken, eine achtsame Wahrnehmung, emotionale Ausgeglichenheit und ein gutes Gedächtnis
- sorgt für einen tiefen, erholsamen Schlaf
- schenkt Begeisterungsfähigkeit, Lebensfreude und die Fähigkeit, sich zu öffnen und zu lieben

Eine gesunde Herzenergie zeigt sich in

- strahlend-glänzenden Augen und einem klaren, ausdrucksvollen Blick
- einem rosigen Teint und harmonischen Gesichtszügen
- der Fähigkeit, sich klar und verständlich auszudrücken und mitzuteilen
- einer liebevollen, offenen Ausstrahlung

DÜNNDARMMERIDIAN ÄUSSERES YANG DES ARMES

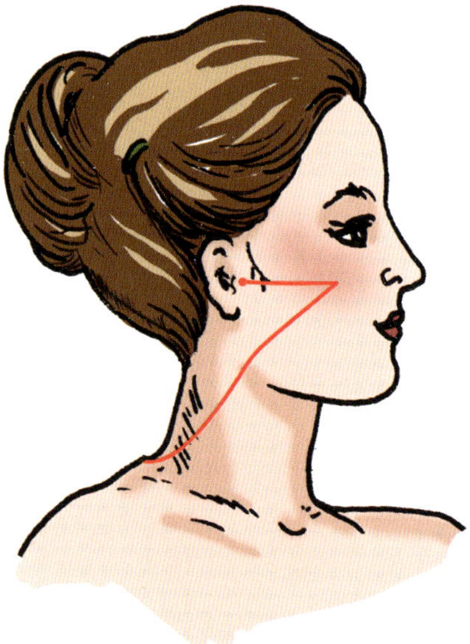

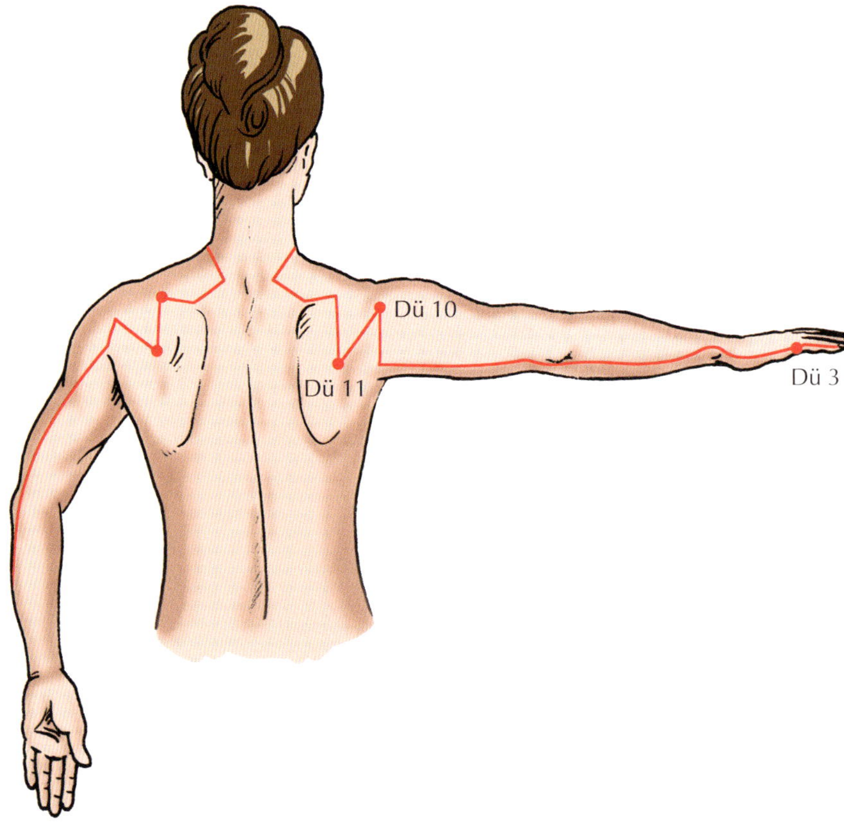

Verlauf an der Körperoberfläche

Der Dünndarmmeridian beginnt am äußeren Nagelwinkel des kleinen Fingers (Dünndarm 1) und zieht geradewegs zur Handkante. Dünndarm 3 liegt am Ende der quer über die Handfläche verlaufenden Falte neben dem Knöchel des kleinen Fingers. Nachdem er das Handgelenk überquert hat, wandert der Meridian weiter über die Hinterseite der Elle den Unterarm entlang und überkreuzt den Ellenbogen im Punkt Dünndarm 8, der in der Rinne zwischen dem Ellenbogenkopf und dem »Musikantenknochen« liegt.

Von hier fließt der Meridian in einer geraden Linie über die Hinterseite des Oberarms zur Achselfalte. Dünndarm 9 liegt einen Daumenbreit über dem hinteren Ende der Achselfalte. Mit einem kurzen Ast steigt er zwischen Rumpf und Oberarm aufwärts bis unter die Schulterblattgräte (Dünndarm 10).

Auf der Schulter verläuft der Meridian in einer Zickzacklinie, zunächst schräg abwärts ins Zentrum des Schulterblatts (Dünndarm 11), dann senkrecht nach oben zu Dünndarm 12, der über der Mitte der Schulterblattgräte liegt. Von dort fließt er oberhalb der Gräte in Richtung Wirbelsäule bis zum oberen inneren Winkel des Schulterblatts (Dünndarm 13). Von hier aus steigt er über den seitlichen Halsbereich nach oben zu Dünndarm 16, der am hinteren Rand des Kopfwenders in Höhe der Kehlkopfspitze liegt. Er kreuzt den Kopfwendermuskel und zieht hinter den Unterkieferwinkel zum Vorderrand des Kopfwenders (Dünndarm 17).

Hier überquert er den Unterkieferwinkel und läuft schräg über die Wange zu Dünndarm 18, der am Unterrand des Jochbeins, senkrecht unter dem äußeren Augenwinkel liegt. Der Meridian endet vor dem Ohr mit Dünndarm 19.

Verlauf im Inneren des Körpers

Der Dünndarmmeridian stellt eine Verbindung zu Lenkergefäß 14 her und taucht dann bei Magen 12 mit einem inneren Ast in die Tiefe ab. Er fließt abwärts zum Herzen (Yin-Partner des Dünndarms) und gelangt über das Zwerchfell zum Magen und zum Dünndarm.

DÜNNDARM
DER WEISE UNTERSCHEIDER VON REINEM UND UNREINEM

Körperliche Funktionen

Der Dünndarm

- trennt die vom Magen aufgenommene und bereits verarbeitete Nahrung in »klare und trübe Bestandteile« und absorbiert den verwertbaren Anteil für die Milz zur weiteren Umwandlung
- gibt die festen Rückstände an den Dickdarm weiter, die »unreinen« Flüssigkeiten an die Blase

Geistig-seelische Funktionen

Der Dünndarm

- verarbeitet auf geistig-mentaler und seelischer Ebene die aufgenommenen Informationen und Eindrücke genauso wie auf der körperlichen Ebene die Nahrung; Unwichtiges wird aussortiert und nur gute und klare Gedanken und Erkenntnisse werden zum Herzen weitergeleitet
- diese Fähigkeit, das Reine herauszufiltern, trägt zu geistiger Klarheit bei
- gibt auch beim Zuhören die Fähigkeit, das Wesentliche herauszuhören und andere zu verstehen

Eine gesunde Dünndarmenergie zeigt sich in

- der Fähigkeit, überall zwischen Reinem und Unreinem, Brauchbarem und Unbrauchbarem, Verwertbarem und Unnötigem zu unterscheiden

BLASENMERIDIAN

ÄUSSERES YANG DES BEINES

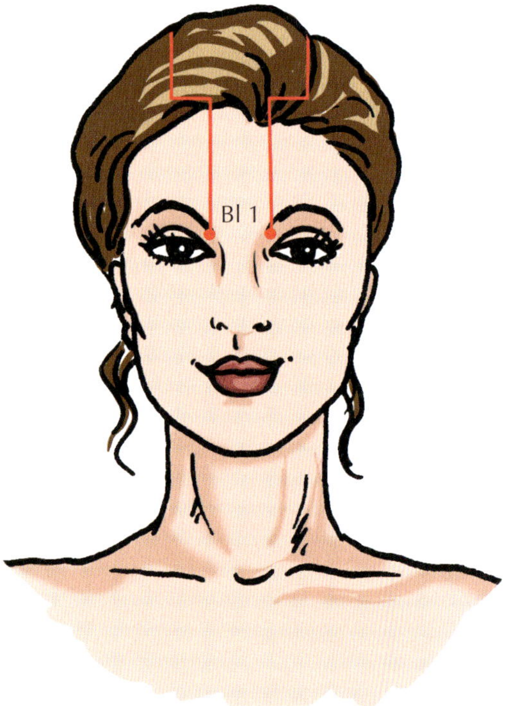

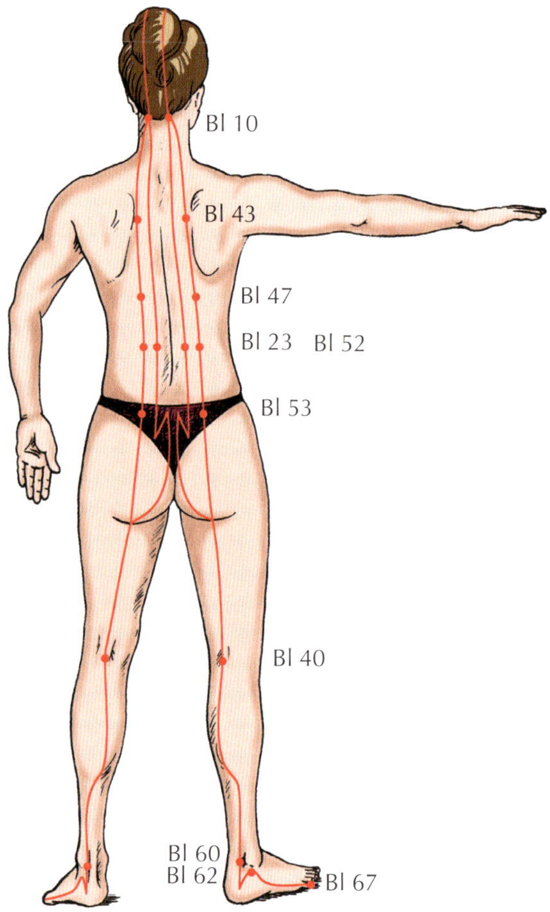

Verlauf an der Körperoberfläche

Der Blasenmeridian beginnt oberhalb des inneren Augenwinkels (Blase 1), läuft senkrecht aufwärts zur Augenbraue (Blase 2) und über die Stirn bis zum Haaransatz. Hinter dem Haaransatz verläuft er zwei Fingerbreit neben der Mittellinie über das Schädeldach und den Hinterkopf bis zum Nacken. Blase 10 liegt einen Fingerbreit unterhalb des Schädelrandes am Außenrand des Trapezmuskels. In Blase 10 teilt sich der Meridian in zwei Bahnen, die parallel zur Mittellinie den Rücken hinunter bis zum Gesäß laufen.
Hier orientieren wir uns an dem Hauptstrang des geraden Rückenstreckermuskels, an dessen Seiten die beiden Äste des Blasenmeridians abwärts fließen. Der ganze Rücken wird vom Blasenmeridian regiert. Die Zustimmungspunkte auf dem ersten (inneren) Ast beeinflussen die körperlichen Funktionen der zugeordneten Organe. Die Punkte auf dem zweiten (äußeren) Ast wirken auf die geistig-emotionalen Aspekte des Organs.

Der erste Ast verläuft etwa zwei Fingerbreit von der Mittellinie entfernt über den Rücken zum Ende des Kreuzbeins bis auf die Höhe des vierten Sakralloches (Blase 30). Auf dem Kreuzbein gibt es parallel dazu noch eine kurze Bahn, die vom ersten bis zum vierten Sakralloch (Blase 31 bis Blase 34) und weiter bis in Höhe der Steißbeinspitze reicht. Von hier zieht der Meridian seitlich über das Gesäß zum Punkt Blase 36, der in der Mitte der Gesäßquerfalte liegt.

Der zweite Ast läuft etwa vier Fingerbreit neben der Mittellinie entlang der Schulterblattinnenkante abwärts über den Rücken, das Kreuzbein und das Gesäß und mündet ebenfalls in Blase 36. Von hier aus fließt der Meridian über die Mitte der Oberschenkelrückseite bis zur Kniekehle (Blase 40) und entlang der Mitte der Wade bis zum Punkt Blase 57, der etwa auf der Hälfte der Länge des Unterschenkels zwischen den beiden Köpfen des Wadenmuskels liegt. Hier wendet sich der Blasenmeridian leicht nach außen und folgt dem äußeren Rand der Achillessehne abwärts bis zur Ferse. Blase 60 liegt in der Mitte zwischen der Spitze des Fußaußenknöchels und der Achillessehne, Blase 62 unter dem Knöchel. Von hier verläuft der Meridian entlang der Fußaußenkante bis zu seinem Endpunkt am äußeren Nagelwinkel der kleinen Zehe (Blase 67).

Verlauf im Inneren des Körpers

Ein tiefer Ast des Blasenmeridians verbindet sich am Scheitel mit dem Punkt Lenkergefäß 20 und von dort aus mit dem Gehirn, ein anderer Ast macht Kontakt mit dem Punkt Lenkergefäß 14.

In der Lendenregion (Blase 23) zweigt ein inneres Gefäß ab, das zunächst zur Niere (Yin-Partner der Blase) führt und dann zur Blase absteigt. Ein weiterer innerer Ast verläuft über das Nervengeflecht des Kreuzbeins (im Kreuzbein spiegelt sich der Zustand der Blasenenergie) und berührt in der Hüfte den Punkt Gallenblase 30, folgt dem Ischiasnerv durch Becken und Oberschenkel und vereinigt sich in der Kniekehle (Blase 40) wieder mit dem äußeren Verlauf des Blasenmeridians.

BLASE
DIE GROSSE MEISTERIN DER ENTSPANNUNG

Körperliche Funktionen

Die Blase

- speichert den Urin und scheidet ihn aus
- steht in einer engen Beziehung zum vegetativen Nervensystem und trägt dadurch wesentlich zu Entspannung und Regeneration bei
- regiert durch den Meridianverlauf über die ganze Rückseite des Körpers, vor allem über den Rücken und die Wirbelsäule

Geistig-seelische Funktionen

Die Blase

- ermöglicht tief zu entspannen
- gibt die Fähigkeit, sich anzupassen und auf die wechselnden Erfordernisse des Lebens flexibel zu antworten
- fördert die Balance zwischen Anspannung und Entspannung

Eine gesunde Blasenenergie zeigt sich in

- einer starken Blase, die in der Lage ist, große Mengen von Flüssigkeit aufzunehmen und zu halten
- einem kräftigen und entspannten Rücken
- einer aufrechten und flexiblen Wirbelsäule
- einem guten Durchhaltevermögen
- einem gesunden Umgang mit Stress

NIERENMERIDIAN

INNERES YIN DES BEINES

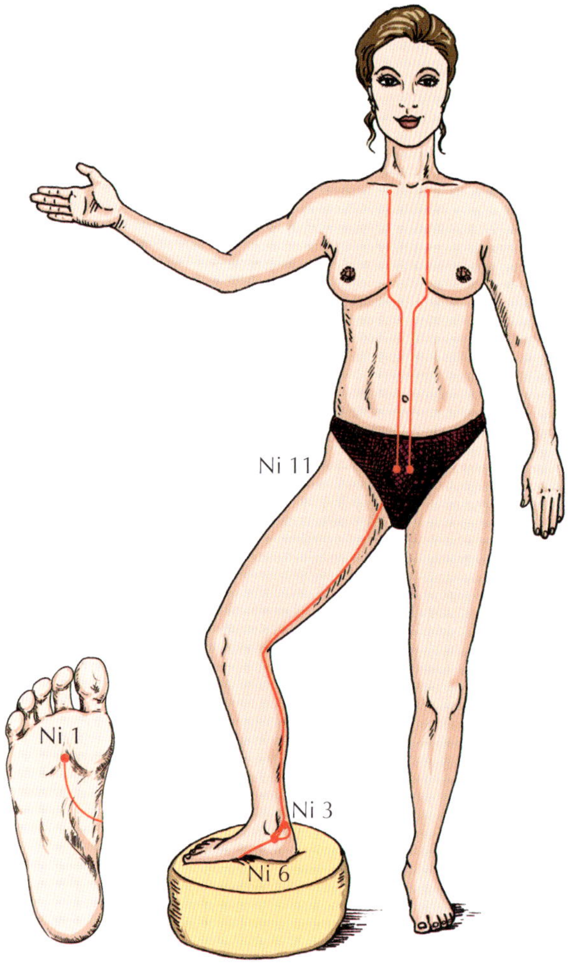

Blasenmeridian. Niere 10 findet man bei gebeugtem Knie zwischen zwei Sehnen im innersten Winkel der Kniekehle. Der Meridian zieht tief unter den hinteren Muskelgruppen des Oberschenkels in der Nähe des Oberschenkelknochens weiter bis hinauf zum Sitzbein und von dort nach innen zum Beckenboden und zur Steißbeinspitze.

Oberhalb des Schambeins, einen halben Daumenbreit seitlich der Mittellinie, kommt der Meridian aus der Tiefe des Beckens wieder an die Körperoberfläche (Niere 11). Von hier fließt der Meridian in einer geraden Linie senkrecht aufwärts über den Bauch bis zur Höhe des Schwertfortsatzes des Brustbeins. Er biegt in einem kurzen Bogen nach außen, überquert den Rippenbogen, fließt zwei Daumenbreit von der Mittellinie entfernt neben dem Brustbein aufwärts und endet im Winkel zwischen Brust- und Schlüsselbein (Niere 27). Die Punkte auf dem Brustkorb (Niere 22 bis 27) stehen in enger Beziehung zu den Brustorganen Herz und Lunge. Sie unterstützen und vertiefen die Atmung und bringen die Gefühle des Herzens ins Bewusstsein.

Verlauf an der Körperoberfläche

Der Nierenmeridian beginnt auf der Mittellinie der Fußsohle unterhalb des Zehenballens (Niere 1). Er zieht von dort zum inneren Fußrand (Niere 2). Aufwärts steigend beschreibt er einen Kreis hinter dem Fußinnenknöchel und verbindet dort die Punkte Niere 3 (zwischen der Spitze des Innenknöchels und der Achillessehne in einer Mulde), und Niere 6 (unterhalb des Innenknöchels in einer Vertiefung). Im Shiatsu wird der gesamte Bereich der Innenferse als Nierenzone angesehen.

Auf dem Unterschenkel verläuft der Nierenmeridian entlang der Innenseite der Achillessehne und weiter tief unter dem Wadenmuskel aufwärts bis zur Innenseite des Knies. Dieser Meridianabschnitt befindet sich etwa in der Mitte zwischen dem Milz- und dem

Verlauf im Inneren des Körpers

Im Inneren steigt der Nierenmeridian vom Sitzbein zum Beckenboden und zur Steißbeinspitze und von dort die Wirbelsäule entlang aufwärts. Er berührt den Punkt Lenkergefäß 4 im Lendenbereich und gelangt zu den Nieren. Von hier zieht er weiter zur Blase (Yang-Partner der Nieren).

Ein weiterer innerer Ast macht Kontakt mit Leber und Lunge und gelangt über die Kehle zur Zungenwurzel. Ein Seitenast zieht über den lymphatischen Rachenring (Mandelentzündungen stehen häufig im Zusammenhang mit traumatischen Erlebnissen und Ängsten, den Emotionen der Niere).

NIERE
DIE WEISE HÜTERIN DER VITALEN ESSENZ

Körperliche Funktionen

Die Niere

- speichert und bewahrt die Essenz (Jing), bestimmt dadurch die konstitutionelle Stärke und Vitalität und beeinflusst Wachstum, Entfaltung und den Alterungsprozess
- bildet die Grundlage von Yin und Yang im Körper:

  Das Nieren-Yin
  - speichert die Essenz und sorgt dafür, dass alle Organe und Gewebe genügend Feuchtigkeit (»Kühlflüssigkeit«) haben

  Das Nieren-Yang
  - wärmt den Körper und alle Organe
  - ist die aktivierende Kraft hinter allen körperlichen Vorgängen, die Basiskraft für Transformation und Bewegung
  - ermöglicht die Umwandlung der Nahrung und die Extraktion der Nahrungsenergie
- »ergreift« die überschüssige nachgeburtliche Energie von der Lunge und verankert sie
- regiert über das Urogenitalsystem und hat dadurch einen großen Einfluss auf das sexuelle Verlangen, die Zeugungsfähigkeit und die Fruchtbarkeit
- regiert über die Knochen und die Zähne, das Knochenmark und das Zentralnervensystem
- gibt »starke Nerven«, die auch mit Stress umgehen können
- öffnet sich in die Ohren und gibt die Fähigkeit, zu hören und zu lauschen

Geistig-seelische Funktionen

Die Niere

- schenkt Vertrauen in sich selbst und in die Existenz, in das, was das Leben bringt
- gibt die Bereitschaft, sich furchtlos dem Fluss des Lebens anzuvertrauen
- vermittelt Ausdauer, Durchhaltevermögen und Beharrlichkeit
- beherbergt die Willenskraft Zhi

Eine gesunde Nierenenergie zeigt sich in

- einer robusten und vitalen Konstitution
- gesunden, kräftigen Knochen und Zähnen
- vollem Kopfhaar, das erst im Alter seine natürliche Farbe verliert und grau wird
- buschigen Augenbrauen
- warmen Füßen und einem kühlen Kopf
- einem starken Willen und Überlebenstrieb
- einer kraftvollen Lebensenergie und einem großen sexuellen Potenzial
- einer ruhigen Kraft, die bei Bedarf Berge versetzen kann

PERIKARDMERIDIAN MITTLERES YIN DES ARMES

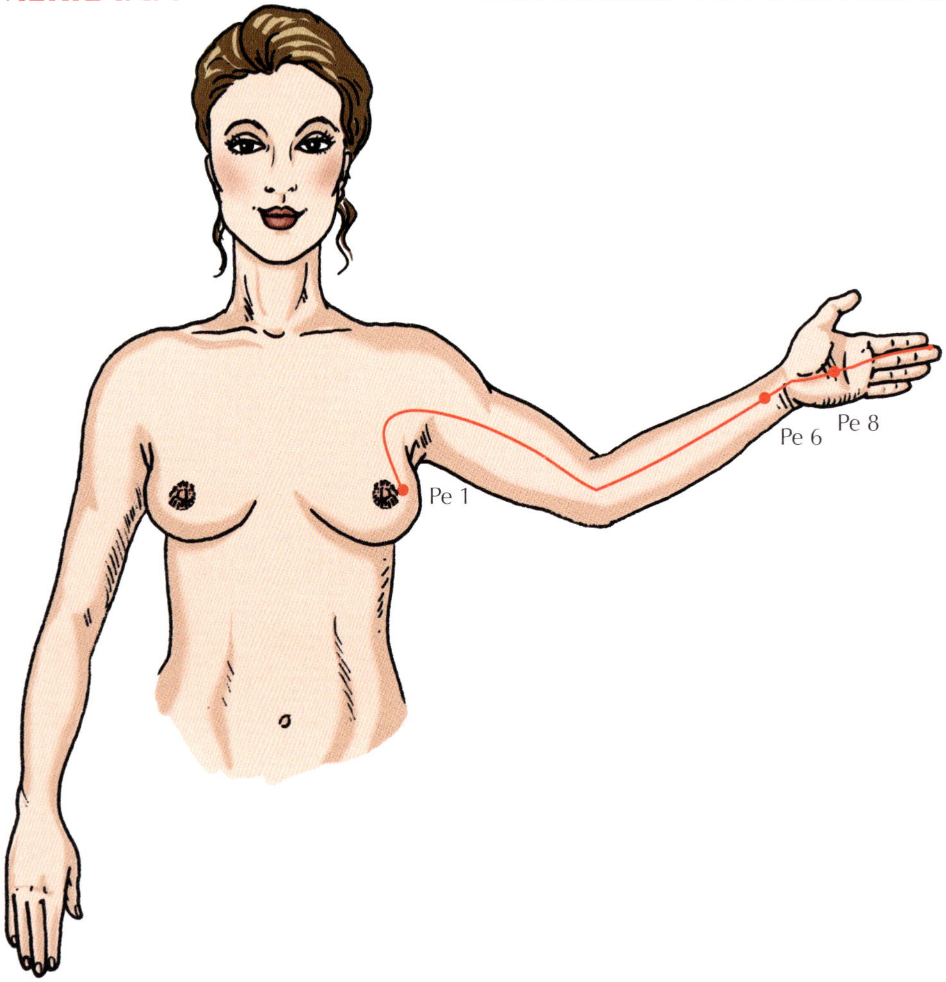

Verlauf an der Körperoberfläche

Der Perikardmeridian beginnt einen Daumenbreit neben der Brustspitze (Perikard 1). Er strebt über den Brustmuskel gerade nach oben, beschreibt einen Bogen um das Ende der Achselfalte und fließt über die Mitte der Oberarminnenseite zwischen den beiden Köpfen des Bizepsmuskels zur Ellenbogenfalte. Hier liegt Perikard 3 auf der Kleinfingerseite der großen Sehne.

Auf der Innenseite des Unterarms verläuft der Meridian genau zwischen den beiden Sehnen zu Perikard 6, zwei Daumenbreit oberhalb der Handgelenksfalte. Er fließt weiter über die Mitte des Handgelenks (Perikard 7) und über die Mitte der Handfläche (Perikard 8) zur Daumenseite des Mittelfingers. Er endet am daumenseitigen Nagelwinkel des Mittelfingers (Perikard 9).

Verlauf im Inneren des Körpers

Im Inneren verbindet sich der Perikardmeridian mit dem tiefen Ast des Dreifachen Erwärmermeridians und verläuft mit diesem gemeinsam vom Herzbeutel (Perikard) zu Konzeptionsgefäß 17. Er durchströmt das Zwerchfell und verbindet sich im Oberbauch mit Konzeptionsgefäß 12 und macht schließlich Kontakt mit Konzeptionsgefäß 7 im Unterbauch.

PERIKARD
DIE LIEBEVOLLE BESCHÜTZERIN DES HERZENS

Körperliche Funktionen

Das Perikard

- schirmt als äußere Umhüllung des Herzens das »Kaiserorgan« Herz gegen krank machende äußere Einwirkungen ab
- unterstützt das Herz in seiner Pumpbewegung und der Zirkulation des Blutes

Geistig-seelische Funktionen

Das Perikard

- vermittelt Lebensfreude, Lebenslust und Begeisterung
- öffnet das Herz für die Liebe, d.h. die Fähigkeit, Liebe zu geben und anzunehmen
- bringt die inneren Herzensangelegenheiten nach außen
- gibt die Fähigkeit, Kontakt zu machen und sich mitzuteilen
- ermöglicht freundschaftliche, herzliche und intime Beziehungen
- vermittelt die Freude und die Lust in der sexuellen Begegnung (Beiname »Kreislauf-Sexualität«)
- beschützt das verletzliche Herz vor Verletzungen und Kummer

Eine gesunde Perikardenergie zeigt sich in

- einer offenen, herzlichen Ausstrahlung
- einem fröhlichen Lachen
- lebhaften, warmen Händen

DREIFACHER ERWÄRMERMERIDIAN MITTLERES YANG DES ARMES

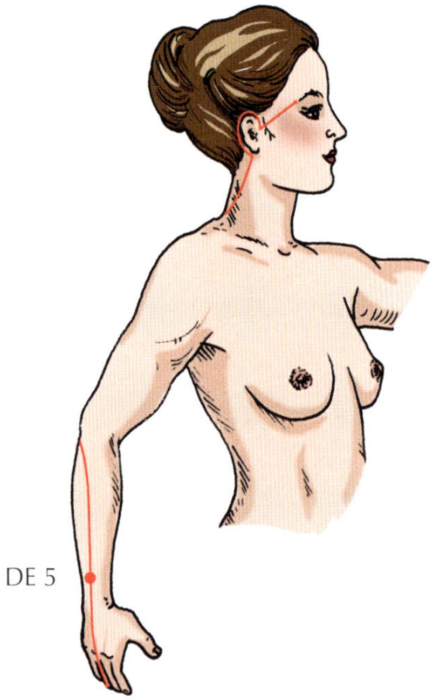

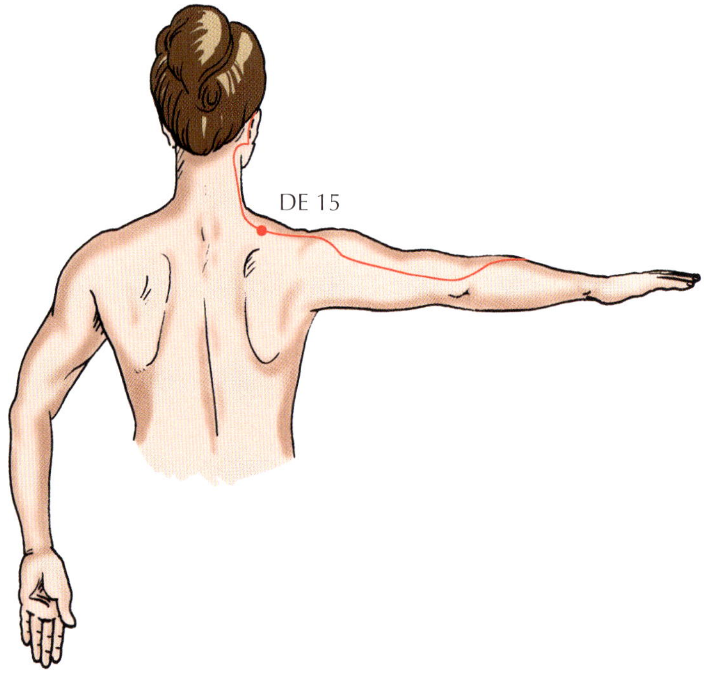

Verlauf an der Körperoberfläche

Der Dreifache Erwärmermeridian beginnt am kleinfingerseitigen Nagelwinkel des Ringfingers (Dreifacher Erwärmer 1), zieht über die Seite des Ringfingers und dann zwischen dem vierten und fünften Mittelhandknochen den Handrücken aufwärts. Er überkreuzt die Mitte des Handgelenks und folgt der Außenseite des Unterarms mittig zwischen Elle und Speiche zu Dreifacher Erwärmer 5, der zwei Daumenbreit oberhalb der Handgelenksfalte liegt. Dieser Linie folgend, wandert der Meridian aufwärts bis etwa zur Mitte des Unterarms. Hier wendet er sich sanft nach außen und fließt durch die Rinne zwischen dem speichenseitigen Knöchel am Ellenbogen und dem Ellenbogenkopf zu Dreifacher Erwärmer 10, der einen Daumenbreit oberhalb des Ellenbogenkopfes in einer Vertiefung liegt.

Am Oberarm verläuft der Meridian genau über die Mitte der Rückseite in einer geraden Linie aufwärts zu Dreifacher Erwärmer 14, der direkt unter der hinteren Ecke der Schulterhöhe liegt. Wenn man den Arm anhebt, zeigt sich vor und hinter dem höchsten Punkt der Schulter je eine Vertiefung. In der vorderen Vertiefung liegt Dickdarm 15, in der hinteren Dreifacher Erwärmer 14. Hier überkreuzt der Meridian die Schulterblattgräte und strebt über die hintere Schulter entlang des oberen Randes des Trapezmuskels zu Dreifacher Erwärmer 15, der über dem obersten Winkel des Schulterblatts, einen Daumenbreit unterhalb von Gallenblase 21, liegt. Er fließt weiter den Nacken aufwärts. Dreifacher Erwärmer 16 befindet sich hinter dem Kopfwendermuskel in Höhe des Unterkieferwinkels. Hier kreuzt der Meridian den Kopfwender und erreicht hinter dem Ohrläppchen im Winkel zwischen Unterkiefer und Warzenfortsatz Dreifacher Erwärmer 17. Er umkreist vor dem Haaransatz die Ohrmuschel bis zum Ohrmuschelansatz (Dreifacher Erwärmer 21) und verläuft über den Oberrand des Jochbogens nach vorne zum Schläfenbereich, wo er am äußeren Ende der Augenbraue endet (Dreifacher Erwärmer 23).

Verlauf im Inneren des Körpers

Der Dreifache Erwärmermeridian stellt eine Verbindung zu Lenkergefäß 14 her und taucht bei Magen 12 mit einem inneren Ast in die Tiefe ab. Dieser verbindet sich mit dem tiefen Ast des Perikardmeridians und verläuft gemeinsam mit ihm abwärts durch den Oberen Erwärmer (Konzeptionsgefäß 17, Alarmpunkt des Oberen Erwärmers und des Perikards), verbindet sich mit dem Perikard (Yang-Partner des Dreifachen Erwärmers), durchdringt das Zwerchfell und läuft weiter abwärts zum Mittleren Erwärmer (Konzeptionsgefäß 12, Alarmpunkt des Mittleren Erwärmers und des Magens) und zum Unteren Erwärmer (Konzeptionsgefäß 7, Alarmpunkt des Unteren Erwärmers). Dieser Meridianverlauf verbindet und koordiniert die drei Brennräume des Dreifachen Erwärmers (Brust-, Bauch- und Beckenraum).

Ein Ast durchdringt vom Dreifachen Erwärmer 17 aus das Innenohr und kommt vor dem Ohr wieder nach außen. Dreifacher Erwärmer 5 und andere Punkte des Meridians wirken heilsam auf die Ohren.

DREIFACHER ERWÄRMER
DER UMSICHTIGE VERWALTER DER DREI ÖFEN

Körperliche Funktionen

Der Dreifache Erwärmer

- sorgt für das harmonische Zusammenspiel der drei Brennräume des Körpers; die inneren Organe werden den drei Brennräumen zugeordnet

  Oberer Erwärmer (Brustkorb, der Bereich oberhalb des Zwerchfells): die Organe Herz, Lunge, Perikard sind zuständig für Energiegewinnung über die Atmung und den Kreislauf

  Mittlerer Erwärmer (Bauch, der Bereich zwischen Zwerchfell und Nabel): die Organe Magen, Milz, Leber, Gallenblase sind zuständig für Verdauung und Energiegewinnung aus der Nahrung

  Unterer Erwärmer (Becken, der Bereich unterhalb des Nabels): die Organe Niere, Blase, Dickdarm, Dünndarm sind zuständig für Ausscheidung und Fortpflanzung, für die Kraftquelle des Menschen
- koordiniert den Energieausgleich zwischen den drei Erwärmern, indem er überall im Körper die Flüssigkeiten und Wärme reguliert und verteilt
- hat eine enge Beziehung zu Lenkergefäß 4, dem »Tor des Lebens«
- leitet von hier aus die Ursprungsenergie der Nieren in die drei Brennräume zu allen Organen und Meridianen
- hilft der Lunge bei der Herstellung und Verteilung der Abwehrenergie

Geistig-seelische Funktionen

Der Dreifache Erwärmer

- öffnet die Grenzen des Menschen für soziale Kontakte und Kommunikation oder schließt sie, um sich im Umgang mit anderen Menschen zu schützen
- fördert die »gesellschaftlichen« Beziehungen, den Umgang mit Arbeitskollegen und alltäglichen Begegnungen (dagegen ist die Perikardenergie mehr für unsere Freundschaften und intimen Beziehungen zuständig)

Eine gesunde Dreifache Erwärmerenergie zeigt sich in

- der Fähigkeit, sich im Zusammensein mit anderen Menschen wohl zu fühlen und mit seinem gesellschaftlichen Umfeld in einem freundlichen und zuvorkommenden Kontakt zu sein
- einer gut funktionierenden Abwehrenergie

GALLENBLASENMERIDIAN

MITTLERES YANG DES BEINES

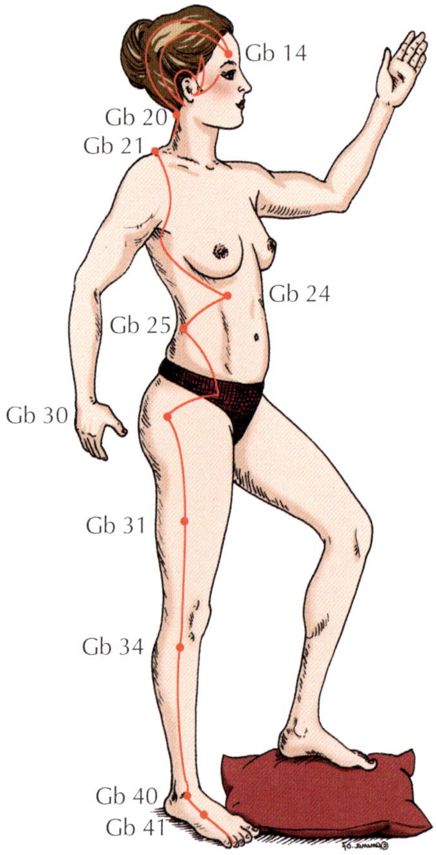

Verlauf an der Körperoberfläche

Der Gallenblasenmeridian entspringt am äußeren Augenwinkel, hinter der Kante des knöchernen Augenhöhlenrandes (Gallenblase 1). Er zieht schräg nach unten über das Jochbein vor das Ohr und steigt von hier aus aufwärts über die Schläfe zum Haaransatz an den Rand der »Geheimratsecke« (Gallenblase 4), läuft wieder nach unten vor den oberen Ohransatz und umkreist die Ohrmuschel hinter dem Haaransatz zum Warzenfortsatz am Hinterkopf. Gallenblase 12 liegt in einer Vertiefung hinter und unter dem Warzenfortsatz. Ein zweiter Ast kommt von Gallenblase 14 auf der Stirn, der einen Daumenbreit oberhalb der Mitte der Augenbraue liegt. Er läuft über die Seite des Schädels parallel zur Mittellinie nach hinten bis in den Nacken zu Gallenblase 20, der sich zwischen den Ansätzen des Trapez- und des Kopfwendermuskels unter dem Schädelrand befindet. Die Seiten des Kopfes stehen unter dem Einfluss des Gallenblasenmeridians. Der Meridian zieht dann gerade über die seitliche Halspartie in einer Furche neben dem Vorderrand des Trapezius zu Gallenblase 21, der auf der höchsten Stelle der Schulter knapp hinter dem Vorderrand des Trapezmuskels liegt.

Von Gallenblase 21 aus durchquert der Meridian die vordere Schulterfurche zwischen Rumpf und Oberarm und gelangt in die Flanke des Oberkörpers, wo er in einer Zickzacklinie über den seitlichen Rippenbereich bis zur Hüfte zieht. Auf dieser Linie liegt am inneren Ende des siebten Zwischenrippenraums Gallenblase 24. Von hier aus fließt der Meridian schräg nach hinten über den Rippenbogen bis vor das freie Ende der zwölften Rippe (Gallenblase 25) und dann wieder nach vorne, den vorderen oberen Darmbeinstachel umrundend. Er wandert weiter über die Hüfte zum Gesäß, wo in der größten Vertiefung der Gesäßaußenseite Gallenblase 30 liegt. Durch diese Bahn auf der Körperseite energetisiert der Gallenblasenmeridian den seitlichen Brustkorb, die Taille und die Hüfte.

An der Außenseite des Beins verläuft der Meridian wie eine Hosennaht abwärts. Gallenblase 31 befindet sich auf dem Oberschenkel etwa auf halbem Weg zwischen dem Kopf des Oberschenkelknochens und der Kniegelenksfalte. Der Meridian überquert das Kniegelenk zum Punkt Gallenblase 34, der vor und unterhalb des Wadenbeinköpfchens liegt. Über die Außenseite des Unterschenkels, zwischen Schien- und Wadenbein abwärts, gelangt der Meridian zum Fuß. Er zieht über den äußeren Fußknöchel zum Fußgelenk (Gallenblase 40) und strömt zwischen dem vierten und fünften Mittelfußknochen zu seinem Endpunkt am äußeren Nagelwinkel der vierten Zehe (Gallenblase 44).

Verlauf im Inneren des Körpers

Der Gallenblasenmeridian stellt eine Verbindung zu Lenkergefäß 14 her und taucht bei Magen 12 mit einem inneren Ast in die Tiefe ab. Der tiefe Ast zieht durch die Brust und das Zwerchfell und durchströmt die Leber und die Gallenblase. Er wandert durch den Bauchraum zur Leiste und gelangt auf der Hüfte mit Gallenblase 30 wieder an die Oberfläche.

GALLENBLASE
DER KRAFTVOLLE LÖSUNGS- UND ENTSCHEIDUNGSFINDER

Körperliche Funktionen

Die Gallenblase
- speichert Gallenflüssigkeit und sondert sie zur Fettverdauung ab
- beeinflusst Flexibilität und Spannkraft von Sehnen, Bändern und Muskeln
- regiert über die Körperseiten und balanciert beide Seiten aus
- kontrolliert die großen Gelenke von Schultern und Hüften

Geistig-seelische Funktionen

Die Gallenblase
- führt effizient die Pläne der Leber durch, ergreift die Initiative und organisiert entschlossen das, was dafür erforderlich ist
- mobilisiert die Kraft für die notwendigen Entscheidungen, das Durchsetzungsvermögen und den Elan, um diese umzusetzen
- fördert die Bereitschaft und den Mut, sich dem Leben mit seinen Herausforderungen und Auseinandersetzungen zu stellen

Eine gesunde Gallenblasenenergie zeigt sich in

- einem harmonischen Gleichgewicht zwischen rechter und linker Körperhälfte
- einer gut definierten Muskulatur im ganzen Körper und dem Verlangen nach körperlicher Bewegung und Sport

LEBERMERIDIAN

MITTLERES YIN DES BEINES

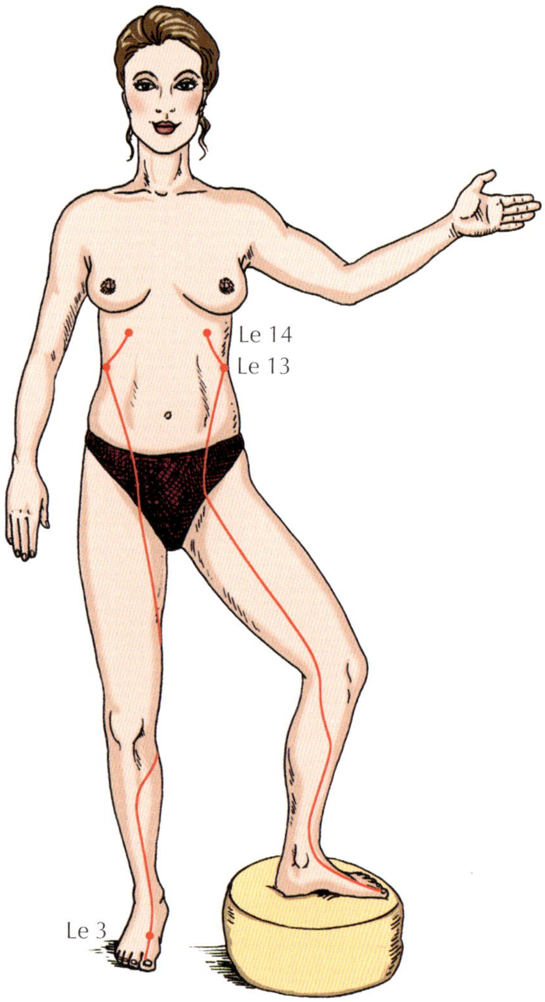

Verlauf an der Körperoberfläche

Der Lebermeridian beginnt am äußeren Nagelwinkel der großen Zehe (Leber 1) und wandert zwischen dem ersten und zweiten Mittelfußknochen über den Fußrücken. Einen Daumenbreit oberhalb des Großzehengrundgelenks liegt Leber 3. Aufwärts steigend kreuzt er die Sehne des Schienbeinmuskels vor dem inneren Fußknöchel (Leber 4) und läuft vor dem Knöchel aufwärts zur Innenseite des Unterschenkels.

Hier fließt der Meridian, zunächst ganz an die Hinterkante des Schienbeins geschmiegt, bis etwa zur Mitte des Unterschenkels aufwärts, zieht dann leicht nach hinten und gelangt zur Innenseite des Knies. Leber 8 liegt bei gebeugtem Knie am inneren Ende der Kniegelenksfalte.

Er verläuft weiter über die Mitte der Oberschenkelinnenseite zur Leistenbeuge zu Leber 12, der zweieinhalb Daumenbreit seitlich der Mittellinie und einen Daumenbreit unterhalb der Schambeinoberkante liegt. Von dort strebt der Lebermeridian in einem leichten Bogen über die seitliche Region des Bauches aufwärts zum freien Ende der elften Rippe (Leber 13) und endet auf der Brust im sechsten Zwischenrippenraum (Leber 14).

Verlauf im Inneren des Körpers

Von Leber 13 aus gelangt ein tiefer Ast des Lebermeridians über den Magen zur Leber und zur Gallenblase. Er fließt aufwärts, passiert das Zwerchfell und macht Kontakt mit der Brust (ein Ziehen in der Brust vor der Menstruation ist ein Zeichen für gestaute Leberenergie), der Kehle (bei Leber-Qi-Stagnation kann ein »Kloß im Hals« entstehen) und den Augen (die Leber öffnet sich in die Augen) und gelangt schließlich zum Schädeldach, wo er sich mit Lenkergefäß 20 am Scheitelpunkt des Kopfes verbindet (in der überlieferten Literatur wird gesagt, dass die Hun-Seele beim Tod hier den Körper verlässt).
Ein weiterer innerer Ast gelangt von der Leber zur Lunge, wo er sich mit dem Anfangspunkt des Lungenmeridians Lunge 1 verbindet.

LEBER
DER KREATIVE PLANER UND VISIONÄR

Körperliche Funktionen

Die Leber

- sorgt für einen freien, harmonischen Fluss der Energie im ganzen Körper
- speichert das Blut, gibt es bei Bedarf an den Blutkreislauf ab und versorgt so den Körper mit einer ausreichenden Menge an Nahrung und Energie
- regiert über Muskeln, Bänder und Sehnen und lenkt so die körperliche Aktivität und Bewegung
- macht die Kraft des Körpers nutzbar und gibt ihr eine Richtung
- nährt und befeuchtet die Augen
- nährt die Finger- und Fußnägel
- reguliert die Menstruation
- produziert die Gallenflüssigkeit

Geistig-seelische Funktionen

Die Leber

- gibt die Fähigkeit, den eigenen Lebensplan zu erkennen, eine Vision zu entwickeln und Pläne zu schmieden
- gibt – zusammen mit der Gallenblasenenergie – den Mut, der inneren Vision zu folgen und Lösungen zu finden
- hilft bei der kreativen Entfaltung des Potenzials
- harmonisiert die Emotionen, balanciert intensive oder unangemessene Emotionen aus
- beherbergt die Wanderseele Hun

Eine gesunde Leberenergie zeigt sich in

- einem elastischen, geschmeidigen Körper mit einem guten Muskeltonus
- einer guten körperlichen Leistungsfähigkeit
- klaren, wachen Augen und einem guten Sehvermögen
- gesunden Finger- und Fußnägeln

DER GROSSE ENERGIEKREISLAUF

Die Energie fließt von einem Meridian zum nächsten und geht am Ende eines Meridianverlaufs in den nachfolgenden Meridian über, dessen Anfangspunkt sich ganz in der Nähe befindet. Alle Meridiane zusammen bilden einen großen Kreislauf, durch den die Energie unablässig durch den Körper strömt. Er ist wie eine große, lange Bahn, deren einzelne Streckenabschnitte (Meridiane) die Informationen der entsprechenden Organe tragen. Die Reihenfolge der Meridiane entspricht einer natürlichen Energieversorgung (siehe Schaubild). In diesem Zyklus unterstützt und nährt ein Meridian die jeweils nachfolgende Energiebahn.

Die größte Entfernung beim Übergang von einem Meridian zum nächsten liegt zwischen Leber 14 (Endpunkt der Lebermeridians) und Lunge 1 (Anfangspunkt des Lungenmeridians). Der Energiefluss zwischen diesen beiden Meridianen ist oft gestört durch eine emotionale Belastung, die mit einer Stauung im Verlauf des Lebermeridians im Zwerchfell- und Brustbereich einhergeht. Dies führt zu einer eingeschränkten Atmung oder zeigt sich in einer Neigung zum Seufzen, das einen Versuch darstellt, die gestaute Energie zu bewegen. Das Halten dieser beiden Punkte schafft eine neue Verbindung im Energiefluss.

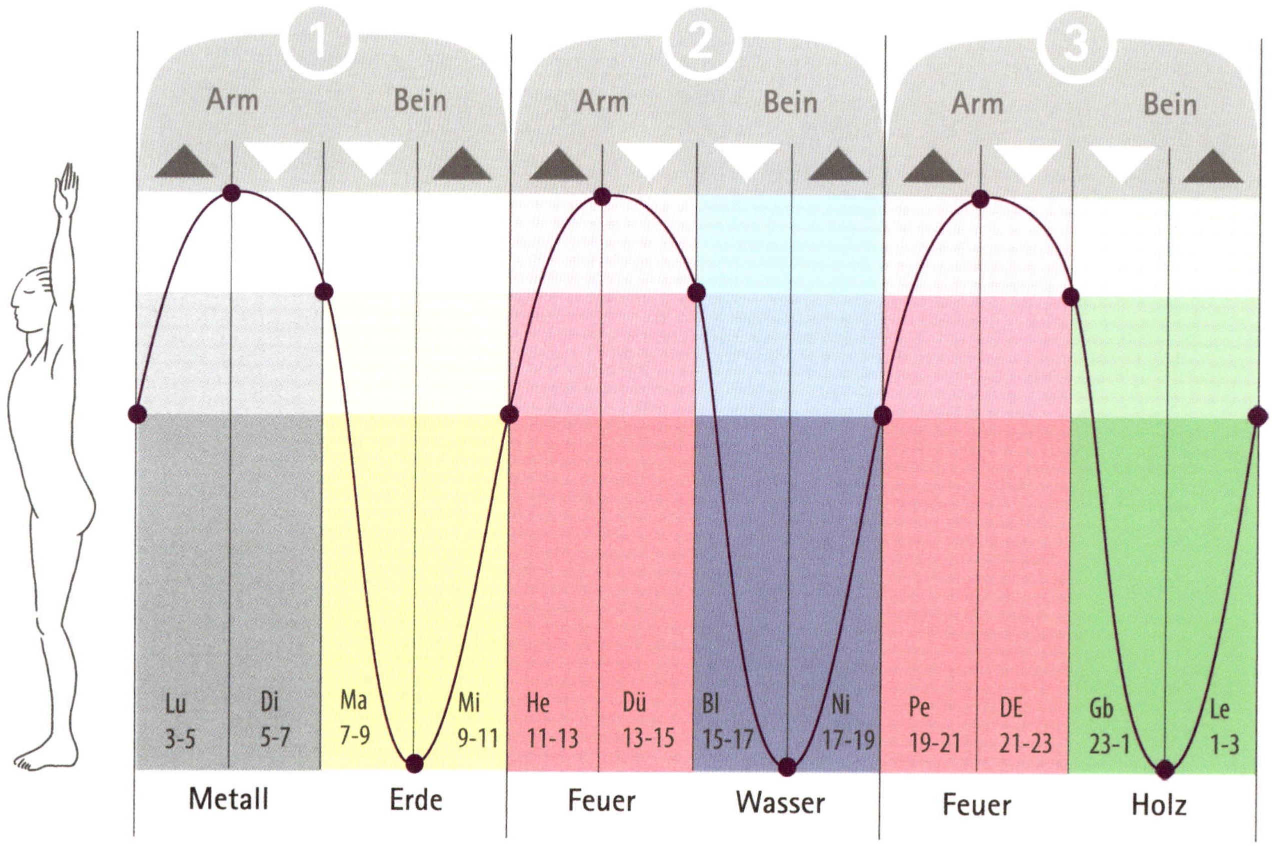

DIE DREI KLEINEN ENERGIEKREISLÄUFE

Der große Meridiankreislauf kann in drei Umläufe aufgeteilt werden. Jeweils vier Meridiane beziehungsweise zwei aufeinander folgende Meridianpaare bilden zusammen einen kleinen Energiekreislauf. Einem Yin-Meridian, der vom Rumpf über die Arminnenseite zur Hand fließt, folgt ein Yang-Meridian, der entlang der Armaußenseite zurück zur Schulter und weiter zum Kopf strömt. Hier entspringt ein weiterer Yang-Meridian, der über die Rück- oder Außenseite des Körpers zum Fuß gelangt. Dort geht er über in einen Yin-Meridian, der über die Beininnenseite und den Bauch zur Brust führt. Die drei kleinen Energiekreisläufe sind auf dem Schaubild dargestellt.

Der erste Energiekreislauf umfasst den Lungen- und den Dickdarmmeridian an den Armen sowie den Magen- und den Milzmeridian an den Beinen.

Der zweite Kreislauf beinhaltet die Armmeridiane von Herz und Dünndarm und die Beinmeridiane von Blase und Niere.
Der dritte Energiekreislauf beginnt mit den Armmeridianen von Perikard und Dreifachem Erwärmer, gefolgt von den Beinmeridianen von Gallenblase und Leber.

Aus diesen drei Meridianumläufen ergeben sich die drei klassischen Behandlungsabläufe und Positionen der Empfangenden im Shiatsu: die Rückenlage (erster kleiner Energiekreislauf), die Bauchlage (zweiter kleiner Energiekreislauf) und die Seitenlage (dritter kleiner Energiekreislauf). Die drei kleinen Energiekreisläufe sind ein wichtiges Modell in der Meridianarbeit und im Shiatsu und bilden die Grundlage für das Verständnis der Energieschichten.

DIE ENERGIESCHICHTEN

Je zwei Yin- und zwei Yang-Meridiane bilden eine lange Meridianachse. Die drei Yang-Achsen oder Yang-Energieschichten reichen von den Fingern über die Arme zum Kopf und weiter über den Rumpf und die Beine zu den Zehen. Die drei Yin-Energieschichten verlaufen von den Füßen über die Beine aufwärts und weiter über den Bauch zur Brust und von dort über die Arme zu den Händen. Jede der sechs Energieschichten umfasst also einen Arm- und einen Beinmeridian.

In den traditionellen Schriften werden die Meridiane nach diesen Energieschichten benannt, zum Beispiel Tai Yin des Armes für den Lungenmeridian und Tai Yin des Beines für den Milzmeridian. Lungen- und Milzmeridian bilden gemeinsam die Energieschicht des Tai Yin. Diese beiden Meridiane haben eine so genannte Zwillingsbeziehung. Anders als die »Ehemann-Ehefrau-« bzw. Yin- und Yang-Meridianpaare eines Elements, die in einer energetischen Opposition zueinander stehen, weisen die Zwillingsmeridiane eine große energetische Ähnlichkeit und eine ähnliche Lage im Körper auf.

Die Meridiane eines Zwillingspaares befinden sich an der gleichen Position am Arm bzw. am Bein. Häufig weisen bestimmte Abschnitte auf den beiden verbundenen Meridianen den gleichen energetischen Zustand auf – so sind diese Abschnitte entweder beide »leer« oder beide »voll«. Man kann beispielsweise eine energetische Fülle gleichzeitig im Meridianabschnitt des Dickdarmmeridians am Oberarm und im Meridianabschnitt des Magenmeridians am Oberschenkel vorfinden.

Aufgrund der energetischen Verwandtschaft der Zwillingsmeridiane ist es in der praktischen Anwendung sehr fördernd, die Zwillingsmeridiane zusammen zu behandeln oder Punktkombinationen auf der gleichen Energieschicht zu stimulieren.

DIE ENERGIESCHICHTEN

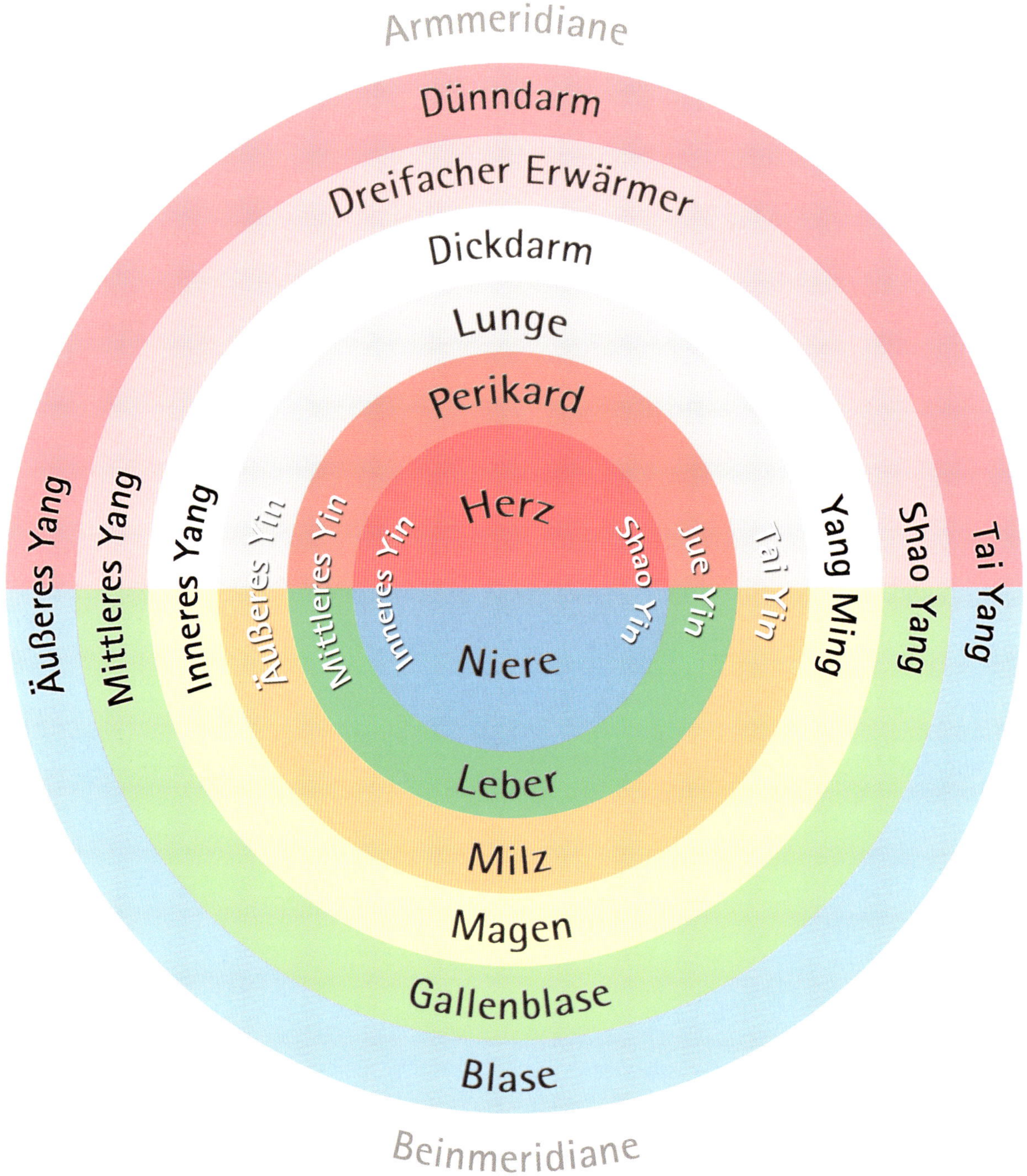

Die Energieschichten

Tai Yang (Äußeres Yang):
Dünndarm- und Blasenmeridian
Shao Yang (Mittleres Yang):
Dreifacher Erwärmer- und Gallenblasenmeridian
Yang Ming (Inneres Yang):
Dickdarm- und Magenmeridian

Tai Yin (Äußeres Yin): Lungen- und Milzmeridian

Jue Yin (Mittleres Yin): Perikard- und Lebermeridian

Shao Yin (Inneres Yin): Herz- und Nierenmeridian

DIE ORGANUHR

Die Organuhr zeigt den Zeitraum an, in dem einem Organ die meiste Energie zur Verfügung steht. Im Verlauf von vierundzwanzig Stunden gibt es für jedes Organ und den zugehörigen Meridian eine zweistündige Höchstphase, die energetische Maximalzeit. In den nächsten zwei Stunden hat das nachfolgende Organ die meiste Energie bzw. der entsprechende Meridian den größten Ladungszustand. Zwölf Stunden später hat das Organ seine energetisch niedrigste Phase, die energetische Minimalzeit. Die Zeiten der Energiefülle und der Energieleere liegen um zwölf Stunden verschoben genau gegenüber (Tag-Nacht-Gesetz).

In ihrer Hauptaktivitätsphase können die Organe ihre Aufgaben optimal erfüllen, in der energetisch schwächsten Zeit fehlt ihnen die nötige Kraft dafür. Für die Verdauung ist es beispielsweise ideal, morgens in der Zeit zwischen sieben und neun Uhr »wie ein König« zu frühstücken. Der Magen hat dann die größte Verdauungs- und Umwandlungskraft. Andererseits steht dem Magen abends zwischen 19 und 21 Uhr die wenigste Verdauungskraft zur Verfügung. Hier sollte dementsprechend nur eine kleine, leichte Mahlzeit eingenommen werden, ein Abendessen »wie für einen Bettelmann«.

Die Organuhrzeiten können erklären, warum wir uns zu bestimmten Zeiten des Tages besonders energiegeladen und wach oder aber energielos und müde fühlen. Bei einem energetischen Ungleichgewicht kehren bestimmte Symptome immer zur gleichen Zeit wieder. Auch Durchschlafstörungen, bei denen man immer zur selben Stunde wach wird, geben einen Hinweis darauf, welcher Meridian oder welches Organ eine Unterstützung braucht.

Das Schaubild auf Seite 44 zeigt im äußeren Kreis die Maximalzeiten und im inneren Kreis die Minimalzeiten der Organe.

DIE ORGANUHR

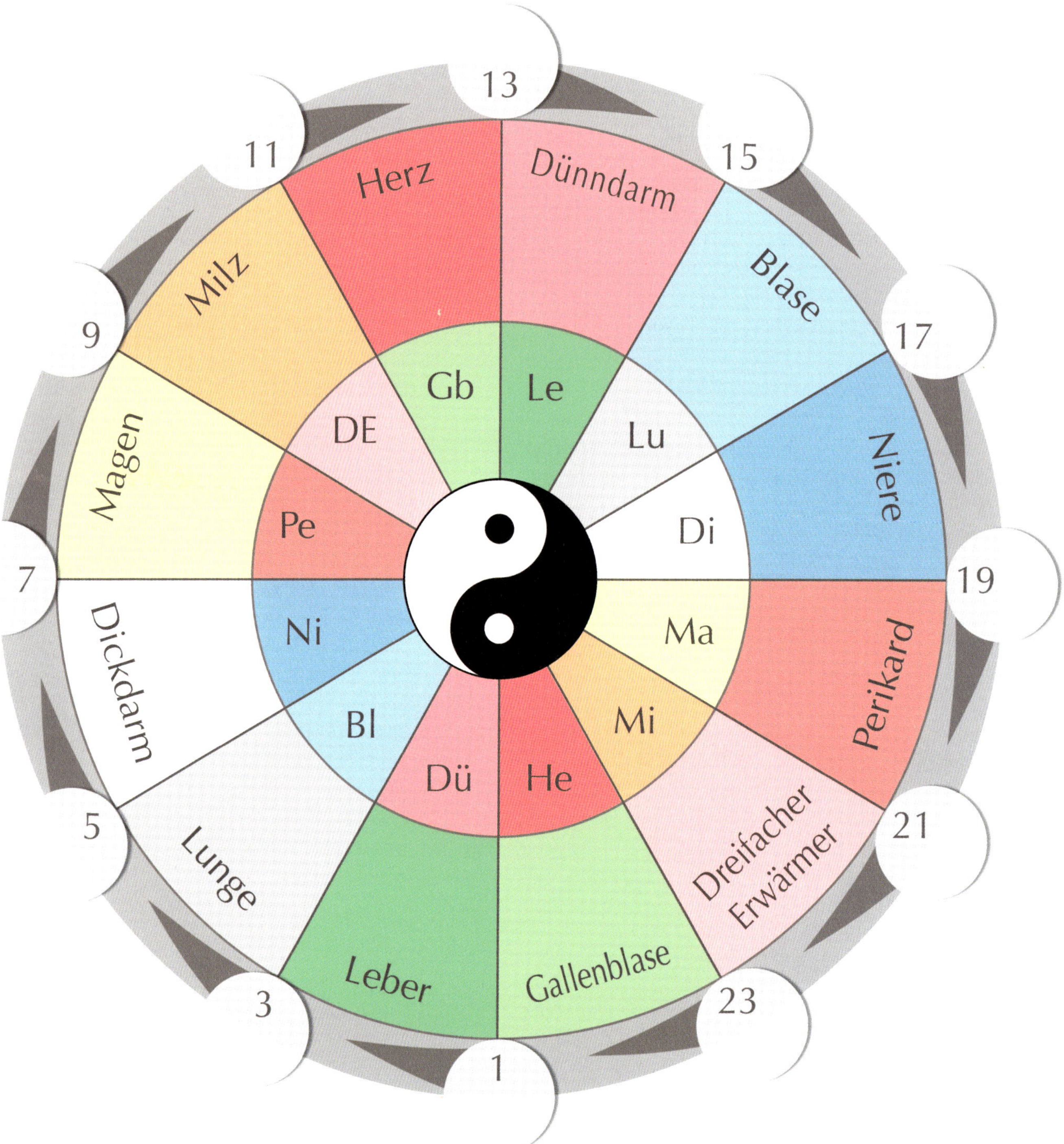

DIE GROSSEN STRÖME

Die acht Wundermeridiane

Die acht Wundermeridiane, die auch »Außerordentliche Gefäße« genannt werden, bilden eine eigene Ordnung innerhalb der Energiebahnen. Schon in den alten chinesischen Schriften werden die Organmeridiane als »Flüsse« und die Wundermeridiane als »Große Ströme« oder »Seen« bezeichnet. Sie sind den Organmeridianen übergeordnet und nicht einzelnen Organen zugeordnet. Durch sie sind die zwölf Organmeridiane miteinander verbunden, wodurch das gesamte Energiesystem mit all seinen Flussläufen, Nebenästen und Abzweigungen aufeinander abgestimmt wird.

Das »Wunderbare« an diesen Außergewöhnlichen Gefäßen ist, dass sie das tiefste und ursprünglichste energetische Gefüge bilden, das unseren Körper ausmacht. Sie sind das energetische Grundgerüst des Menschen und haben eine tiefgreifende Wirkung auf seine grundlegende Konstitution. Neben ihren körperlichen Funktionen haben die Wundermeridiane als so genannte »Psychische Kanäle« auch eine besondere Beziehung zum seelisch-emotionalen Bereich des Menschen.

Die Wundergefäße sind die erste energetische Struktur, die nach der Empfängnis entsteht, noch bevor die Organe selbst im Embryo ausgebildet werden. Über die Nabelschnur der Mutter bekommt der Embryo die wichtigen Nährstoffe. Die Wundermeridiane verteilen die essenziellen Substanzen und die Ursprungsenergie (Essenz und Ursprungsenergie sind auf Seite 72 ausführlich beschrieben) zur Entwicklung von Gehirn, Knochen, Blut, Gewebe und Organen, damit das heranwachsende Wesen sich entfalten kann. Sie steuern das Wachstum und die Gestaltung nach Vorlage der konstitutionellen Prägung. Nach der Geburt geht die Aufbautätigkeit der Wundergefäße zurück, und die inzwischen herangebildeten Organmeridiane nehmen ihre Arbeit auf. Die acht Wundermeridiane werden zu Sammelbecken für die Ursprungsenergie, sorgen für das Gleichgewicht der Yin- und Yang-Energien im Körper und für die Zirkulation der Essenz.

Die zwölf Organmeridiane sind wie Flussläufe, die Energie durch den ganzen Körper transportieren und in denen ein stetiger Energiefluss herrscht. Sie können jedoch Energie nicht speichern. Dies ist die Aufgabe der Außerordentlichen Gefäße, die Reservoire für die Essenz, die Ursprungs- und die Abwehrenergie sind und gleichzeitig als Transportwege dienen. Sie gleichen den Energiepegel in den Organmeridianen aus. Bei einer energetischen Fülle nehmen sie den Überschuss auf, bei einem Mangel führen sie Energie aus ihren Ressourcen wieder zu. In den Außerordentlichen Bahnen strömt Energie nur dann, wenn der Körper sie unterstützend benötigt, um das Gleichgewicht der inneren Organe und ihrer Meridiane zu bewahren.

Ausnahmen unter den Wundermeridianen sind das Lenkergefäß und das Konzeptionsgefäß. Zum einen bilden sie zusammen einen eigenen Kreislauf, der über die Mittellinie der Körperrückseite und der Vorderseite verläuft. Zum anderen verfügen sie wie die Organmeridiane über eigene Punkte. Die anderen Außerordentlichen Meridiane verlaufen meist im Körperinneren und haben keine eigenen Akupressurpunkte. In ihrem Verlauf kreuzen sie die Organmeridiane an mehreren »Vereinigungspunkten«. Über diese Verbindungspunkte mit den Organmeridianen kann die Arbeit der Wundermeridiane beeinflusst und ihr Energiefluss gelenkt oder reguliert werden. Durch den großen Einfluss der Wundermeridiane sind die Vereinigungspunkte in der Akupressur sehr bedeutsam.

KONZEPTIONSGEFÄSS

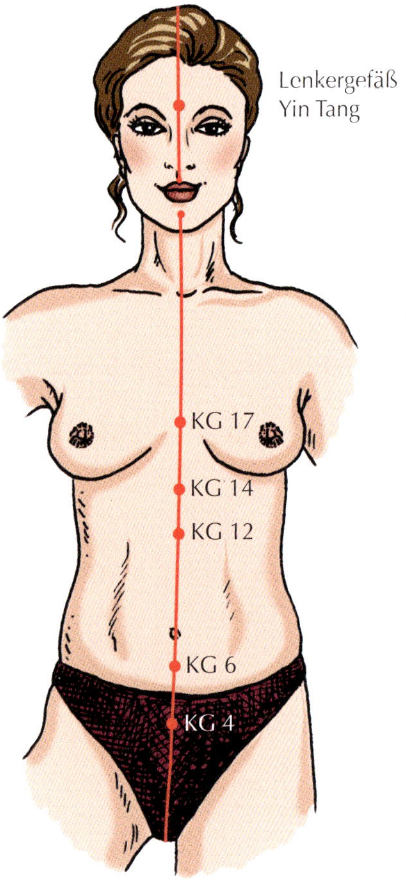

REN MAI

Beiname: »MEER DES YIN«

Verlauf an der Körperoberfläche

Das Konzeptionsgefäß beginnt in der Mitte des Damms zwischen dem äußeren Genitalbereich und dem After (Konzeptionsgefäß 1), fließt entlang der Körpermittellinie über Bauch, Brust und Hals hinauf und endet in der Furche zwischen Kinn und Unterlippe (Konzeptionsgefäß 24).

Verlauf im Inneren des Körpers

Das Konzeptionsgefäß entspringt in den Nieren, fließt durch die inneren Geschlechtsorgane zum Beckenboden und tritt in der Mitte des Damms an die Oberfläche. Ein innerer Zweig verläuft vom Damm zum Lenkergefäß 1 und verbindet sich hier mit dem Lenkergefäß. Ein weiterer Ast umrundet die Lippen, verbindet sich mit dem Lenkergefäß und führt über die Wangen zum Punkt Magen 1 und dringt hier in das Auge ein.

KONZEPTIONSGEFÄSS

- oberster Speicher des Yin
- zirkuliert die Yin-Energie und leitet sie in die Organe und Meridiane
- verbindet als der »Große Mütterliche Strom« die Energien aller Yin-Meridiane und gleicht sie untereinander aus
- hat eine enge Beziehung zum Nierenmeridian und zum Durchdringungsgefäß
- regiert über die weiblichen Fortpflanzungsorgane, hat einen großen Einfluss auf Fruchtbarkeit und Empfängnis und den Blut- und Energiefluss
- energetisiert die vorderen Energiezentren (Chakren)
- gibt inneren Frieden und Gelassenheit
- fördert Offenheit und Hingabe

wichtige Punkte des Konzeptionsgefäßes:
Konzeptionsgefäß 4, Konzeptionsgefäß 6, Konzeptionsgefäß 12, Konzeptionsgefäß 14, Konzeptionsgefäß 17

Schlüsselpunkt: Lunge 7
Gekoppelter Schlüsselpunkt: Niere 6

LENKERGEFÄSS

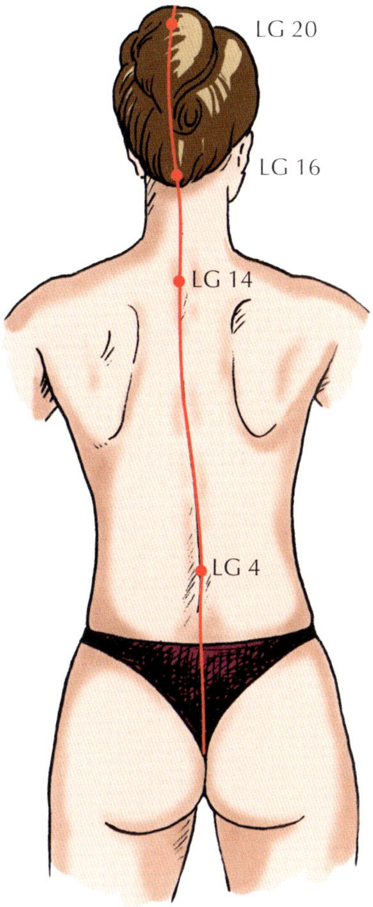

DU MAI

Beiname: »MEER DES YANG«

Verlauf an der Körperoberfläche

Das Lenkergefäß beginnt zwischen After und Steißbein (Lenkergefäß 1), zieht über die Steißbeinspitze und fließt entlang der Körpermittellinie über die Wirbelsäule, den Nacken und Scheitel nach vorne über die Stirn (Yin Tang, siehe S. 46) bis unter die Nase, überkreuzt die Oberlippe und endet am Lippenbändchen im oberen Zahnfleisch (Lenkergefäß 28).

Verlauf im Inneren des Körpers

Das Lenkergefäß entspringt in den Nieren und Nebennieren, fließt durch den Beckenraum und tritt zwischen After und Steißbein an die Oberfläche. Von hier zweigt ein Ast zum Punkt Konzeptionsgefäß 1 ab. Von Lenkergefäß 16, Lenkergefäß 20 und von Yin Tang aus gehen innere Äste zum Gehirn.
Von seinem Endpunkt (Lenkergefäß 28) aus verbindet sich das Lenkergefäß mit dem Konzeptionsgefäß zum »Kleinen Energiekreislauf«.

LENKERGEFÄSS

- oberster Speicher des Yang
- zirkuliert die Yang-Energie und leitet sie weiter an die Organe und Meridiane
- verbindet als der »Große Väterliche Strom« die Energien aller Yang-Meridiane und gleicht sie untereinander aus
- hat eine enge Beziehung zum Blasenmeridian
- stärkt den Rücken, insbesondere die Wirbelsäule
- harmonisiert das Zentralnervensystem und stabilisiert die Psyche
- sorgt für innere Beständigkeit in Belastungssituationen
- reguliert die Ursprungsenergie der Nieren
- energetisiert die rückseitigen Energiezentren (Chakren)

wichtige Punkte des Lenkergefäßes:
Lenkergefäß 4, Lenkergefäß 14, Lenkergefäß 16, Lenkergefäß 20, Extrapunkt Yin Tang

Schlüsselpunkt: Dünndarm 3
Gekoppelter Schlüsselpunkt: Blase 62

DER GROSSE ZENTRALMERIDIAN
Konzeptionsgefäß und Lenkergefäß

- gilt neben dem Durchdringungsgefäß als der bedeutendste Wundermeridian
- verbindet die zwölf Organmeridiane, gibt bei Bedarf Energie an sie ab oder nimmt überschüssige Energie auf
- gleicht die rechte und die linke Seite der Organmeridiane miteinander aus
- Konzeptionsgefäß und Lenkergefäß haben im Gegensatz zu den anderen Wundergefäßen einen stetigen Energiefluss und eigene Akupressurpunkte
- sie bilden zusammen den »Kleinen Energiekreislauf«

DURCHDRINGUNGSGEFÄSS
Chong Mai »Meer des Blutes«

- die erste Energiebahn, die nach der Empfängnis im Embryo entsteht
- Zentralkanal: verläuft in der Mitte des Körpers
- entspringt in den Nieren, ist mit der Essenz der Nieren verbunden
- wichtiger Energiespeicher, verteilt die in den Nieren gespeicherte vor- und nachgeburtliche Energie im Körper
- ist der Speicher der Vitalität und der Vermittler zwischen Du Mai und Ren Mai
- versorgt Becken, Bauch und Brust mit Energie
- hat eine enge Beziehung zum Urogenitalsystem, insbesondere zur Gebärmutter, und verbindet diese mit dem Herzen
- ist an der Blutbildung beteiligt, bewegt das Blut
- reguliert und kontrolliert den Menstruationszyklus
- beruhigt und entspannt

Punkte des Durchdringungsgefäßes:
Magen 30, Niere 11

Schlüsselpunkt: Milz 4
Gekoppelter Schlüsselpunkt: Perikard 6

GÜRTELGEFÄSS
Dai Mai

- umschließt Taille und Hüfte wie ein Gürtel, ist der einzige Meridian, der horizontal verläuft
- hält die gesamte Meridianstruktur zusammen, reguliert und koordiniert die Meridiane
- verbindet die obere und die untere Hälfte des Körpers und sorgt für einen freien, ungehinderten Durchfluss der Energie im Hüftbereich
- sorgt so für ein Gleichgewicht zwischen oben und unten
- harmonisiert den Unterbauch, stabilisiert die Körpermitte
- hat eine enge Verbindung zum Gallenblasenmeridian
- wirkt wie ein Überlaufgefäß für »nicht gelebte Träume« und aufgestaute Emotionen

Punkte des Gürtelgefäßes:
Gallenblase 26, Gallenblase 27, Gallenblase 28

Schlüsselpunkt: Gallenblase 41
Gekoppelter Schlüsselpunkt: Dreifacher Erwärmer 5

DER GROSSE VERBINDUNGSMERIDIAN
Bewahrer des Yin und Bewahrer des Yang

- funktioniert wie ein Verbindungsnetz, das alle Meridiane miteinander verknüpft
- gleicht die Yin- und die Yang-Energie in den Organmeridianen aus
- nimmt überschüssige Energie aus den Organmeridianen auf
- reguliert die Nähr- und die Abwehrenergie
- harmonisiert alle Körperfunktionen
- unterstützt das emotionale Gleichgewicht

BEWAHRER DES YIN
Yin Wei Mai

- verbindet alle Yin-Meridiane miteinander, reguliert und harmonisiert ihre Energie
- beeinflusst die Nährenergie, das Blut und das Innere des Körpers
- hat eine besondere Beziehung zum Herzen und zum Geist Shen

Punkte des Bewahrers des Yin:
Lunge 1, Magen 16, Milz 4, Milz 9, Milz 10, Milz 13, Perikard 2, Perikard 3, Perikard 6, Gallenblase 14, Leber 14

Schlüsselpunkt: Perikard 6
Gekoppelter Schlüsselpunkt: Milz 4

BEWAHRER DES YANG
Yang Wei Mai

- verbindet alle Yang-Meridiane miteinander, reguliert und harmonisiert ihre Energie
- unterstützt die Abwehrenergie, stärkt die Widerstandskraft gegenüber krank machenden äußeren Einflüssen (Wind, Kälte, Feuchtigkeit, Hitze, Trockenheit) und Umwelteinflüssen, wie z.B. Elektrosmog sowie äußeren psychischen Einflüssen

Punkte des Bewahrers des Yang:
Dickdarm 11, Dickdarm 14, Dünndarm 10, Dreifacher Erwärmer 5, Dreifacher Erwärmer 15, Gallenblase 14, Gallenblase 20, Gallenblase 21, Gallenblase 31, Gallenblase 34, Gallenblase 41

Schlüsselpunkt: Dreifacher Erwärmer 5
Gekoppelter Schlüsselpunkt: Gallenblase 41

DER GROSSE BRÜCKENMERIDIAN
Yin-Fersengefäß und Yang-Fersengefäß

- verbindet Yin und Yang und gleicht die beiden Energien aus
- nimmt überschüssige Energie aus den Organmeridianen auf und leitet Energie zurück, wenn ein Mangel besteht
- bringt die in den Nieren gespeicherte Essenz in Körperregionen mit Energiemangel
- hat Einfluss auf die Spannkraft der Beinmuskulatur (beide Gefäße beginnen in Fersennähe)
- energetisiert die Augen (beide Gefäße fließen zu den Augen)
- hat Einfluss auf den Schlafrhythmus
- reguliert Aktivität und Ruhe

YIN-FERSENGEFÄSS
Yin Qiao Mai

- gilt als ein Ausläufer des Nierenmeridians und verläuft mit ihm zusammen die Innenseite des Beins hinauf
- hat eine enge Verbindung zum Konzeptionsgefäß
- nährt die Yin-Meridiane, nimmt überschüssige Yin-Energie auf
- ermöglicht Ruhe und Regeneration in der Nacht

Punkte des Yin-Fersengefäßes:
Magen 3, Magen 13, Magen 16, Blase 1, Niere 6, Gallenblase 14

Schlüsselpunkt: Niere 6
Gekoppelter Schlüsselpunkt: Lunge 7

YANG-FERSENGEFÄSS
Yang Qiao Mai

- gilt als ein Ausläufer des Blasenmeridians und verläuft mit dem äußeren Ast des Blasenmeridians über den Rücken hinauf
- hat eine Beziehung zum Gehirn und zur Psyche
- nährt die Yang-Meridiane, nimmt überschüssige Yang-Energie auf

Punkte des Yang-Fersengefäßes:
Dünndarm 10, Blase 43, Blase 47, Blase 52, Blase 53, Blase 62, Gallenblase 14, Gallenblase 20, Gallenblase 21

Schlüsselpunkt: Blase 62
Gekoppelter Schlüsselpunkt: Dünndarm 3

DIE FÜNF WANDLUNGSPHASEN

Die Fünf Wandlungsphasen oder Fünf Elemente, die sich überall in der Natur und in allen Erscheinungen des Lebens zeigen, haben wir in unserem Buch »Das Wunder der Wandlung« ausführlich beschrieben.

Den Wandlungsphasen sind in der Körper-Geist-Seele neben den Organen und Sinnesorganen auch Gefühle und geistige Fähigkeiten zugeordnet. In der Übersicht auf den Seiten 186/187 sind die wesentlichen Aspekte hervorgehoben.

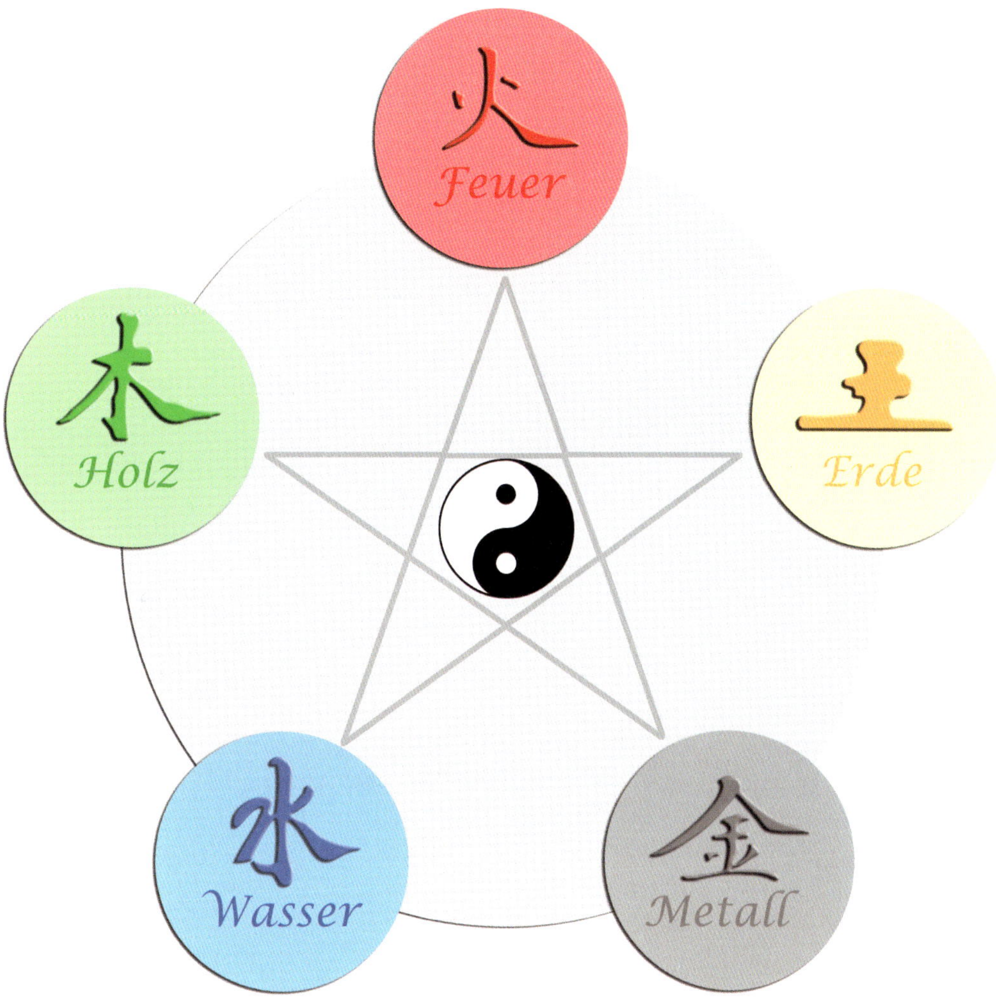

DIE FÜNF SEELEN
Die geistig-seelischen Aspekte der Fünf Elemente

Die menschlichen Organe sind im taoistisch-chinesischen Verständnis nicht nur funktionelle Körperteile, die bestimmte Aufgaben erfüllen. Sie sind auch Speicher und Aufenthaltsort für die verschiedenen geistig-seelischen und spirituellen Kräfte des Menschen. Diese psychologischen Aspekte der Organe beziehungsweise der Fünf Elemente werden auch die »fünf Seelen« genannt. Obgleich die Seele ein untrennbares Ganzes ist, unterscheidet die fernöstliche Philosophie fünf verschiedene Teilaspekte, die jeweils einem der fünf Yin-Organe zugeordnet sind. Diese fünf geistigen Potenziale zeigen sich in unserem Verhalten, Denken und Fühlen. Darüber hinaus beeinflussen sie auch das Materielle, den Körper. Über bestimmte Akupressurpunkte können diese Aspekte berührt und beeinflusst werden.

木 DIE SEELE DES HOLZELEMENTS
Hun – Die Wanderseele

Achte auf deine Gedanken, denn sie werden zu Worten.
Achte auf deine Worte, denn sie werden zu Handlungen.
Achte auf deine Handlungen, denn sie werden zu Gewohnheiten.
Achte auf deine Gewohnheiten, denn sie werden dein Charakter.
Achte auf deinen Charakter, denn er wird dein Schicksal.
Talmud

Die Leber ist der Wohnsitz des Hun. Dieser psychologische Aspekt des Holzelements wird auch als »Wanderseele« bezeichnet. Hun gilt als unsterblich. Die Wanderseele verlässt den Körper nach dem Tod, um in einem nicht-materiellen Zustand zur Einheit der Existenz zurückzukehren.

Hun ist ein Teil des Unterbewusstseins. Wie auf einer Computerfestplatte werden hier ungefiltert und unbewertet alle Informationen, verbunden mit der breiten Palette der Emotionen, gespeichert. Dazu gehören nicht nur die bewussten Erfahrungen, sondern auch die unbewussten Eindrücke und Erlebnisse, die über alle fünf Sinnesorgane aufgenommen werden. Auch die Erfahrungen des Embryos im Bauch der Mutter und die Umstände der Geburt werden in der Hun-Seele gesammelt.

Man kann diese Ansammlung von Erfahrungen im individuellen Bewusstsein auch als »Karma« betrachten. Dieses Gesetz von Ursache und Wirkung beschreibt die Entstehung von Gewohnheitsmustern des Denkens und des Fühlens. Nach asiatischem Verständnis werden die gespeicherten Erfahrungen einer Seele mit ins nächste Leben genommen und beeinflussen dort die Lebenseinstellung. Zusammen mit den in diesem Leben gesammelten Eindrücken und Erfahrungen bestimmen sie unser Tun und Handeln. Je nachdem, welche Informationen oder traumatischen Erlebnisse in der Wanderseele gespeichert sind, wirken sich diese Erfahrungen auf das Verhalten aus und können es auf unbewusste Reaktionsmuster reduzieren. Das kann der Ausgangspunkt für Neurosen und Psychosen sein. Wenn die Möglichkeit eingeschränkt ist, spontan auf das Leben zu antworten, kann eine gute Therapie dabei helfen, wieder mehr Freiheit zu erlangen.

Hun bestimmt die Inhalte unserer Träume. Wenn die Leber, der Wohnsitz der Traumseele, geschwächt ist, können zu viele gespeicherte Eindrücke aus dem Unterbewusstsein an die Oberfläche ins Traumgeschehen und auch ins Tagesbewusstsein gelangen und dort Verwirrung oder Albträume auslösen.

Im Hun, dem »Haus der Erinnerungen« erwächst auch die Fähigkeit, Pläne zu schmieden und sein Leben zu gestalten. Aus dem Erfahrungsschatz der gesammelten und gespeicherten Erlebnisse kann sich eine phantasievolle Kreativität entfalten. Die Begabung, sich Ziele vor seinem geistigen Auge vorzustellen und sie in Bildern und Visionen auszumalen, hat ihren Ursprung im Hun.

Akupressurpunkt, über den ein Zugang zur Wanderseele Hun möglich ist: Blase 47 »Tor zur Wanderseele Hun«

DIE SEELE DES FEUERELEMENTS
Shen – Das Bewusstsein

Als Wohnstätte des wahren Selbst ist das Herz der Ort, an dem sich unser spirituelles Leben entfaltet, an dem wir uns zur inneren Wirklichkeit des Lebens öffnen und den wahren Sinn der äußeren Welt erkennen.
Llewellyn Vaughan-Lee

Shen wohnt im Herzen des Menschen. Shen ist gewissermaßen der Oberbegriff für die gesamte Körper-Geist-Seele-Einheit. Die anderen geistig-seelischen Aspekte Hun, Yi, Po und Zhi sind Bestandteile von Shen, weshalb manchmal auch von den »fünf Shen« gesprochen wird. Die Gesamtheit der Gedanken, Gefühle und Emotionen fließt durch das Herz, beeinflusst Shen und wird von Shen beeinflusst. Shen ist der wesentliche Funke des Lebens und spiegelt sich in allen Gefühlsregungen und Handlungen wider.

Es werden zwei Formen des Shen unterschieden: das Ursprungs-Shen und Shen, das Alltagsbewusstsein. Das ursprüngliche Shen entspricht dem innersten Wesenskern des Menschen, seiner wahren, göttlichen Natur. Es hat jenseits der Grenzen des Verstandes mit reinem Bewusstsein und klarer Wahrnehmung zu tun. Es ist der Sitz des göttlichen Lichts. Menschen, die diesen ursprünglichen Zustand erleben, erfahren sich als Teil des großen Ganzen, des Tao. Sie strahlen eine ruhige offene Präsenz, Geistesfrieden, innere Harmonie und eine gelassene Heiterkeit und Freude aus. Sie verfügen über eine Klarheit des Geistes, eine tiefe Weisheit und sind voller Liebe und Mitgefühl für alle Wesen.

Im Augenblick der Geburt verlassen wir die Einheit, den Zustand von Zeit- und Grenzenlosigkeit – wir werden getrennt vom Ursprung, von der Quelle. In der nun folgenden Zeit, in der wir uns in die Familie, in die Schule und schließlich in die Gesellschaft eingliedern, geht nach und nach das Wissen um unsere wahre Natur, und damit unsere Verbindung zu ihr, verloren. Die ursprüngliche Bewusstheit wird überlagert von vielen Schichten von Unklarheiten, Erwartungen, Illusionen, Konditionierungen und Identifikationen. Es entsteht das Gefühl, von der Natur, von der Schöpfung, getrennt zu sein, und das so genannte »Ich« (Ego) tritt immer stärker in Erscheinung.

Je mehr der Mensch sich von seinem Wesenskern entfernt, desto größer wird die geistige oder emotionale Verwirrung, und ein Gefühl der Leere und Sinnlosigkeit kann sich breit machen. Diese Leere fühlt sich so unangenehm an, dass die meisten Menschen ganz schnell versuchen, sie mit irgendetwas zu füllen. So entsteht Begierde, die Emotion, die das Herz am meisten belastet. Mit Begierde ist nicht nur ein Verlangen oder eine Sucht nach materiellen Dingen, wie unnützem Besitz und immer mehr Reichtum, gemeint, sondern auch eine ständige Sehnsucht nach Anerkennung oder Liebe.

Shen, das Alltagsbewusstsein, reguliert die geistig-mentalen Aktivitäten und sorgt für Bewusstheit in der Lebensführung. Merkmale eines ausgewogenen Shen sind ein wacher Verstand, Klarheit im Denken, ein gutes Auffassungsvermögen, ein hervorragendes Gedächtnis, das bis in die Kindheit zurückreicht, sowie eine klare Ausdrucksweise und Sprache. Es zeigt sich in einer ausgeglichenen Gefühlslage, Begeisterungsfähigkeit, einem optimistischen Blick auf das Leben und einem fairen, ethischen Verhalten. Ein gesundes Shen spiegelt sich in wachen, lebhaften, glänzenden Augen, einem liebevollen, herzlichen Gesichtsausdruck und einer positiven Ausstrahlung.

Der Geist ist jedoch nicht immer klar und strahlend, er kann auch trübe und matt sein. Dann ist die Wahrnehmung verzerrt, verschleiert oder verwirrt, als würde man durch ein ungeputztes Fenster schauen. Den Augen fehlt das Leuchten, der Blick ist stumpf, die Sprache verwirrt, und der Mensch wird unfähig, sich verständlich auszudrücken. Vergesslichkeit und die Schwierigkeit, sich zu konzentrieren und klar zu denken, können Zeichen eines beeinträchtigten oder zerstreuten Shen sein. Ein geschwächtes Shen findet man bei einer abgestumpften und gleichzeitig niedergeschlagenen Persönlichkeit.

Shen ist im hektischen, schnelllebigen Alltag, der von Reizüberflutung gekennzeichnet ist, häufig überlastet. Es ist äußerst wichtig, nach intensiver geistiger Aktivität zu entspannen und ausreichend zu schlafen. Nachts, wenn der Geist zur Ruhe gekommen ist, zieht sich Shen »ins Herz zurück«. Schlaf ist die beste Medizin für das Herz.

Shen unterstützt uns, die vielfältigen Aspekte unseres Alltags zu bewältigen und kann uns zurückführen zu unserem ursprünglichen Bewusstsein. Innere Einkehr und Meditation ebnen den Weg zurück zur Quelle, zum Ursprungs-Shen, wo sich der Mensch wieder als Teil des Ganzen erfährt, jenseits von Getrenntsein und Dualität.

Akupressurpunkte, die den Geist Shen klären und beruhigen: Herz 7 »Tor des Shen«, Blase 44 »Halle des Shen«, Lenkergefäß 11 »Weg des Geistes«
Siehe auch »Den Geist beruhigen«, Seite 70

DIE SEELE DES ERDELEMENTS
Yi – Die Ratio

Wenn der Verstand weiß, nennen wir es Wissen,
wenn das Herz weiß, nennen wir es Liebe
und wenn das Sein weiß, nennen wir es Meditation.
Osho

Das logische Denken, die Ratio und die Zuordnungsfähigkeit stehen mit der Milz in Verbindung. Anders als Hun und Po, die beiden Aspekte des Unterbewusstseins, ist Yi der bewusste Anteil des Verstands. Vergleicht man den gesamten Geist eines Menschen mit einem Eisberg, so entspricht Yi der Spitze des Eisbergs – das sind die zehn Prozent, die aus dem Wasser ragen. Hun und Po, die unbewussten Anteile der Persönlichkeit, machen neunzig Prozent des Eisbergs aus, der sich unter der Wasseroberfläche verbirgt.

Der Milz untersteht der Verdauungsprozess, die Aufnahme und Umwandlung der Nahrung. Über die Funktionen der Erdorgane Magen und Milz werden feste und flüssige Nahrungsmittel aufgespalten, analysiert und zu körpereigenen Stoffen verarbeitet. Auf der geistig-mentalen Ebene der Gedanken geschieht ein ähnlicher Aufschlüsselungsprozess wie bei der Verarbeitung von Nahrung. Die geistige Energie Yi befähigt, die »mentale Nahrung«, das heißt Eindrücke und Erfahrungen, zu »verdauen« und aufzunehmen.

Mit Hilfe des Yi können die von außen über die Sinnesorgane aufgenommenen Informationen und Ereignisse analysiert, kritisch betrachtet, beurteilt, bewertet, eingeordnet und schließlich ins eigene Denken integriert werden. Diesen praktischen Verstand benötigt der Mensch, um lernen und studieren zu können. Yi hilft, sich eine Meinung zu bilden, etwas zu verstehen und sich zu Eigen zu machen. Yi schenkt die Fähigkeit, den Verstand für den Vorgang des Überlegens und Nachdenkens zu gebrauchen, um dann zu einem klaren Ergebnis zu kommen.
Alle diese Funktionen sind abhängig von der Gesundheit der Milz. Bei einer Milzschwäche kann sich das Denken verselbstständigen oder unproduktiv werden; dann fällt es einem schwer, sich längere Zeit zu konzentrieren, das Gedächtnis wird schwach, der Geist wird träge, zerstreut oder verwirrt. Wie bei einer endlosen Fahrt auf dem Karussell drehen sich die Gedanken im Kreis. Durch dieses gedankliche »Wiederkäuen« oder Grübeln wird man zum Gefangenen seiner Hirngespinste und verliert den Bezug zur gegenwärtigen Realität, zum Hier und Jetzt. Das kann sich darin zeigen, dass man gedankenverloren und verträumt das Haus verlässt und sich nicht mehr erinnern kann, ob man die Herdplatte oder das Bügeleisen ausgestellt hat.
Die Arbeit der Milz wird häufig durch eine Ernährung, die hauptsächlich aus Kohlenhydraten, Milchprodukten und Süßigkeiten besteht, beeinträchtigt. Die Ansammlung von Feuchtigkeit (die Auswirkungen von Feuchtigkeit sind ausführlich auf S. 75 beschrieben) und Schleim, die eine Folge dieser Ernährungsgewohnheit ist, macht nicht nur den Körper träge, sondern vernebelt auch den Geist. Durch eine Nahrungsumstellung kann die »geistige Fähigkeit der Milz«, sich zu konzentrieren und zu fokussieren, deutlich verbessert werden. Auch das achtsame, urteilsfreie Beobachten des Gedankenflusses und der Emotionen in der Meditation fällt leichter, wenn man nicht in einem inneren Gedankensumpf feststeckt.

Die völlige Identifikation mit den eigenen Gedanken ist ebenfalls ein Zeichen einer gestörten Yi-Funktion. Der Ausspruch: »Ich denke, also bin ich« des Philosophen Descartes beschreibt einen Menschen, der sich ausschließlich über den Verstand definiert.

Akupressurpunkte, über die die Ratio Yi gestärkt werden kann: Magen 40 »Reiche Fülle«, Milz 2 »Große Hauptstadt«, Milz 3 »Große Helligkeit«, Blase 49 »Haus der Yi-Seele«

DIE SEELE DES METALLELEMENTS
Po – Die Körperseele

Die Dinge loszulassen bedeutet nicht, sie loszuwerden.
Sie loslassen bedeutet, dass man sie sein lässt.
Jack Kornfield

Die Lunge beherbergt die »Körperseele« Po, die wie die »Wanderseele« Hun Teil des Unterbewusstseins ist. Die Körperseele hat einen besonderen Bezug zur Atmung. Eine tiefe, intensive Atmung verwurzelt Po im Körper. Durch die Lunge wird über den ersten und den letzten Atemzug der Beginn und das Ende des Lebens vorgegeben. Während dieser Zeit wohnt Po im Körper. Im Gegensatz zu Hun ist Po vergänglich und löst sich mit dem Tod des physischen Körpers auf.
Po ist zuständig für alle instinkthaften Körperfunktionen, wie Atmung, Hunger- und Durstgefühle, Ausscheidung und alle Reflexe, die den Körper vor Gefahren schützen. Mit diesen angeborenen, instinktiven Impulsen und Reflexen sichert Po die Überlebensfähigkeit des Individuums und bewahrt es vor Unfällen und Verletzungen. Wenn der Mensch einer Gefahr ausgesetzt ist, reagiert er normalerweise instinktiv, ohne die Einmischung von rationalen Überlegungen (Yi).

Po sensibilisiert für körperliche Empfindungen und ermöglicht die Wahrnehmung des Körpers. Dazu gehört auch der physische Schmerz, der als Warnsignal eine spontane Antwort auf eine Verletzung ist.

Das Riechen, die Sinneswahrnehmung der Lunge, ist eng mit der Körperseele verbunden. Po vermittelt dem Menschen einen »guten Riecher« und lässt ihn erkennen, was dem Körper gut tut, welche Nahrungsmittel möglicherweise verdorben oder schädlich sind und welche Umgebung seinem Wohlergehen abträglich ist. Eine gesunde Po-Funktion zeigt sich in einem instinktiven Bestreben, das zu behalten, was gut und gesund für den Körper ist, und das loszulassen und zu entsorgen, was nur unnützer Ballast ist. So geschieht es fortwährend in der Lunge, die den lebensnotwendigen Sauerstoff aufnimmt und schädliches Kohlendioxid abgibt. Die Körperseele wird gestärkt, indem man die gefühlten Bedürfnisse des Körpers wahrnimmt und Essen, Trinken und Unterkunft sicherstellt, um so sein Überleben zu sichern. Sind diese Grundlagen erst einmal geschaffen, kann sich eine zuversichtliche Einstellung zum Leben entstellen. Diese positive Einschätzung der Zukunft ist eine besondere Qualität der Lungenenergie.

Po ist sehr aktiv in Tieren und wird daher auch als die »animalische Seele« bezeichnet. Sie lässt Tiere instinktiv Gefahren wittern. Sie ergreifen die Flucht, um sich in Sicherheit zu bringen und ihr Leben zu retten. Über ihren guten Geruchsinn können sie Freund und Feind unterscheiden. Der Umgang mit Tieren, sie zu streicheln und für sie zu sorgen, stärkt das eigene Po. Das kann besonders für Kinder hilfreich sein, die mit einem geschwächten Lebensinstinkt auf die Welt gekommen sind und denen es schwer fällt, sich im Leben fest zu verankern.

Po hat Einfluss auf die Abwehrenergie Wei Qi, die von der Lunge verteilt wird und vor äußeren krank machenden Erregern schützt. Auch auf der geistig-emotionalen Ebene bietet Po Schutz und schirmt vor negativen psychischen Einflüssen ab.

Akupressurpunkte, die einen Zugang zur Körperseele Po ermöglichen: Lunge 1 »Palast der Mitte«, Blase 42 »Tür zur Po-Seele«

DIE SEELE DES WASSERELEMENTS
Zhi – Die Willenskraft

In der Stille der Nacht und des ruhigen, stillen Morgens, wenn die Sonne die Hügel berührt, liegt ein großes Mysterium. In einer stillen Nacht, wenn die Sterne klar und nahe sind, bist du dir des sich ausdehnenden Raumes bewusst und der geheimnisvollen Ordnung aller Dinge, des Unermesslichen und des Nichts.
In der tiefen Stille des Geistes dehnt sich dieses Universum aus, ohne Zeit und Raum. *Jiddu Krishnamurti*

Die Nieren sind der Sitz der Willenskraft Zhi. Diese Kraft bezieht alle Bereiche des menschlichen Lebens mit ein: die körperliche, geistig-mentale, seelische sowie die spirituelle Ebene. Zhi ist die innere Stärke und verleiht den Antrieb, das ererbte Potenzial zu verwirklichen.
Man unterscheidet zwei Formen des Zhi: Der Yang-Aspekt des Zhi zeichnet sich durch aktives Wollen und Verwirklichungsstreben aus und ist stets zielorientiert. Alle Kraft wird dafür eingesetzt, das Leben aktiv zu gestalten und Hindernisse zu überwinden, um zu wachsen und sich zu entwickeln. Diese Willenskraft wird beispielsweise benötigt, um sich erfolgreich von einer schweren Krankheit oder Sucht

zu befreien und nicht vorzeitig aufzugeben. Sie vermittelt die notwendige Motivation und Entschlossenheit, um eine letztendliche Entscheidung zu treffen und mit Ausdauer und Beharrlichkeit ein Ziel zu verfolgen und Pläne umzusetzen.

Der Yin-Aspekt der Willenskraft ist der passivste aller geistig-seelischen Aspekte der Fünf Elemente. Diese Form des Zhi, die gekennzeichnet ist durch Weichheit und Flexibilität, kann auch verstanden werden als »nichtwillentlicher Wille« oder als ein Handeln durch Geschehenlassen. Das nennen die Taoisten »Wu Wei«, womit sie nicht etwa »Nichtstun« meinen, sondern die vertrauensvolle Hingabe an den Fluss des Lebens. In der Natur kann man »Wu Wei«, das natürliche Geschehenlassen, an einem Wasserlauf erkennen, der sanft und anpassungsfähig jedes Hindernis umspült.

Oft genug jedoch rudern wir eigenwillig mit aller Kraft gegen den Strom. Wir entwickeln ein selbstsüchtiges Verlangen, ehrgeizige Ideen unter allen Umständen zu verwirklichen. Diese Pläne entpuppen sich allerdings bei genauerer Betrachtung häufig als ein ichbezogenes Streben nach persönlichem Erfolg. Wann immer wir unsere Willenskraft einsetzen, um Ziele zu verfolgen, die nicht mit der eigenen inneren Bestimmung im Einklang stehen, kostet das immens viel Nierenkraft. Wer lange Zeit mühevoll gegen den Fluss des Lebens schwimmt, verausgabt seine essenziellen Kräfte und erschöpft sich dadurch.

Der Yin-Wille, dieser stille, empfängliche Aspekt des Willens, geht mit einem achtsamen Nach-innen-Lauschen einher. Das ist notwendig, um die Bedürfnisse der Seele überhaupt wahrzunehmen. Um sich derart einzulassen, müssen wir innehalten und Abstand von unserem Getriebensein gewinnen. Die innere Stimme ist eher fein, subtil und leise, nur mit Ruhe und einem entspannten Geist zu vernehmen. Bei dem alltäglichen Getöse von äußerer Reizüberflutung und innerer Gedankenflut ist sie leicht zu überhören.

Ein schwaches Zhi äußert sich in Mutlosigkeit und mangelndem Vertrauen. Oft fehlt es dem Betroffenen an Motivation und Antrieb. Er fühlt sich unzulänglich und hat ein geringes Selbstwertgefühl. Auf der anderen Seite kann ein übersteigerter Ehrgeiz entstehen, unbedingt etwas erreichen zu wollen. Solche fehlgeleiteten Ambitionen führen nicht selten zu einem körperlichen oder seelischen Zusammenbruch.

Dagegen zeigt sich ein gesundes Zhi insbesondere in schwierigen Situationen, wenn es darum geht, nicht nur durchzuhalten, sondern auch besonnen zu handeln. Die Anpassungsfähigkeit des Wassers an die jeweilige Lebenssituation kann vor waghalsigen Unternehmungen und unnötigen Strapazen bewahren. Zhi hat Einfluss darauf, was wir aus unserem Leben machen. Eine starke Nierenenergie gibt die Willenskraft und das Urvertrauen, die Aufgabe seiner Seele zu verwirklichen. Das Handeln hat dann nichts mit egoistischen Bestrebungen zu tun, sondern ist im Einklang mit der inneren Bestimmung.

Akupressurpunkte, die die Willenskraft Zhi stärken: Blase 23 »Meer der Vitalität«, Blase 52 »Sitz des Willens«, Niere 3 »Mächtiger Wasserlauf«, Niere 6 »Leuchtendes Meer«, Gallenblase 25 »Tor der Hauptstadt«, Konzeptionsgefäß 4 »Tor zum Ursprung«, Konzeptionsgefäß 6 »Meer der Lebensenergie«, Lenkergefäß 4 »Tor der Bestimmung«

DIE TORE DES QI
Die Akupressurpunkte

In den Akupressurpunkten konzentriert sich die Energie. Die Punkte befinden sich meist auf einem Meridian und leiten die Energie entlang dieser Leitbahnen durch den Körper. Sie sind nach dem Meridian benannt, auf dem sie sich befinden und dort der Reihe nach durchnummeriert.

Der bildhafte, oft poetisch klingende Name der Akupressurpunkte ist die Übersetzung der chinesischen Schriftzeichen. Er gibt Hinweise auf die Bedeutung oder Wirkung des Punktes. Zum Beispiel bringt der Akupressurpunkt Niere 6, »Leuchtendes Meer«, Licht bei seelischer Dunkelheit und gibt neue Hoffnung. Oft ist der Name auch eine klangvolle Umschreibung seiner anatomischen Lage. So beschreibt der Name »Himmlische Säule« die Lage des Akupressurpunktes Blase 10 im Nacken. Der Nacken gleicht einer Säule, die zum Kopf führt. Der Himmel ist im chinesischen Verständnis ein Hinweis auf den Kopf.

Über die Akupressurpunkte, die wie Öffnungsstellen der Meridiane sind, können wir den Energiefluss im Körper lenken und harmonisieren, blockierte Energie freisetzen und ausgleichen. In der Regel werden dabei Punkte und Körperregionen berührt bzw. gehalten, in denen das Qi nicht frei fließt. Der Fingerdruck auf einem Akupressurpunkt beeinflusst nicht nur das umliegende Gewebe. Über den zugehörigen Meridian kann sich die Wirkung auch in den Organen und anderen Körperbereichen entfalten.

Zwischen den Organen im Inneren und den Akupressurpunkten an der Körperoberfläche besteht eine wechselseitige Beziehung. So zeigen Punkte oft eine Verspannung oder Verhärtung, wenn im zugehörigen inneren Organ eine Störung besteht. Auf der anderen Seite kann die Stimulation eines Punktes im Körper einen Heilungsprozess in Gang setzen. Häufig ertasten und reiben wir instinktiv bestimmte Punkte oder Körperstellen, die bei Beschwerden schmerzempfindlich sind. Wir reiben uns die Augen (das ist der Bereich von Blase 1 und 2), wenn wir müde werden und der Blick unscharf wird oder wir massieren uns die Stirn (Gallenblase 14) oder die Schläfe (Extrapunkt Tai Yang oder Magen 8), wenn wir Kopfschmerzen haben oder angespannt sind.

Um die Akupressurpunkte herum sammelt sich oft Anspannung. Die Muskulatur zieht sich zusammen und behindert die Dynamik frei fließender Energie, ähnlich einem Stau im Straßenverkehr. Manchmal fühlen sich diese Verspannungen wie ein Knoten oder ein angespanntes Seil an.

Das einfache Halten oder Massieren der Punkte kann die muskuläre Anspannung und Starre lösen. Die Muskelspannung gibt dem Fingerdruck nach. Dadurch kommt die Energie wieder ins freie Fließen und die Durchblutung wird angeregt. Ablagerungen und Schlackenstoffe, die hier gespeichert sind, lösen sich und können abtransportiert und ausgeschieden werden. So fühlen wir uns nach einer Behandlung häufig entspannt und gleichzeitig erfrischt und gestärkt.

Eine Akupressurbehandlung kann auch helfen, das seelische Gleichgewicht wiederherzustellen, und so einen Beitrag für Wohlbefinden und innere Balance leisten. Das längere Halten der Punkte regt den Körper zur Ausschüttung von Neurotransmittern an. Diese Endorphine, auch bekannt als »Glückshormone«, können Schmerzen lindern und Entspannung und Zufriedenheit auslösen.

Verspannungen sind eine Reaktion auf emotionalen oder körperlichen Stress. In den Akupressurpunkten ist nicht nur körperliches Unbehagen gespeichert. Es werden hier auch Emotionen und ungelöste Probleme festgehalten, die verdrängt und nicht verarbeitet wurden. Jeder psychologische Schmerz hat eine körperliche Entsprechung. Durch die achtsame Berührung bringt die Behandelnde vermehrte Aufmerksamkeit in diese Körperstellen, wodurch die Empfangende klarer in das Punktgeschehen hineinspüren kann. Das ist der erste Schritt auf dem Weg zur Heilung.

GESUNDHEIT IN DIE HAND NEHMEN*

SELBSTBEHANDLUNG

Die Akupressur kann jederzeit angewendet werden. Für eine Selbstbehandlung ist es nur erforderlich, an einem ruhigen Ort entspannt und aufrecht sitzen zu können. Finde eine Position, in der du die Punkte ohne große Anstrengung erreichen kannst. Lege den Daumen oder eine Fingerspitze auf einen Akupressurpunkt, drücke ihn sanft oder kräftiger und schließe die Augen. Atme tief und gleichmäßig in den Bauch und bleibe eine Weile ganz still. Richte deine ganze Aufmerksamkeit auf den Punkt und auf das innere Geschehen im Körper und in deinen Empfindungen. Es können dabei Bilder, Erinnerungen, Gedanken und Gefühle freigesetzt werden, die hier gespeichert waren. Beobachte sie einfach; sie können dir helfen, das innere Geschehen besser zu verstehen. Du kannst dir dabei vorstellen, dass die Energie in dem Punkt freier und lebendiger wird. So können die Verspannungen gelindert bzw. tief und sanft gelöst werden. Bei regelmäßiger Behandlung nimmt die Empfindlichkeit des Punktes ab.

Der Fluss der Energie in den Punkten und den Meridianen wird auch durch Bewegung angeregt. Daher zeigen wir bei der Beschreibung der einzelnen Punkte Möglichkeiten der Selbstbehandlung, die das Halten von Punkten mit Körperübungen und Dehnungen verbinden. Bei den Dehnungen ist Folgendes zu beachten: Sei sanft mit dir selbst und nimm dir nach einer Übung oder Dehnung Zeit, zu ruhen und nachzuspüren. Nimm wahr, wie sich dein Körper jetzt nach der Übung anfühlt. Was hat sich verändert, geöffnet oder entspannt? Erlebe, wie die Entspannung sich im Körper ausbreitet.

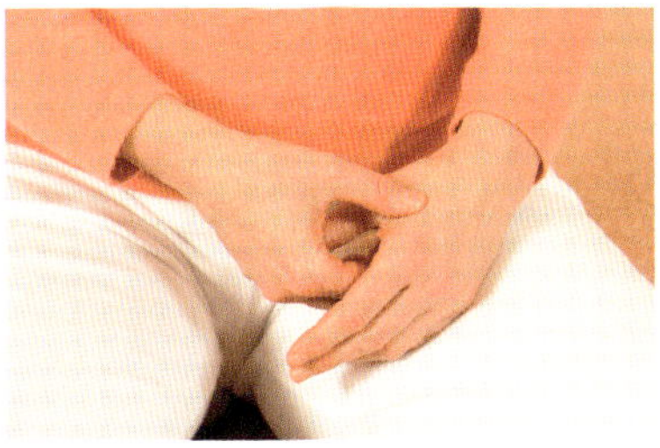

DIE AUSWAHL DER PUNKTE

Wenn du nicht weißt, welche Punkte du behandeln sollst, wandere mit deiner Aufmerksamkeit durch den ganzen Körper. Richte dein »inneres Auge« vom Kopf ausgehend, entlang der Körperrückseite abwärts auf Nacken, Rücken, Gesäß und Beine bis zu den Füßen, und dann entlang der Vorderseite aufwärts auf Beine, Bauch, Brust, Kopf und Arme. Fühle dabei, welche Körperzone – und wenn du dich damit auskennst, welcher Meridian – deine größte Aufmerksamkeit braucht. Suche dir in diesem Bereich oder auf diesem Meridian einen oder mehrere Punkte aus und halte sie.

Du wirst bei dieser Reise durch deinen Körper vielleicht auf innere Räume treffen, die sich entspannt und hell anfühlen. Andere Bereiche sind möglicherweise angespannt, unbeweglich oder fest. Sie fühlen sich vielleicht wie Zimmer an, die lange nicht betreten wurden – ungelüftet, verstaubt, unbewohnt, leblos. Hier ist keine Aufmerksamkeit; diese Räume sind zur Vermeidung des bewussten Spürens von Kummer und Schmerz vom Fühlen abgeschnitten. Wir können sie durch das Halten von Punkten »wiederbeleben« und dort Licht und Leben hineinbringen. Höre auf das, was dein Körper dir sagt.

* »Gesundheit in die Hand nehmen« ist eine Bezeichnung aus dem ShenDo® Shiatsu und beschreibt den gesundheitsfördernden und gesundheitspädagogischen Ansatz dieser Form der Körperarbeit.

PARTNERBEHANDLUNG

Um einen Punkt zu lokalisieren und zu stimulieren, brauchst du als Behandlerin eine bequeme, aufrechte Körperhaltung und entspannte Schultern, Arme und Hände. Die angegebenen Behandlungspositionen, wie die kniende und sitzende Position oder die Torbogenstellung, bei der du auf einem Bein kniest und das andere Bein aufstellst, kommen aus dem Shiatsu. Es sind Möglichkeiten, einer entspannten, den Rücken schonenden Körperhaltung während der Behandlung. Wenn du in einer lockeren und offenen Position einen Punkt bei deiner Partnerin hältst, ist deine Wahrnehmung am größten. Du kannst dich ganz auf das Geschehen, das sich im Punkt offenbart, einlassen und bist nicht durch Anspannung und Schmerzen im eigenen Körper abgelenkt. Eine Berührung, die aus deiner Körpermitte kommt und nicht aus der Muskelkraft deiner Arme oder Schultern, ist mühelos und entspannt.

Rückenlage

Die Rückenlage ist die wichtigste Behandlungsposition. Alle Punkte können in Rückenlage behandelt werden, auch die Punkte auf dem Rücken. In der Rückenlage wird meist ein Kissen unter den Knien als angenehm empfunden. Dadurch ist der untere Rücken entlastet und der Bauch kann sich entspannen. Bei einer verspannten Nackenmuskulatur ist auch ein Kopfkissen erforderlich. Wenn du in dieser Position Punkte auf dem Rücken halten möchtest, schiebe deine Hand unter den Punkt und stelle dort die Fingerspitzen auf. So wird der Punkt über das Körpergewicht deiner Partnerin und durch deine aufgestellten Fingerkuppen stimuliert. Diese Position kann für deine Hände anstrengend sein; sie erfordert ein wenig Übung. Die Behandlung der Rückenpunkte ist leichter durchzuführen, wenn deine Partnerin dafür auf einem Massagetisch liegt.

Seitenlage

Die Seitenlage ist sehr empfehlenswert bei Schwangeren oder sehr beleibten Menschen. Auch bei Verspannungen oder Schmerzen im unteren Rücken oder Kreuzbein ist diese Position gut geeignet, insbesondere wenn die Rücken- oder Bauchlage als unangenehm empfunden wird. In der Seitenlage erreichen wir Punkte an Schulter und Hüfte besonders gut. Bringe das obere Bein deiner Partnerin in einen rechten Winkel und unterstütze den Unterschenkel mit einem Kissen. Lege auch ein Stützkissen unter ihren Kopf, damit der Hals in einer geraden Linie liegt und die Halswirbelsäule nicht abgewinkelt ist. Es ist wichtig, dass deine Partnerin stabil liegen bleibt und in dieser Position nicht nach vorne wegrutscht.

Bauchlage

Eine Behandlung in Bauchlage dient als Vorbereitung für das eigentliche Halten der Punkte. Sie eignet sich besonders, wenn der Rücken stark verspannt ist und du die harte Muskulatur zuerst lockern möchtest, bevor du einen einzelnen Punkt stimulierst. Aufrecht kniend oder in der Torbogenstellung kannst du für kurze Zeit relativ viel Gewicht auf den Rücken abgeben. Bitte deine Partnerin anschließend, die Rücken- oder Seitenlage einzunehmen, um den entsprechenden Punkt länger zu halten. Die Bauchlage kommt nur dann in Frage, wenn deine Partnerin in dieser Position bequem liegen kann. Für Menschen mit starken Nackenverspannungen oder Atemproblemen ist die Bauchlage oft unangenehm und daher nicht angezeigt. Bei dieser Lagerung achte insbesondere auf die Füße und den Nacken deiner Partnerin. Wenn die Zehen nach außen zeigen oder zwischen Fußrücken und der Unterlage eine Lücke bleibt, lege hier ein Kissen oder eine gerollte Decke unter. Bei Nackenverspannungen kann ein Kissen unter der Brust helfen; bei einer Schwäche im unteren Rücken lege eines unter den Bauch. Für das Halten der Punkte am oberen Rücken, wie Blase 43 und Dünndarm 11, sollten die Arme seitlich am Körper anliegen.

Sitzposition

Die Behandlung im Sitzen ist auf einem Kissen oder einem Stuhl möglich. Wichtig ist dabei, dass deine Partnerin nicht nur bequem, sondern auch aufrecht sitzt. In dieser Position erreichst du besonders gut die Punkte auf der Schulter, im Nacken und am oberen Rücken.

DIE WEGBESCHREIBUNG
Die Punkte finden

Die Lage der Punkte wird durch ihre Entfernung zu anatomisch eindeutigen Merkmalen, wie beispielsweise der Spitze eines Knöchels oder der Nabelmitte, genau beschrieben. Dieser Abstand wird in Daumen-, Finger- oder Handbreiten gemessen. Dabei gelten jeweils die Körpermaße der behandelten Person. Die traditionelle chinesische Maßeinheit ist das Körpermaß »Cun«, das der Breite des Daumenendgliedes entspricht.

Die Akupressurpunkte befinden sich in einer Vertiefung oder Mulde, einem Spalt zwischen zwei Knochen, in der Nähe eines vorstehenden Knochens, zwischen zwei Muskelbäuchen oder Sehnen oder am Rande eines Muskels. Sie sind meist druckempfindlicher als das Gewebe, das sie umgibt. Die größte, in vielen Fällen »scharfe« Druckempfindlichkeit ist häufig ein Zeichen, dass der richtige Punkt gefunden ist.

Suche einen Punkt nach der Beschreibung und ertaste dann in dieser Zone die Stelle, die am empfindlichsten ist oder die größte Spannung aufweist. Nimm dir Zeit, den Punkt genau zu lokalisieren, dann ist die Wirkung umso stärker. Wenn du schon etwas geübt bist, kannst du dort in der Regel eine Vertiefung ertasten. Jeder Punkt hat ein energetisches Zentrum und ein energetisches Feld. Auch in diesem Bereich einige Millimeter um das Zentrum herum kann ein Punkt noch wirkungsvoll stimuliert werden. Dein Gespür für die »richtige« Stelle und deine Sensibilität für die Qualität eines Punktes wird mit der Praxis mehr und mehr zunehmen.

Die Punkte, die du auf einer Seite behandelt hast, solltest du auf der anderen Seite wiederholen.

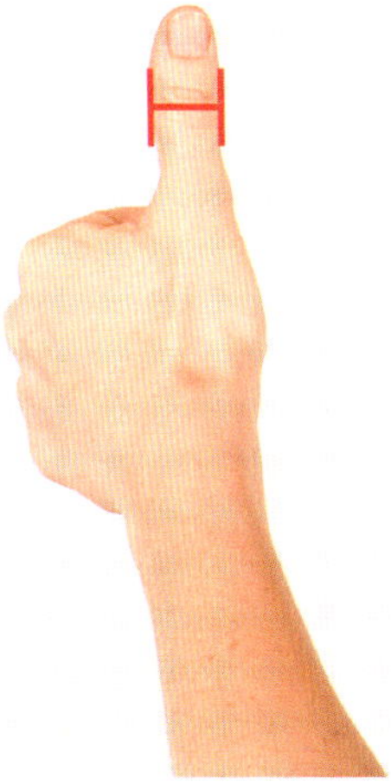

1 Cun = 1 Daumenbreit

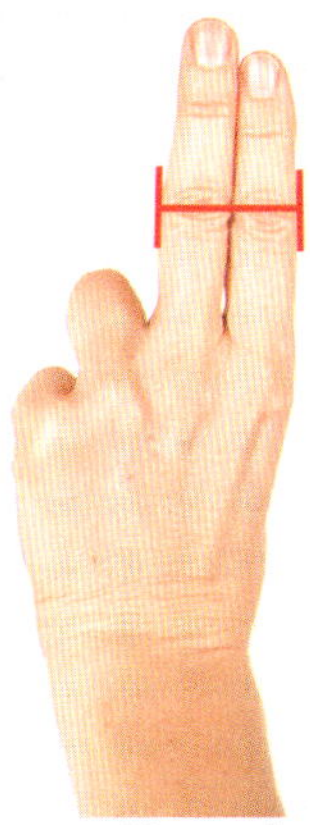

1,5 Cun = 2 Fingerbreit

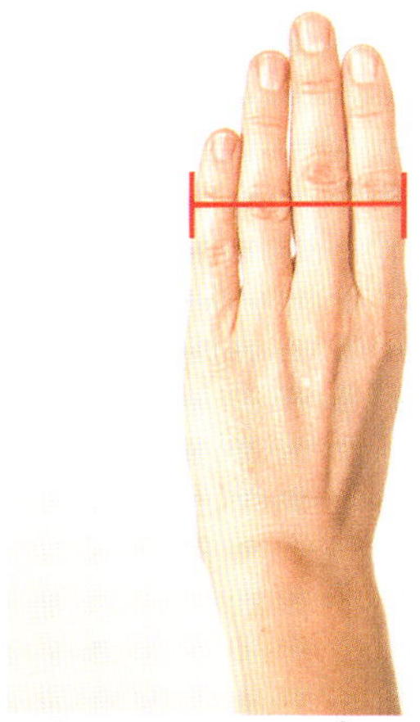

3 Cun = 4 Fingerbreit

DAS ÖFFNEN DER TORE

Die Punkte halten

Zum Halten der Punkte wird der Daumen, Zeige- oder Mittelfinger verwendet, der gegebenenfalls Unterstützung vom Ringfinger erhält. Du kannst aber auch die ganze Hand auflegen. In der Regel wird ein Punkt einfach nur gehalten. Es bedarf dazu keiner besonderen Griffe oder Techniken. Das lange Verweilen in einem Punkt entspannt und beruhigt das Nervensystem. Bei Punkten, die anfangs sehr empfindlich waren, lässt der Schmerz nach einer Weile zumeist nach.

Zur Vorbereitung kannst du den Punkt und den zugehörigen Meridian durch eine Dehnung, Rotation oder Lockerung öffnen. Wenn du eine starke Abwehrspannung vorfindest, kannst du den ganzen Bereich zunächst mit dem Handballen etwas kneten oder massieren, um den Akupressurpunkt für die eigentliche Energiearbeit mit dem Daumen oder der Fingerspitze vorzubereiten.

Übe möglichst einen senkrechten Druck aus, im rechten Winkel zur Körperoberfläche. Einen Akupressurpunkt kann man sich etwa in der Form einer bauchigen Vase mit einem engen Hals vorstellen. Bei einem senkrechten Druck ist der Weg frei, du gelangst in die Tiefe. Wenn du hingegen schräg von der Seite auf den Punkt drückst, berührst du nur den Vasenhals. Das tiefe, vertikale Einsinken lockt das Qi an wie Wasser in eine vertrocknete Quelle.

Punkte reagieren auf Berührung und verändern ihren Zustand. Wenn du allmählich in die Tiefe gehst, wirst du eine »Antwort« bekommen. Halte einen Punkt in einem Bereich mit einer starken »Muskelpanzerung« mit all deiner Aufmerksamkeit, und du wirst nach einer Weile spüren, wie das Gewebe weicher wird. Eine Öffnung entsteht und du kannst dadurch tiefer in den Punkt einsinken.

Bei Punkten an der Brust oder am Bauch gehe erst dann tiefer hinein, wenn deine Partnerin ausatmet. In dieser Phase des Loslassens entspannt sich der Körper, und du kannst leichter einsinken. Wenn du den Punkt mehrere Atemzüge lang hältst, gib mit dem Einatmen etwas nach und sinke mit dem Ausatmen wieder tiefer ein. Dies empfiehlt sich bei einer starken Atembewegung auch bei der Behandlung der Rückenpunkte.

Auch wenn du nur einen Punkt hältst, berühre den Körper deiner Partnerin immer mit beiden Händen. Eine Hand hält den Punkt und sinkt allmählich tiefer ein, die andere ist der ruhende Gegenpol und liegt einfach nur auf. Sie hat eine beruhigende und beschützende Ausstrahlung. Wenn du deine Partnerin mit beiden Händen berührst, wird zudem ein Energiekreis geschlossen. Es entsteht ein Gefühl von Einheit zwischen deinen beiden Händen und der Empfangenden.

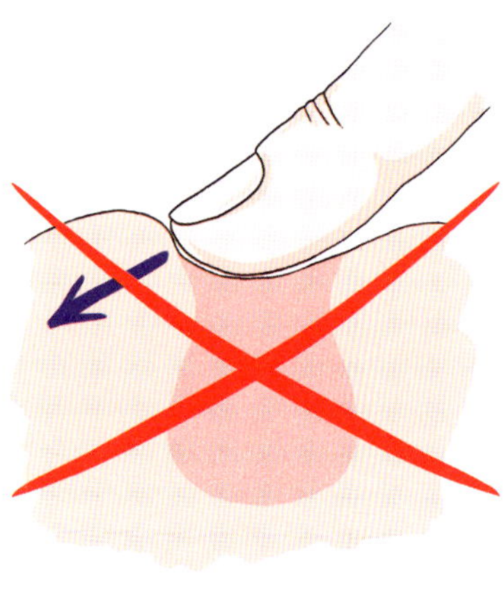

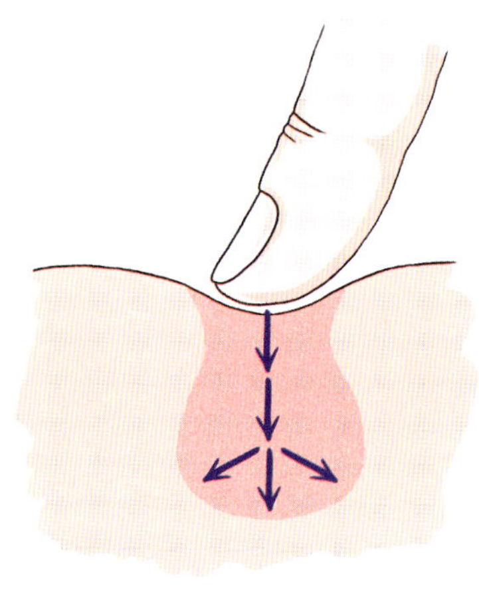

DEHNUNGEN ZUM ÖFFNEN DER MERIDIANE

Dehnungen und Rotationen bewegen, mobilisieren und aktivieren die Energie und bringen einen Meridian an die Oberfläche. Wie die Saite eines Musikinstruments wird die Energiebahn bei einer Dehnung gestimmt.

Bevor du eine Dehnung durchführst, mache kreisende Bewegungen mit dem entsprechenden Arm oder Bein. Dadurch bekommst du ein Gefühl für die Beweglichkeit in dem jeweiligen Gelenk. Alle Leitbahnen verlaufen durch die verschiedenen Gelenke, und oft stagniert der Energiefluss gerade dort. Während des Rotierens kannst du hineinspüren, wie weit deine Partnerin loslassen möchte oder kann, und wo ihre Grenzen sind.

Um einen Akupressurpunkt zu halten, bringen wir häufig einen Arm oder ein Bein in eine besondere Position. Schon allein durch diese Körperhaltung wird der zugehörige Meridian geöffnet und sein Energiefluss angeregt. So kann beispielsweise zur Behandlung des Akupressurpunktes Herz 7 der Arm nach oben angewinkelt über dem Kopf abgelegt werden.

Während du den Punkt hältst, dehne den Meridian aber nicht bis zum Maximum. Dehne nur so weit, wie deine Partnerin sich dabei entspannen kann und keinen Widerstand gegen die Dehnung aufbaut. Wenn du unsicher bist, wie weit du gehen kannst, bitte deine Partnerin um eine Rückmeldung.

ENERGIE FOLGT DEM GEIST

Dieser Leitsatz aus dem Qigong besagt, dass Energie sich dort hinbewegt, wohin unsere Aufmerksamkeit gerichtet ist. Das Qi kann mit Hilfe unserer Intention und Willenskraft gesteuert werden. Das, was wir uns klar vorstellen, wird in hohem Maße wahr. Es ist hilfreich, während der Behandlung eines Punktes den Fluss des Qi zu visualisieren. Richte dein bewusstes Denken gezielt auf die Qi-Bewegung im Inneren.

Stelle dir beispielsweise vor, wie sich ein energetischer Stau auflöst oder eine Energieleere sich auffüllt. Das kann in Form eines inneren Bildes von einem fließenden Gewässer geschehen oder von einem versiegten Brunnen, der allmählich wieder Wasser sammelt und sich auffüllt. Finde deine eigenen Vorstellungsbilder, die dir hilfreich erscheinen.

DER WEG DER MITTE
Tiefe und Stärke des Drucks

Wenn du den Punkt gefunden hast, gehe allmählich in die Tiefe. So hat sowohl deine Partnerin als auch das Gewebe Zeit, sich darauf einzulassen und eine Antwort auf die Berührung zu finden. Sinke allmählich tiefer in den Punkt ein, bis du einen Kontakt spürst und das Gefühl hast, »angekommen« zu sein. Wende dabei einen Druck an, der bestimmt und deutlich spürbar ist. Halte den Punkt für eine Weile und verringere dann langsam den Druck, als wolltest du dich »herausschleichen«.

Die Akupressur kann ein wenig schmerzhaft sein, sollte sich aber dennoch wohltuend anfühlen. Diese Empfindung bezeichnen wir als »Wohlweh«. Damit ist ein Schmerz gemeint, der sich gleichzeitig befreiend anfühlt, weil die Empfangende spürt, dass sich Verspannungen lösen. Zu starker Druck löst eine Abwehrreaktion, das heißt einen Widerstand gegen deinen Fingerdruck, aus oder bewirkt ein unangenehmes Gefühl oder Schmerz.

Durch Übung bekommt man ein Gespür dafür, welche Druckstärke die richtige ist. Sie wird von Mensch zu Mensch und von Punkt zu Punkt variieren. Sie ist abhängig von der körperlichen Konstitution deiner Partnerin und vom behandelten Körperbereich. Ein sportlicher, muskulöser Mensch empfindet oft einen stärkeren Druck als angenehm. Menschen, die sich wenig bewegen oder empfindlich sind, vertragen häufig nur einen leichten Druck. Bei sehr zarten Menschen wird dein Fingerdruck eher sanft und länger anhaltend sein.

In Körperbereichen mit einer starken Muskelbildung kann der Druck kräftiger sein, um die Muskulatur zu entspannen, sodass er als »angenehm schmerzhaft« erfahren wird. Hierbei ist es sinnvoll, dein Gewicht in den Punkt zu verlagern, dich hineinzulehnen, damit es für dich als Behandlerin nicht anstrengend wird. Das gilt auch für Punkte, die ganz tief im Gewebe liegen, wie beispielsweise Gallenblase 30. Bei Punkten in Körperbereichen mit nur wenig Muskulatur, und damit geringer Anspannung, die direkt auf einem Knochen liegen, wie beispielsweise Gallenblase 14 auf der Stirn oder Konzeptionsgefäß 17 auf dem Brustbein, reicht eine ganz leichte Berührung. Oft genügt hier das Gewicht deines Fingers oder Daumens. In andere Punkte wirst du tief einsinken. Das ist häufig in Konzeptionsgefäß 4 oder Milz 6 der Fall.

In einigen Bereichen haben sich vielleicht verschiedene Schichten von Verspannungen über den Punkt gelegt, wie auf dem Rücken, der Schulter oder auf dem Gesäß. Dann ist es meist unmöglich, mit der Energie des Punktes in Kontakt zu kommen, weil dort außer einer Verhärtung kaum etwas zu spüren ist. In diesem Fall halte einfach die Stelle, die am stärksten verspannt ist, oder knete, massiere oder schaukle sie. Der Druck sollte auf jeden Fall so stark sein, dass du die muskuläre Anspannung fühlen kannst, die über dem Punkt liegt. Gehe aber unbedingt langsam in die Tiefe!

Drücke niemals so fest, dass du dich selbst dabei verspannst oder deine Muskelkraft einsetzt. Sonst wird die Behandlung sehr anstrengend und ermüdend. Wenn du deine gesammelte Aufmerksamkeit auf einen Punkt richtest, kannst du weniger starken Fingerdruck einsetzen. Je aufmerksamer und fokussierter du bist, desto weniger Druck ist erforderlich.

Wenn dein Fingerdruck zu leicht ist, wirst du kaum eine Wirkung erzielen, denn du berührst nicht die Energie in der Tiefe, sondern nur das oberflächliche Gewebe. Deine Partnerin, die diese lasche Berührung kaum spürt, wird durch so eine Behandlung möglicherweise verunsichert oder unruhig gemacht. Es kann für sie frustrierend sein, wenn sie das Gefühl bekommt, dass der Punkt nicht richtig getroffen und sie dadurch nicht wirklich berührt wird.

Halte einen Punkt nicht starr, sondern passe die Druckstärke den energetischen Verhältnissen an. Bei Punkten auf dem Bauch oder der Brust sinke mit dem Ausatmen tiefer ein und gib nach, wenn deine Partnerin einatmet.

Lasse unter dem Druck deines Daumens das Qi frei fließen und behindere es nicht durch zu viel eigenes »Wollen«. Es geht nicht darum, eine starke Verspannung mit Kraft zu durchbrechen. Vielmehr gibst du durch das stete Halten und Hineinspüren dem Punkt eine Einladung, sich zu öffnen und zu entfalten. So schaffst du für deine Partnerin auch die Voraussetzung, sich vertrauensvoll auf deine Behandlung einzulassen. Bei sehr verspannten Punkten beobachte den Gesichtsausdruck deiner Partnerin, um dort mögliche Abwehrreaktionen auf deinen Fingerdruck abzulesen. Wenn du dir dabei unsicher bist, frage sie, wie sich deine Berührung anfühlt und ob der Druck kräftiger oder weniger stark sein könnte.

ZEITLOS
Wie lange halte ich den Punkt?

Wenn du einen Punkt aufmerksam hältst, gibt die Anspannung unter dem Druck nach, und die Muskulatur entspannt sich. Die Punkte werden in der Regel längere Zeit gehalten, um den Verspannungen die Möglichkeit zu geben, sich auf einer tieferen Ebene zu lösen. In der Abwehrspannung entsteht eine nachgebende Öffnung, über die du in die Tiefe gelangst. Halte den Punkt mindestens eine Minute lang. Eine sehr verspannte Körperstelle kannst du fünf Minuten oder länger halten. Du kannst sie auch mit anderen Punkten verbinden, die hilfreich sind, um Spannungen zu lösen (siehe Auswahl und Kombination der Punkte S. 66).

In jedem Punkt wird ein Pulsieren tastbar. Anders als der Puls in den Blutgefäßen der eigenen Fingerspitzen ist das Pulsieren des Qi, das wir in einem gehaltenen Punkt wahrnehmen, zuerst unregelmäßig. Es kann sich chaotisch, angespannt, durchdringend oder pochend, aber auch schwach und verhalten anfühlen. Halte den Punkt so lange, bis das Pulsieren gleichmäßiger und ruhiger wird. Bei sehr verspannter Muskulatur oder in besonders leeren Punkten ist am Anfang oft kein Puls tastbar und du wirst erst nach einer Weile ein Pulsieren wahrnehmen. Das Pulsieren wird spürbar, sobald die Verspannungen sich lösen oder die Leere sich mit Energie füllt.

Halte den Kontakt, solange deine Aufmerksamkeit fokussiert ist und du das Gefühl hast, dass dort im Punkt etwas »passiert«. Du kannst beispielsweise wahrnehmen, dass Verspannungen sich lösen, eine Öffnung entsteht, Wärme oder Hitze freigesetzt werden, ein Pulsieren auftritt, der Puls sich verändert oder innere Bilder, Gefühle oder Empfindungen in dir auftauchen, die du mit der energetischen Qualität des Punktes in Verbindung bringst. Solange dieses Geschehen »spannend« ist, verweile hier. Wenn deine Aufmerksamkeit abschweift oder dir »langweilig« wird, geschieht dort nichts Wesentliches mehr und du kannst dich einem anderen Punkt zuwenden. In deiner wachen Präsenz kann ein Gefühl von Zeitlosigkeit entstehen. Wenn du auf die Uhr schaust, sind meist nur ein bis zwei Minuten vergangen.

Du hast einen Punkt lange genug gehalten, wenn

- du fühlst, dass das Gewebe um den Punkt herum weicher wird,
- die Druckempfindlichkeit oder der Schmerz weniger werden,
- du ein gleichmäßiges, kräftiges Pulsieren ertastest.

DIE EIGENE KOMPOSITION
Auswahl und Kombination der Punkte

Wenn du einen angespannten Punkt in Kombination mit einem anderen hältst, löst du oft wirkungsvoller die Anspannung, als wenn du den Punkt nur allein hältst. Die Punkte öffnen sich gegenseitig. Wir werden in diesem Buch keine Behandlungsabfolgen vorgeben, sondern stellen viele Punktkombinationen vor, die sich in unserer Praxis bewährt haben. Das Halten der Akupressurpunkte kann in eine Shiatsu-Behandlung oder Massagesitzung integriert werden. Du kannst aber auch eine einstündige Behandlung nur mit Punkten zusammenstellen, beispielsweise eine Elementebehandlung.

Beispiel: Bei einer Holzbehandlung behandelst du Punkte auf dem Gallenblasen- und Lebermeridian, die jeweils mit anderen Punkten kombiniert werden. Du beginnst auf der entspannteren Körperhälfte und wiederholst die Kombinationen dann auf der anderen Seite. Zum Ende der Behandlung löse Punkte im Bereich des Kopfes, des Nackens und der Schultern, denn hier sind die meisten Menschen verspannt. Dafür eignen sich besonders die Punkte Gallenblase 20 und 21, Dreifacher Erwärmer 15 oder Blase 10. Gallenblase 20 wird so lange gehalten, bis er sich »frei« anfühlt. Deine Anwendung sollte einen harmonischen Fluss haben. Mache keine unnötigen Behandlungssprünge, sodass du nicht etwa vom Kopf zu den Füßen und dann zum Rücken »springst«.

Nachdem du auf beiden Körperseiten gearbeitet hast, halte anschließend Punkte auf der Körpermitte, um beide Seiten wieder zusammenzuführen.
Mögliche Kombinationen:
Lenkergefäß 20 und Extrapunkt Yin Tang
Lenkergefäß 20 und Konzeptionsgefäß 17
Extrapunkt Yin Tang und Lenkergefäß 16
Konzeptionsgefäß 6 und Konzeptionsgefäß 17

Schließe die Behandlung mit der Erdung deiner Partnerin ab. Du kannst dazu ihre Fersen in deinen Händen ruhen lassen oder ihre Fußsohlen berühren. Alternativ halte den Punkt Niere 1, die »Sprudelnde Quelle«, auf beiden Seiten oder verbinde Niere 1 mit Blase 67.

MIT HARA, HERZ UND HÄNDEN
Die innere Sammlung der Gebenden

Wenn du in deiner Mitte ruhst, bist du nicht. Wenn du in deiner Mitte ruhst, fängt die Quelle an zu fließen; der Kosmos beginnt durch dich zu wirken. Phänomene wie Massage und Heilen sind sehr subtil. Es ist nicht nur eine Frage der Technik. Die wirkliche Frage ist, wie man an die Quelle kommt. Osho

Vor mehr als zwanzig Jahren haben wir ein Akupressurseminar mit dem Namen »Mit Hara, Herz und Händen« besucht und dabei erfahren, dass es mehr als nur den Daumen braucht, um einen Punkt zu stimulieren. Erst wenn wir Energie im Bauch oder Hara, dem Zentrum unserer Lebensenergie, gesammelt haben, können wir unser Herz für unsere Partnerin öffnen, mit dem Wunsch, den Energiefluss in ihrem Körper zu unterstützen. Das Herz »öffnet« sich dann in unsere Hände (die Meridiane des Herzens und des Perikards verlaufen über die Arme in die Hände) und energetisiert und wärmt sie. Mit den Händen bewegen, leiten und kanalisieren wir die Energie. So ist das, was unsere Hände tun, eine Ausdehnung der eigenen Mitte.

Wir sind von einem großen Ozean von Energie umgeben, den die Taoisten das »Himmlische Qi« oder das »Kosmische Qi« nennen. Die Aufnahme dieser Energie kann durch Meditation und bestimmte Atemübungen bewusst aufgebaut und verstärkt werden. Dadurch werden körperliche Verspannungen abgebaut, störende Gedanken und Emotionen verringert, und wir gelangen zu innerer Stille. Es ist wichtig, uns mit dieser Energie zu verbinden und uns an sie anzuschließen, wenn wir andere Menschen behandeln. Nur dann fühlen wir uns nach einer Behandlung gestärkt und geben nicht etwa unsere eigene Energie dafür ab.

Um ein Kanal für diese unerschöpfliche Energie zu sein, ist es wichtig, sich zu zentrieren, zu sammeln und die eigene Mitte als Kraftquelle zu entdecken. Wir lenken dafür die Aufmerksamkeit auf das »Hara«. Das Zentrum des Haras ist der Punkt Konzeptionsgefäß 6, »Meer der Energie« oder »Quelle des Lebens«, der etwa zwei Fingerbreit unterhalb des Nabels liegt. Es ist empfehlenswert, zu Beginn jeder Behandlung für eine Weile den Atem tief in den Bauch zu lenken. Nach der Sammlung im Hara kann sich auch das Herz, der zentrale Ort aller Empfindungen, leichter öffnen.

DIE HARA-ATMUNG

Die einfachste Möglichkeit, sich des Haras, des Zentrums unserer Lebenskraft, gewahr zu werden, ist über die Atmung. Die Hara-Atmung ist ein wichtiges Werkzeug, um Energie aufzunehmen und in unserer »Schatzkammer« im Bereich des Nabels zu speichern. Das achtsame Lenken des Atems ins Hara füllt es mit Energie und Leben und ist ein Schlüssel zur Bewusstheit.

Setze dich bequem und aufrecht hin und lege dabei deine Zunge an den oberen Gaumen. So wird der »Kleine Energiekreislauf« von Konzeptions- und Lenkergefäß geschlossen. Richte deine Aufmerksamkeit auf deine Atmung. Beobachte den Atemrhythmus und nimm wahr, welche Bereiche deines Körpers durch das Ein- und Ausatmen bewegt werden. Atme lang, tief und sanft. Ruhiges, tiefes Atmen harmonisiert die Meridiane und die Emotionen. Nach einer Weile kannst du den Atem vermehrt in den Bauch lenken, der sich beim Einatmen ausdehnt.

Stelle dir vor, dass mit dem Einatmen das im Atem enthaltene Qi zum Hara hinunterwandert und es füllt. So wie bei einer Karaffe immer zuerst der Boden bedeckt wird, wenn du Wasser hineingießt, sollte der Atem bei dieser Übung zunächst das Hara auffüllen. Deine Bauchdecke wölbt sich dabei nach vorne. Dann dehnt sich der Atem über das Zwerchfell in den Brustkorb aus und gelangt bis in die Lungenspitzen, die sich weiten und öffnen. Halte nun die Luft für einen Moment an und atme genauso langsam wieder aus. Ziehe dabei den Bauch ein, um vollständig auszuatmen.

Jeder Atemzug besteht aus vier Teilen:

- langsames, tiefes Einatmen
- Atem für eine Weile anhalten
- langsames Ausatmen
- kleine Pause vor dem nächsten Einatmen

Die Hara-Atmung trägt dazu bei, sich vor einer Behandlung innerlich zu sammeln und zu zentrieren. Das Körperbewusstsein vertieft sich, und damit auch die Intuition, die nichts mit dem Denken zu tun hat, sondern ein »Bauchgefühl« ist. Dies fördert später bei der Behandlung die empfindsame Wahrnehmung der Qualität eines Punktes. Mehr über die Hara-Atmung und die Ausrichtung auf die Körpermitte kannst du im Qigong, Taiji und allen traditionellen asiatischen Kampfsportarten erfahren.

ANNEHMEN VON DEM, WAS IST
Die innere Haltung der Gebenden

Um unser Herz ganz und gar öffnen zu können, müssen wir tatsächlich auch die Zeiten akzeptieren, in denen unser Herz nicht geöffnet ist. Wir müssen die Verneinung ebenso bejahen wie hinterfragen. Die Heilung im Herzen ist ein Prozess der teilnahmsvollen Anerkennung nicht nur unserer Offenheit, sondern auch unserer Verschlossenheit. *Stephen Levine*

Um dich auf einen Punkt einzustimmen und seine energetische Qualität wahrzunehmen, berühre ihn mit der Vorstellung, als würdest du an eine Haustür klopfen. In einem ausgeglichenen Zustand kommt der Bewohner des Hauses an die Tür und bittet dich herein. In diesem »Haus« wirst du aber nicht lange verweilen, denn der »Bewohner« braucht keine Unterstützung, seine Lebensenergie ist im Fluss.

Interessanter sind die Bereiche, in denen du eine auffällige Reaktion wahrnimmst. So kannst du beispielsweise in manchen Punkten den Eindruck haben, dass du an der »Tür« unfreundlich abgewiesen wirst, der Eingang mit Brettern zugenagelt ist oder gar ein bellender Wachhund vor dem Eingang steht. In anderen Punkten hast du vielleicht das Gefühl, auf einen sehr bedürftigen Bewohner zu treffen, der schon lange darauf gewartet hat, dass endlich jemand kommt und »Energie bringt«. Vielleicht ist der Punkt sogar so leer, dass es sich anfühlt, als würde dort niemand mehr wohnen.

Während du einen Punkt berührst, nimm die Haltung eines behutsamen, aber selbstbewussten Besuchers ein, der um Eintritt bittet und an der Türschwelle wartet, bis ihm geöffnet wird. Er wird sich bei Wohnungen mit verriegelter Haustür den Zutritt nicht erzwingen und in Häuser mit bedürftigen Bewohnern gerne eintreten und aufmerksam zuhören und so lange bleiben, wie der Gastgeber es wünscht. Er wird empfinden und wahrnehmen, zuhören und lauschen und geduldig verweilen, anstatt darüber nachzudenken, wie der Gastgeber sich verhalten oder ändern sollte.

Im Shiatsu sagt man: »Berühre mit der Klarheit eines Samurai und der Sanftheit und Liebe einer Mutter«. Wenn du achtsam und mit aufmerksamer Neugier einen Punkt hältst, kann viel passieren. Zunächst nimmst du an der Oberfläche vielleicht nur eine Muskelverhärtung oder Abwehrspannung wahr. Nach einer Weile kann eine Öffnung und ein Pulsieren entstehen oder sich Wärme entwickeln. Wenn du tiefer in den Punkt einsinkst, berührst du eine energetische Ebene, von der aus sich der Punkt dir mehr mitteilt. Der Punkt kann sich leer und bedürftig anfühlen, oder aber voll und geladen. In jedem einzelnen Punkt kann sich eine ganze Welt auftun.

Ganz besondere Behandlungen geschehen immer dann, wenn du ganz still und präsent bist, hinter deine eigene persönliche Geschichte zurücktrittst und dich in den tiefen inneren Raum einer wertfreien Wahrnehmung begibst. In diesem Zustand entspannter Offenheit, der jenseits deiner eigenen Konflikte und der Konflikte deiner Partnerin ist, kannst du in die Erlebniswelt des Punktes eintauchen und die feinen Impulse aufnehmen, die von einem Punkt ausgehen, ohne den Wunsch, etwas daran zu verändern.

Deine Partnerin wird sich durch deine wertfreie Präsenz angenommen fühlen. Sie kann sich tief entspannen, und auch ihre Wahrnehmung kann sich vertiefen. Die Aufgabe der Gebenden ist es, diesen Erfahrungsraum für ihre Partnerin herzustellen. Der innere Raum von Akzeptanz ist notwendig, um der Empfangenden das Gefühl zu geben, wirklich und wahrhaft berührt zu werden.

»Die Würde des Menschen ist *tast*bar«.
Mit diesem wunderbaren Satz, den wir vor Jahren in einem Zeitungsartikel gelesen haben, können wir uns vergegenwärtigen, dass wir in unserer Arbeit nicht nur den Körper, sondern vor allem auch das Wesen unserer Partnerin mit den Händen berühren.

Wenn wir als Gebende unsere eigenen Grenzen annehmen, können wir uns entspannen und freimachen von der Vorstellung, unsere Partnerin verändern und ihre Verspannungen oder Schmerzen zum Verschwinden bringen zu müssen. Vielmehr entsteht durch unsere liebevolle Achtsamkeit eine Atmosphäre, in der ein Annehmen geschehen kann. Das ist nicht nur entlastend für die Behandlerin, sondern hilft auch der Partnerin, sich mehr zu akzeptieren und zu entspannen. Sie kann sich vielleicht mit offener Neugier und auch Mut auf das innere Abenteuer ihres Erlebens einlassen.

DIE ENTDECKUNG DER INNEREN RÄUME

Die Wahrnehmung der Punktqualität

Deine Wahrnehmung für das Erleben eines Punktes wird sich mit der Übungspraxis immer mehr vertiefen und verfeinern. Als Erstes wirst du spüren, ob sich ein Punkt weich und nachgiebig oder eher fest und verhärtet anfühlt. Es geht bei der Beschreibung einer Punktqualität aber nicht um eine Bewertung oder Klassifizierung. Wenn du dem energetischen Zustand eines Punktes einen Namen gibst, konkretisierst du vielmehr dadurch, was du als Behandelnde bei der Berührung sinnlich erlebst. Deine innere Wahrnehmung bewusst in einem Bild zu erfassen, kann für dich eine Hilfe sein, um leichter auf die Situation antworten zu können.

Energetische Leere – Kyo

Der japanische Begriff »Kyo«, der im Shiatsu gebräuchlich ist, beschreibt das Bild einer tiefen Erdhöhle, in der es still und dunkel ist. Hier ist wenig Aktivität. Kyo bedeutet erschöpft, leer, kraftlos, schwach oder kalt. Ein Punkt in einem Kyo-Zustand fühlt sich weich und nachgiebig oder etwas schwammig an. Möglicherweise hast du beim Halten eines leeren Punktes das Gefühl, in ein Loch hineingezogen zu werden, oder der Punkt fühlt sich sehr bedürftig an.

Energetische Fülle – Jitsu

Für einen energetisch vollen Punkt wird im Shiatsu die Bezeichnung »Jitsu« verwendet. Du kannst dir Jitsu beispielsweise als ein überfülltes Haus vorstellen, dem die Menschen entfliehen wollen, aus dem sie aber nicht herauskönnen, weil die Türen und Fenster verriegelt sind. Jitsu fühlt sich fest und voller Spannung an. Die Energie ist überaktiv, voll, hart oder heiß. Jitsu ist ein widerstrebendes Gebiet; man kann abgewiesen oder sogar rausgeworfen werden, wenn man es berührt. Punkte mit Jitsu-Qualität sind oft druckempfindlich und können sich durch stechenden, scharfen Schmerz auszeichnen.

Der Fluss der Lebensenergie kann über die Akupressurpunkte angeregt oder auch besänftigt werden. Es gibt Techniken, mit denen in einem Punkt Leere aufgefüllt oder Fülle zerstreut wird.

Tonisieren bei energetischer Leere

Gehe mit dem Daumen oder der Fingerspitze senkrecht in die Tiefe und halte den Punkt so lange, bis du eine Verbindung spürst oder eine Reaktion in dem Punkt wahrnimmst. Leere Akupressurpunkte brauchen eine »geduldige« Behandlung: anhaltend, nährend, ermutigend. Es braucht eine Weile, bis sich der Punkt wieder auffüllt und lebendig wird.

Sedieren bei energetischer Fülle

Bei starken Verspannungen wird der gezielte Daumendruck oft als sehr unangenehm empfunden. So ist es empfehlenswert, verhärtete Punkte und Bereiche vor der direkten Akupressur zuerst mit dem Handballen zu massieren, zu kneten oder abzuklopfen. Du kannst auch zunächst einfach nur die ganze Hand auflegen. Dadurch wird das Gewebe durchblutet, die Muskulatur entspannt und der Punkt für den Fingerdruck vorbereitet.

HEILUNG UND STILLE
Die Wirkung der Akupressurpunkte

Spüre die Energie deines inneren Körpers. Sofort klingt der mentale Lärm ab oder hört auf. Spüre die Energie in Händen und Füßen, in Bauch und Brust. Spüre das Leben, das du bist, das Leben, das den Körper beseelt. Dann wird der Körper eine Art Durchgang zu einem tieferen Gefühl von Lebendigkeit, das unter den wechselnden Emotionen und unter dem Denken liegt. *Eckhart Tolle*

In diesem Kapitel werden wir die Bedeutung bestimmter Formulierungen erklären, die wir im nächsten Teil des Buches bei der Beschreibung der Wirkung der Punkte und bei den Punktkombinationen verwendet haben.

DEN GEIST BERUHIGEN

Ein ruhiger Geist (der Geist Shen ist auf S. 53 ausführlich beschrieben) sorgt für eine klare Wahrnehmungsfähigkeit, ein gutes Gedächtnis und einen tiefen, erholsamen Schlaf. Durch die Reizüberflutung in der modernen Gesellschaft nimmt die mentale Aktivität jedoch immer mehr zu. Der Geist wird überschwemmt von Gedanken und Impulsen. Das kann zu Unruhe, Nervosität, Schlafstörungen oder aber zu depressiver Verstimmung und Konzentrationsschwierigkeiten führen. Ein unklarer, aufgeregter Geist ist wie ein gestörter Fernsehbildschirm, der ein verzerrtes Bild wiedergibt. Wenn der Verstand von widerstreitenden Meinungen, Eindrücken und hitzigen Emotionen überflutet ist, wird es unmöglich, einen klaren Gedanken zu fassen. Daraus erwächst die Sehnsucht, sowohl körperlich als auch geistig-emotional ganz tief zu entspannen. Hinter dem tiefen Sehnen verbirgt sich die Suche nach innerem Frieden, einem Frieden des Geistes, und innerer Harmonie.

Akupressurpunkte, die den Geist beruhigen: Dickdarm 4, Milz 3, Herz 7, Dünndarm 11, Blase 10, Blase 43, Blase 62, Niere 6, Perikard 6, Gallenblase 14, Gallenblase 20, Gallenblase 21, Leber 3, Konzeptionsgefäß 14, Konzeptionsgefäß 17, Lenkergefäß 16, Lenkergefäß 20, Yin Tang

Akupressurpunkte, die den Körper stärken und dadurch den Geist beruhigen: Magen 36, Milz 6, Niere 1, Konzeptionsgefäß 4, Konzeptionsgefäß 6

Akupressurpunkte, die den Geist klären: Dickdarm 4, Dickdarm 11, Magen 3, Magen 36, Milz 3, Herz 7, Dünndarm 3, Blase 10, Gallenblase 14, Gallenblase 20, Gallenblase 21, Lenkergefäß 16, Lenkergefäß 20, Yin Tang

DIE EMOTIONEN HARMONISIEREN

Emotionen sind ein Teil des Lebens und eine natürliche Reaktion des Menschen auf seine Umwelt. Sie spiegeln die bewusste oder unbewusste Empfindung von Ereignissen und Begegnungen des Lebens wider. »E-motionen« (lat.: motio = Bewegung, Erregung) haben etwas mit dem zu tun, was den Menschen bewegt oder aufgewühlt. Die freie Entfaltung der Emotionen ist eine Voraussetzung für den harmonischen Fluss der Lebensenergie. Gerät die emotionale Bewegung allerdings ins Stocken, wird auch der Energiefluss im Körper behindert.

Die verschiedenen Emotionen und Gefühle sind in ganz bestimmten Körperteilen und Organen zu Hause. Sie haben einen direkten Einfluss auf das mit ihnen verbundene Organ (siehe Tabelle Seite 186/187) und damit auch auf den zugeordneten Meridian und seine Akupressurpunkte sowie die assoziierten Körperbereiche, Gewebe und Sinnesorgane. Lang anhaltende, heftige oder aber verdrängte, nicht gelebte Emotionen und »unverarbeitete« seelische Erlebnisse manifestieren sich im Körper. Sie belasten das entsprechende Organsystem und behindern den Energiefluss im betreffenden Meridian. So entstehen Verspannungen in ganz bestimmten Körperregionen und Akupressurpunkten.

Trauer und Kummer werden beispielsweise mit der Lunge (Organ des Metallelements) assoziiert. Traurigkeit über einen Verlust wird im Brustkorb und vor allem im Akupressurpunkt Lunge 1 gespeichert. Frustration, Wut und Ärger sind mit Leber und Gallenblase, den Organen des Holzelements, verbunden. Diese Gefühle werden unter anderem in der Schulter (Gallenblase 21), der Hüfte (Gallenblase 30) und an der Außenseite der Beine (Gallenblase 31) festgehalten. Wenn die Emotionen aus der Tiefe des Unterbewusstseins unser Denken und Handeln bestimmen, stecken wir in ihnen fest. Sie beherrschen uns und werden zu einem Gefängnis.

Um unerwünschte Emotionen zu überwinden, müssen wir sie – auch wenn das paradox klingt – zunächst einmal fühlen. Kleine Kinder sind in der Lage, ihre Gefühle frei auszudrücken, ohne an ihnen festzuhalten oder sie zu verdrängen. Dadurch werden die Emotionen nicht aufgestaut und halten nicht lange an. Doch mit dem Älterwerden geht häufig der spontane Ausdruck der Gefühle verloren, Emotionen werden wie »Leichen im Keller« versteckt. Wenn wir wieder lernen, unsere Gefühle wahrzunehmen und den Mut haben, sie als einen Teil von uns anzunehmen und willkommen zu heißen, finden wir auch eine Möglichkeit, sie adäquat auszudrücken. Das ist ein wichtiger Schritt zum »Heil-Werden«. Die Akupressur kann auf diesem Wege sehr hilfreich sein.

Heftige und lang anhaltende Emotionen verbrauchen viel Energie, erzeugen Hitze im Körper und können Unruhe, Aufregung oder Schlaflosigkeit verursachen. Sie werden durch die Yin-Anteile des Körpers, das Blut und die Körpersäfte, »gekühlt«.

Akupressurpunkte, die die Emotionen harmonisieren und das seelische Befinden stabilisieren: Magen 6, Magen 25, Magen 36, Milz 6, Herz 7, Blase 43, Blase 62, Niere 3, Perikard 6, Perikard 8, Gallenblase 14, Gallenblase 20, Gallenblase 24, Gallenblase 34, Leber 3 (in Verbindung mit Dickdarm 4), Konzeptionsgefäß 6, Konzeptionsgefäß 12, Konzeptionsgefäß 14, Konzeptionsgefäß 17, Lenkergefäß 20, Yin Tang

Akupressurpunkte, die festgehaltene Emotionen befreien: Lunge 1, Dickdarm 4, Magen 3, Milz 4, Blase 47, Gallenblase 21, Gallenblase 24, Gallenblase 30, Gallenblase 31, Leber 14

DIE NIEREN STÄRKEN
Die Essenz und die vorgeburtliche Energie

Die Nieren speichern die Essenz, die als Jing bezeichnet wird. Diese wertvolle Substanz ist ein grundlegender Teil der vitalen Energie und spielt eine wichtige Rolle in allen Lebensvorgängen des Menschen. Sie besteht aus der vor- und der nachgeburtlichen Essenz.

Die vorgeburtliche Essenz ist der von unseren Eltern »geerbte Schatz« und wird zusammen mit der Ursprungsenergie bei der Zeugung übertragen. Als Erbgut bestimmt diese Essenz die Grundkonstitution, die unverwechselbare Identität und das Potenzial eines Menschen. Sie hat einen großen Einfluss auf die körperliche Kraft und Vitalität, das seelische Gleichgewicht und ist die Grundlage für Wohlergehen und Gesundheit. Sie bildet die materielle Grundlage für die Knochen und die Zähne, das Mark und das Gehirn sowie für die Blutbildung. Sie bewirkt das körperliche und geistige Wachstum und die Entwicklung und ermöglicht sexuelle Reife, Kraft und Fortpflanzung. Die Essenz Jing ist die innere Kraft, auf die der Mensch in schwierigen Zeiten zurückgreifen kann.

Die körperliche und seelische Verfassung von Vater und Mutter zum Zeitpunkt der Zeugung, der Gesundheits- und Gemütszustand der Mutter während der Schwangerschaft und die Umstände der Geburt bestimmen die Menge und die Qualität der Essenz. Claude Diolosa, einer unserer Lehrer für TCM, beschrieb einen Menschen mit einer starken Nierenenergie sehr bildhaft: »Wenn dein Papa ein Bär und deine Mutter ein Gorilla ist, bist zu zwar nicht hübsch, aber stark!«. Dieser Mensch hat einen starken Körperbau, eine kräftige Konstitution, eine gute Widerstandskraft und ein gutes Durchhaltevermögen.

Das Erbe unserer Eltern ist wie eine Schatztruhe, die sie uns in die Wiege gelegt haben. Den Inhalt der Truhe – die Lebensessenz – geben wir nach und nach im Laufe unseres Lebens aus. Der Alterungsprozess ist eine natürliche Folge des Schwächerwerdens und des Verbrauchs der Essenz. Er ist verbunden mit einer Abnahme der allgemeinen und sexuellen Aktivität und Fruchtbarkeit und geht einher mit Alterserscheinungen, wie Ergrauen und Haarausfall, Zahnausfall, nachlassender Knochendichte, Austrocknungserscheinungen, Schwerhörigkeit und schwindendem Sehvermögen.

Wenn das Jing verbraucht ist, stirbt der Mensch. Diese Energie kann nicht erneuert werden. Wohl aber können wir sie positiv beeinflussen, indem wir schonend mit ihr umgehen und sie durch eine gesunde Lebensweise pflegen, kultivieren und bewahren. Meditation, Atemübungen, Qigong und Taiji und ausgewogene Ernährung sind direkte Möglichkeiten, auf die Essenz günstig einzuwirken und das Jing aufrechtzuerhalten. Es reicht also nicht aus, einen wertvollen Schatz vererbt zu bekommen. Dieser Reichtum muss auch gut verwaltet und zusammengehalten werden.

Die Niere speichert neben der »vorgeburtlichen Energie« auch die »nachgeburtliche Energie«, die von der Milz über die Nahrung und von der Lunge über die Atmung erzeugt wird. Die Substanzen, die im Laufe des Tages nicht verbraucht wurden, werden nachts der Niere zugefügt und ergänzen die vorgeburtliche Essenz. Wenn wir aber nicht genügend nachgeburtliche Energie für den Tag produzieren, weil wir uns schlecht oder unzureichend ernähren und uns nicht genügend an frischer Luft bewegen, vergeuden wir viel von den in den Nieren gespeicherten Reserven.

Die Erbsubstanz kann sich auch erschöpfen durch einen sehr anstrengenden, aufreibenden Lebenswandel mit mentaler und körperlicher Überarbeitung, besonders unter Leistungs- und Zeitdruck, wenig Schlaf und übermäßiger sexueller Aktivität über einen langen Zeitraum. Schwerwiegende und chronische Erkrankungen, Drogenmissbrauch und vor allem Stressfaktoren wie Angst und Schockerlebnisse können die Nierenessenz stark beeinträchtigen oder entleeren.

Wenn die Nierenenergie geschwächt ist, empfindet der Mensch oft Veränderungen als bedrohlich, sie werden für ihn zum »Stress«. Selbst kleine Herausforderungen werden zu unüberwindlichen Hindernissen. Er versucht entweder unter Aufwendung all seiner Kraft, diese zu überwinden, oder er gibt resigniert auf.

Hochwertige Nahrung, v.a. wenn man sie in Ruhe ohne Ablenkung genießt, und ausreichend Bewegung an frischer Luft können die Nierenenergie wieder aufladen. Je mehr nachgeburtliche Energie wir erzeugen, desto weniger Schätze verschwenden wir aus unserer Schatztruhe. Auch bei einem harmonischen Wechsel von Aktivität und Ruhe, einem erholsamen Schlaf und vor allem stressfreien Beziehungen hält der Vorrat unserer Ressourcen länger an. Durch unsere Lebensweise haben wir also einen wesentlichen Einfluss darauf, wie schnell der Sand durch unsere »Lebensuhr« rieselt.

Die Essenz Jing und die so genannte Ursprungsenergie sind eng miteinander verbunden. Die Ursprungsenergie ist nichts anderes als Essenz in feinstofflicher Form statt in einem flüssigkeitsähnlichen, materiellen Zustand; das heißt, die Essenz ist in Energie umgewandelt worden.

Die Verbindung von Feuer und Wasser

Die Substanz Jing (Wasser) ist auf geistig-seelischer Ebene die Grundlage und Wurzel für einen gesunden Geist Shen (Feuer), der seinen Sitz im Herzen hat. Man kann die in den Nieren gespeicherte Essenz mit dem Wachs einer Kerze vergleichen und die Flamme mit dem Geist. Wenn genügend gutes Brennmaterial vorhanden ist, brennt die Flamme gleichmäßig und ruhig, der Geist ist klar und wach. Ist die Kerze jedoch heruntergebrannt, fängt die Flamme an zu flackern. Wenn die Nierenessenz erschöpft ist, wird der Geist ruhelos, aufgeregt und unklar, und es kann zu Vergesslichkeit und Konzentrationsschwäche kommen. Die geschwächte Nierenenergie kann den Geist nicht mehr »verwurzeln«. Wenn das Wachs gänzlich verbraucht ist, erlischt die Flamme und der Geist verlässt den Körper. Menschen mit gut ausgeprägter Nierenenergie und einem starken Shen besitzen oft ein außergewöhnliches Charisma und eine starke sexuelle Anziehungskraft.

Akupressurpunkte, die die Nieren stärken: Milz 6, Blase 23, Blase 52, Niere 3, Konzeptionsgefäß 4, Konzeptionsgefäß 6, Lenkergefäß 4

DAS YANG STÄRKEN

Yang steht für die Energie Qi, die Bewegung ins Leben bringt, und sich in allen körperlichen, geistigen und seelischen Aktivitäten und den Organfunktionen zeigt. Die Yang-Kraft wärmt und schützt den Körper und ermöglicht die Umwandlungs- und Transportprozesse im Organismus.

Bei einem Mangel an Yang fehlt es an Energie, Wärme und Bewegung. Im Körper entsteht Kälte und Feuchtigkeit. Gekochte Speisen mit anregenden, aromatischen Kräutern und Gewürzen sowie heiße Getränke wärmen den Körper und beleben das Yang. Andere Möglichkeiten, das Yang zu stärken sind verschiedenste Wärmeanwendungen, körperliche Bewegung und bestimmte Akupressurpunkte.

Akupressurpunkte, die das Yang stärken: Blase 23, Blase 60, Konzeptionsgefäß 6, Konzeptionsgefäß 12, Lenkergefäß 4, Lenkergefäß 14

DAS YIN STÄRKEN

Yin steht für die flüssigen und festen Bestandteile des Körpers. Die Verdauungssäfte, die Lymphe, die Gelenkflüssigkeit und das Blut sowie feste und verdichtete Bestandteile wie Knochen, Haare oder Zähne gehören zum Yin. Körpersäfte und Blut nähren, kühlen und befeuchten.

Bei einem Mangel an Yin fehlt es an Ruhe, Regeneration und Abkühlung. In der Ernährung bauen feuchtigkeitsspendende und kühlende Speisen und Getränke die Yin-Energie auf. Das Yin wird auch gestärkt durch Entspannungs- und Meditationsübungen und langsame, fließende Bewegungen wie im Qigong und Taiji, die Körper und Geist entspannen. Der Ruhepol des Körpers kann durch stille, sanfte und tiefenentspannende Körperarbeit, wie auch die Akupressur, unterstützt werden.

Akupressurpunkte, die das Yin stärken: Lunge 7, Milz 6, Blase 23, Niere 1, Niere 6, Konzeptionsgefäß 4

DAS BLUT NÄHREN UND KÜHLEN

Das »Blut« hat im chinesischen Verständnis eine umfassende Bedeutung. Es wird überwiegend von der Milz aus der Nahrung produziert, in der Leber gespeichert und vom Herz bewegt. Es ist zuständig für die Versorgung des Körpers mit Nährstoffen und Sauerstoff. Eine weitere wichtige Funktion des »Blutes« ist die Befeuchtung der Körpergewebe, vor allem der Augen, Sehnen und Muskeln, der Haut und der Haare.

Der Zustand des Blutes wirkt sich nicht nur auf den Körper, sondern auch auf das Bewusstsein aus. Das Blut nährt, kräftigt und kühlt den Körper und beruhigt den Geist. Als ein Teil des Yin verankert das Blut den Geist, der von seiner Natur her Yang ist, und sorgt so für die geistig-seelische Stabilität und Ausgeglichenheit. Ein ausreichendes und gesundes Blut unterstützt somit geistige Klarheit, emotionale Ausgeglichenheit, ein gutes Gedächtnis und einen erholsamen Schlaf.

Akupressurpunkte, die das Blut nähren und/oder kühlen: Dickdarm 11, Milz 4, Milz 6, Milz 10, Herz 7, Blase 17, Blase 43, Konzeptionsgefäß 4

QI-STAGNATION AUFLÖSEN

Ein gleichmäßiger Fluss der Lebensenergie gibt innere Zufriedenheit und ermöglicht die harmonische und kreative Entfaltung des eigenen Potenzials. Für das freie Fließen des Qi und der Emotionen ist im Wesentlichen die Leber zuständig. Die Leberenergie gerät jedoch leicht ins Stocken. Ursache einer Leber-Qi-Stagnation sind meist heftige, vor allem unterdrückte Emotionen wie Frustration oder Ärger. Symptome einer stagnierenden Energie sind z.B. innere Anspannung, verkrampfte Muskeln, Nackenverspannungen, Kopfschmerzen, Druckgefühl im Oberbauch oder prämenstruelle Stauungen. Qi-Stagnation kann in einzelnen Punkten, Körperbereichen oder Gelenken auftreten oder auch Körperfunktionen, wie z.B. die Atmung oder die Verdauung, beeinträchtigen.

Den Zustand unserer Leberenergie können wir in folgenden Situationen leicht erkennen: wenn wir auf der Landstraße hinter einem »Sonntagsfahrer« dahinkriechen müssen oder im Supermarkt in einer Warteschlange an der Kasse stehen, während vor uns jemand umständlich sein ganzes Kleingeld abzählt. Bleiben wir in diesen Situationen geduldig und entspannt, geht es unserer Leber gut und die Energie kann frei fließen.

Akupressurpunkte, die den freien Energiefluss unterstützen: Dickdarm 4, Milz 4, Milz 13, Blase 47, Gallenblase 20, Gallenblase 21, Gallenblase 24, Gallenblase 30, Gallenblase 31, Gallenblase 34, Gallenblase 40, Gallenblase 41, Leber 3, Leber 13, Leber 14

DIE ABWEHRENERGIE STÄRKEN

Die Abwehrenergie, die als Wei Qi bezeichnet wird, umgibt den ganzen Körper wie eine Schutzhülle. Sie bewahrt vor krank machenden Einflüssen, die von außen in den Körper eindringen können. Dazu gehören die klimatischen Faktoren Wind, Hitze, Kälte, Feuchtigkeit und Trockenheit, Krankheitserreger wie Bakterien und Viren und auch die so genannten »negativen« Energien, die von der Umwelt oder anderen Menschen ausgehen können. Diese feine Energie zirkuliert an der Körperoberfläche unterhalb der Haut. Sie wärmt die Schicht zwischen Muskulatur und Haut und reguliert das Öffnen und Schließen der Poren.

Tiefe Atmung an frischer, sauberer Luft hat einen positiven Effekt auf die Abwehrenergie. Hingegen schwächt eine eingeschränkte, flache Atmung oder der Aufenthalt in ungelüfteten, überheizten Räumen die Abwehrenergie und erhöht dadurch die Erkältungsanfälligkeit.

Nicht nur die Lunge, die die Abwehrenergie im Körper verteilt, sondern auch Dreifacher Erwärmer, Magen und Milz spielen eine wichtige Rolle für diese energetische Schutzhülle.

Akupressurpunkte, die die Abwehrenergie stärken: Lunge 9, Dickdarm 4, Dickdarm 11, Magen 36, Milz 6, Milz 10, Blase 23, Niere 3, Dreifacher Erwärmer 5, Dreifacher Erwärmer 15, Konzeptionsgefäß 4, Konzeptionsgefäß 6, Konzeptionsgefäß 17, Lenkergefäß 4, Lenkergefäß 14

FEUCHTIGKEIT UMWANDELN

Anders als die »kostbaren Flüssigkeiten«, wie die Lymphe, die Verdauungssäfte oder die Gelenkflüssigkeit, ist die so genannte »Feuchtigkeit« ein Abfallprodukt einer unzureichenden Verdauung. Die Milz gilt in der chinesischen Medizin als das Organ für die Umwandlung von fester und flüssiger Nahrung in Energie, Körperflüssigkeiten und Blut. Sie wird auch »Herrscherin über die Säfte« genannt. Wenn die wärmende und transformierende Kraft der Milz schwach ist und sie ihre Aufgaben nicht optimal erfüllt, kann sich im Körper negative Feuchtigkeit ansammeln. Es entsteht ein »feuchtes inneres Milieu«.

Nahrungsmittel mit einem süßen Geschmack befeuchten den Körper. Ein großer Teil der Feuchtigkeit entsteht durch den Verzehr von unverhältnismäßig vielen Milchprodukten, Kohlenhydraten wie Brot, Nudeln oder Pizza, Süßigkeiten und kalten Getränken.

Die »Feuchtigkeit« ist von träger Natur. Sie blockiert den freien Fluss der Energie und verlangsamt den Verdauungsprozess. Völlegefühl nach dem Essen, Müdigkeit und Trägheit, und ein Gefühl der Schwere sind Folgen einer »Überschwemmung« des Körpers. Wenn die Zirkulation der Energie und des Blutes behindert ist, wird auch der geistige Verarbeitungsprozess verlangsamt. Das kann zu Unkonzentriertheit, Vergesslichkeit, unklarem Denken, übermäßigem Grübeln und Nachdenken führen. Der Geist fühlt sich »vernebelt« an.

Ein wichtiger Schlüssel für die Umwandlung und Ausleitung von Feuchtigkeit ist körperliche Bewegung, die ins Schwitzen bringt. Auch die Einschränkung der oben erwähnten befeuchtenden Nahrungsmittel sowie der Verzehr von wärmenden, gekochten Speisen reduziert die Nässe im Körper.

Akupressurpunkte, die die Umwandlung von Feuchtigkeit unterstützen: Magen 36, Milz 3, Milz 6, Milz 9

EINLADUNG ZUM ERLEBEN
Was die Empfangende erfahren kann

Wir müssen auf die Stimme unserer Seele hören, wenn wir gesunden wollen. Letztlich sind wir hier, weil es kein Entrinnen vor uns selbst gibt.

Solange wir uns nicht selbst in den Augen und Herzen unserer Mitmenschen begegnen, sind wir auf der Flucht.

Solange wir nicht zulassen, dass unsere Mitmenschen an unserem Innersten teilhaben, gibt es keine Geborgenheit.

Solange wir fürchten, durchschaut zu werden, können wir weder uns selbst noch andere erkennen – so lange bleiben wir allein.

Hildegard von Bingen

Das lange, präsente Halten von Punkten kann für die Empfangende eine besondere Erfahrung sein. Durch tiefes und langsames Atmen in den Punkt hinein wird dieses Erleben vertieft. Über den Atem wird die Aufmerksamkeit direkt in den Punkt gelenkt. Gleichmäßiges, volles Atmen, bei dem Brust und Bauch sich ausdehnen, lässt die Druckempfindlichkeit leichter ertragen. Der Atem wirkt entspannend, regt den Energiefluss an und ist eine wichtige Quelle für den Aufbau von Lebensenergie. Häufig wird deine Partnerin spontan einen tiefen Atemzug nehmen, wenn Entspannung geschieht.

Die Akupressur kann dazu beitragen, die Wahrnehmung der Empfangenden zu vertiefen. Über das Druckgefühl oder möglicherweise das »Wohlweh« vertieft sich als Erstes ihre Körperwahrnehmung. Lade deine Partnerin dazu ein, in den Punkt hineinzuspüren, während du ihn hältst. Ist dort eine Anspannung oder ein Widerstand? Welche Bilder, Gedanken, Emotionen erscheinen, während der Punkt gehalten wird?

Verspannungen sind eine Antwort auf emotionalen oder körperlichen Stress oder Schmerz. Sie können sich wie eine Mauer oder Panzerung um Punkte, Zonen und ganze Körperregionen aufbauen und das Wohlbefinden stark beeinträchtigen. An den Akupressurpunkten sammeln sich aber nicht nur Verhärtungen, die den Energiefluss blockieren. Oft sind hier mit der Erstarrung der Lebensenergie auch schmerzhafte Erinnerungen gespeichert.

Immer wenn wir Gefühle und Emotionen unterdrücken oder verstecken, führt dies zu körperlichen Verspannungen. Die Emotionen werden gewissermaßen in das Gewebe eingeschlossen, sodass wir sie nicht mehr spüren. Das Lösen von starken Verspannungen kann die gespeicherten Erfahrungen, Bilder, Emotionen, Schmerzen und manchmal traumatischen Erlebnisse freisetzen und sie ins Bewusstsein zurückbringen.

Das achtsame Halten der Punkte kann die Tür zum Fühlen wieder öffnen und ein Zugang zu verschütteten Gefühlen sein. Die Empfangende kann die inneren Räume betreten, die lange verschlossen waren. Wenn sie diese Gefühle erlaubt und beobachtet, kann sie darüber mehr über sich, ihre innere Welt und ihre Bedürfnisse erfahren.

Die Akupressur kann ein Weg sein, die lange nicht »bewohnten« Teile unseres Selbst zu integrieren. Die Empfangende kann durch eine Akupressurbehandlung Stille erfahren, oder auch pulsierende Lebendigkeit und Wohlbefinden. Sie kann spüren, wie sich Anspannungen lösen und ein Gefühl von Weite sich ausbreitet. Sie kann entdecken, wie es ist, ganz in sich zu Hause zu sein und einzutauchen in die eigene innere Welt. In dem Moment, wo wir uns öffnen für die Wahrnehmung von dem, was jetzt geschieht, und wir den Schmerz, die Verletzung, den Widerstand oder auch die Öffnung einfach nur wahrnehmen, ereignet sich ein Moment des einfachen »Da-Seins«, in dem Heilung möglich ist.

Körperliche und seelische Schmerzen, Symptome und Krankheiten betrachten wir häufig als unseren Feind, vor dem wir uns fürchten, von dem wir uns ungerecht behandelt fühlen und den wir bekämpfen und loswerden wollen. Diese Ablehnung und dieser Kampf kosten uns sehr viel Kraft.

Wenn deine Partnerin unterschwellig sehr erschöpft ist, kann es gut sein, dass sie während der Behandlung aus der Entspannung heraus in einen tiefen, erholsamen Schlaf fällt. Wenn die Energiereserven im Verlauf von mehreren Behandlungen wieder aufgefüllt werden, wird deine Partnerin möglicherweise in einen wunderbaren Zustand eintauchen können, bei dem sie tief entspannt und gleichzeitig wach und präsent ist.

Wie können wir es uns ermöglichen, offenherzig und mutig in das Unbekannte zu gehen und so dem Leben seine Fülle geben?

... solange wir die Heilung als etwas betrachten, das gegen das Sterben ist, wird es Verwirrung geben. Wenn wir die Heilung in Opposition zum Tod setzen, und ich füge hinzu, in Opposition zur Krankheit, dann leben wir so, dass wir uns vor Verletzungen und dem Tod verteidigen und schützen. Damit sind wir in einem Kampf und laufen wirklich Gefahr, nicht ganz lebendig zu leben.

Wir bewerten Krankheit und Leiden als etwas Schlechtes, das wir bekämpfen und loswerden wollen wie etwas, das nicht zum Leben gehört – doch vielleicht verdunkeln wir uns dadurch nur die Einsicht in die Möglichkeit, das zu umarmen, was uns auf den Heimweg lenken und am Ende vielleicht nach Hause führen könnte, zurück zu unserem Anfang, zum Ursprung, woher wir gekommen sind. Wenn wir keine feste Vorstellung von der Heilung haben, können wir offen werden für eine Interpretation von Symptomen und Leiden jenseits von Feindschaft und Kampf. Vielleicht bewirkt erst der Widerstand gegen den Schmerz seine Hartnäckigkeit – nicht, dass wir ihn lieben sollten, aber vielleicht können wir ihn irgendwie umarmen, als einen Ruf des Lebens, als eine Ausdrucksform des Seins.

Um heilen zu können, müssen wir darauf vorbereitet sein, zu sterben, uns dem Sein auszuliefern, wohin auch immer das führen könnte. Wir denken, dass wir wissen, was der Tod ist. Wir denken auch, dass wir wissen, was Krankheit ist, oder, wenn wir es jetzt noch nicht wissen, dass wir es letzten Endes irgendwann wissen können, mittels ausreichender wissenschaftlicher Untersuchung. Wenn ich jedoch mein ganzes Leben ins Reich des Nicht-Wissens zurückgebe, wird alles, statt etwas zu sein, was ich schon kenne, wieder lebendig und neu und möglich – es wird zur Schöpfung. Angesichts des erneut Möglichen werden Krankheit und Tod zu Phänomenen, die wir erforschen müssen – nicht um die Antworten zu finden, die das Geheimnis ein für allemal aufdecken, sondern um eine Andeutung davon zu bekommen, was unser Wesen ist, und was wir hier auf dem Planeten Erde eigentlich tun.

aus: Dianne Connelly »Alles Weh ist Heimweh«

WICHTIGE HINWEISE

Akupressur sollte nicht angewendet werden bei allen akuten, ungeklärten Symptomen. Bei schwerwiegenden Erkrankungen, Infektionskrankheiten und ungeklärten Schmerzzuständen ist auf jeden Fall ein Arzt oder Heilpraktiker zu Rate zu ziehen.

Anfänger können Akupressur bei gesunden Menschen zur Erhaltung und Förderung des körperlichen und seelischen Wohlbefindens anwenden. Wenn dabei die folgenden Hinweise beachtet werden, sind keine gesundheitlichen Risiken zu erwarten. Wir empfehlen aber denjenigen, die noch gar keine Erfahrung mit Körperarbeit haben, in einem Seminar die Grundregeln der Berührung zu erlernen.

Keine Akupressur:
- im Bereich von Krampfadern (Thrombosegefahr)
- auf entzündeten oder verletzten Körperstellen und Gelenken, die heiß, rot, geschwollen oder schmerzhaft sind
- unmittelbar an schweren Verbrennungen
- auf frischen Narben oder offenen Wunden
- auf dem Rücken bei Bandscheibenvorfällen

In der Schwangerschaft dürfen bestimmte Akupressurpunkte, die das Qi stark bewegen, nicht stimuliert werden. Sie sind bei der Beschreibung der Punkte besonders gekennzeichnet.

Das Halten von Akupressurpunkten kann bei einer intensiven Behandlung Erinnerungen an ein traumatisches Erlebnis wecken oder unverarbeitete, lang verschüttete Gefühle freisetzen. Emotionale Reaktionen können während der Anwendung oder bis zu 24 Stunden danach auftreten. Die Behandlung von emotional instabilen oder schwer traumatisierten Menschen gehört unbedingt in die Hände von erfahrenen Begleitern oder Psychotherapeuten.

Während und nach einer Behandlung können körperliche Reaktionen oder kurzfristige Befindlichkeitsstörungen auftreten wie z.B. Kribbeln, Kopfschmerzen, Übelkeit oder starke Müdigkeit, die meist schnell wieder abklingen. Bei stärkeren Reaktionen ist eine kürzere Behandlungsdauer mit sanfter Berührung empfehlenswert. Das gilt auch für sehr erschöpfte, schwache oder ältere Menschen.

In manchen Punkten sind viele Ablagerungen und Schlackenstoffe gespeichert. Besonders in Leber 14, Gallenblase 24 und Gallenblase 31 werden durch intensive Berührung Toxine freigesetzt.

Für eine volle Akupressurbehandlung von einer Stunde empfehlen wir die Arbeit an einer Massageliege.

Während der Behandlung beachte bitte Folgendes:
Im Laufe einer Akupressursitzung und vor allem danach sinkt mit fortschreitender Entspannung die Körpertemperatur deiner Partnerin. Das ist ganz natürlich, da sich die Energie im Körperinneren sammelt. Lege dafür eine Decke bereit.

Im Anschluss an eine einstündige Akupressursitzung ist es gut, wenn deine Partnerin sich Zeit für Ruhe und Entspannung nimmt, um nicht gleich die gesammelte Energie im hektischen Alltagsgeschehen wieder zu vergeuden.

Biete deiner Partnerin nach der Behandlung etwas zu trinken an, am besten einen warmen Kräutertee oder Wasser, denn durch die Akupressur wird der Stoffwechsel und die Entschlackung angeregt.

Als Selbstbehandlung kann Akupressur zur Erhaltung der Gesundheit täglich praktiziert werden. So werden Ungleichgewichte immer wieder ausgeglichen. Die etwa einstündigen Partnerbehandlungen können ein- bis zweimal wöchentlich durchgeführt werden. Wenn deine Partnerin es wünscht, kannst du ihr für die Zeit zwischen den Akupressursitzungen Punkte und Übungen empfehlen, die sie alleine praktizieren kann.

PUNKTKATEGORIEN

- W) Vereinigungspunkt mit einem Wundermeridian
- A) Alarmpunkt (Mu-Punkt)
- Z) Zustimmungspunkt (Shu-Punkt)
- Q) Quellpunkt (Yuan-Punkt)
- F) Fenster-zum-Himmel-Punkt
- M) Meisterpunkt
- S!) Nicht bei Schwangeren anwenden!

- 木 Elementpunkt für das Holz
- 火 Elementpunkt für das Feuer
- 土 Elementpunkt für die Erde
- 金 Elementpunkt für das Metall
- 水 Elementpunkt für das Wasser

W) VEREINIGUNGSPUNKT MIT EINEM WUNDERMERIDIAN

Wundermeridiane haben keine eigenen Punkte, mit Ausnahme des Konzeptions- und Lenkergefäßes. Sie liegen auf den Organmeridianen und verbinden als Schnitt- oder Kreuzungspunkte (»Vereinigungspunkte«) die Organmeridiane mit den Wundergefäßen.

Besondere Punkte der Wundermeridiane sind die acht Schlüsselpunkte, die im Bereich der Hand- und Fußgelenke liegen. Die Aufgabe der Wundermeridiane ist es, das Energiesystem der Organmeridiane durch die Zirkulation der Ursprungsenergie im Gleichgewicht zu halten. Wenn der Energiefluss in den Organmeridianen auf Grund von körperlicher oder emotionaler Überlastung nicht mehr gewährleistet ist, können wir mit dem Öffnen der Schlüsselpunkte die Reserveenergie in den Wundermeridianen aktivieren und für die Organmeridiane verfügbar machen.

Schlüsselpunkte

Konzeptionsgefäß	Lunge 7
Lenkergefäß	Dünndarm 3
Durchdringungsgefäß	Milz 4
Gürtelgefäß	Gallenblase 41
Bewahrer des Yin	Perikard 6
Bewahrer des Yang	Dreifacher Erwärmer 5
Yin-Fersengefäß	Niere 6
Yang-Fersengefäß	Blase 62

Der Verlauf des Großen Verbindungsmeridians und des Großen Brückenmeridians wird in China und Japan unterschiedlich dargestellt. In diesem Buch haben wir die Vereinigungspunkte der japanischen Meridianverläufe beschrieben.

A) ALARMPUNKT (MU-PUNKT)

Mu bedeutet sammeln. Die Mu- oder Alarmpunkte sammeln die Energie und leiten sie zu den inneren Organen. Jedem Organ ist ein Alarmpunkt zugeordnet. Die Alarmpunkte befinden sich auf der Vorderseite des Körpers, jeweils in der Nähe ihres zugehörigen Organs auf der Brust oder dem Bauch. Manche sind auf ihrem eigenen Organmeridian, andere liegen auf anderen Meridianen oder auf dem Konzeptionsgefäß. Bei einer Störung oder einem Ungleichgewicht in einem Organ ist der zugeordnete Alarmpunkt berührungsempfindlich. Das Halten der Punkte wirkt ausgleichend.

Die Alarmpunkte können gut mit Punkten auf dem zugehörigen Meridian kombiniert werden, beispielsweise Konzeptionsgefäß 12 (Alarmpunkt des Magens) mit Magen 36 oder Leber 14 (Alarmpunkt der Leber) mit Leber 3.

Lunge	Lunge 1	einen Daumenbreit unter dem äußeren Ende des Schlüsselbeins
Perikard	Konzeptionsgefäß 17	auf dem Brustbein, in Höhe des vierten Zwischenrippenraums
Leber	Leber 14	am inneren Ende des sechsten Zwischenrippenraums
Herz	Konzeptionsgefäß 14	einen Daumenbreit unterhalb der Schwertfortsatzspitze
Gallenblase	Gallenblase 24	am inneren Ende des siebten Zwischenrippenraums
Magen	Konzeptionsgefäß 12	in der Mitte zwischen dem Ende des Brustbeins und der Nabelmitte
Niere	Gallenblase 25	vor der Spitze der 12. Rippe
Milz	Leber 13	vor der Spitze der 11. Rippe
Dickdarm	Magen 25	zwei Daumenbreit seitlich der Nabelmitte
Hara/Niere	Konzeptionsgefäß 6	zwei bis drei Fingerbreit unterhalb der Nabelmitte
Dreifacher Erwärmer	Konzeptionsgefäß 5	zwei Daumenbreit unterhalb der Nabelmitte
Dünndarm	Konzeptionsgefäß 4	zwei Daumenbreit oberhalb der Schambeinoberkante
Blase	Konzeptionsgefäß 3	einen Daumenbreit oberhalb der Schambeinoberkante

ALARMPUNKTE

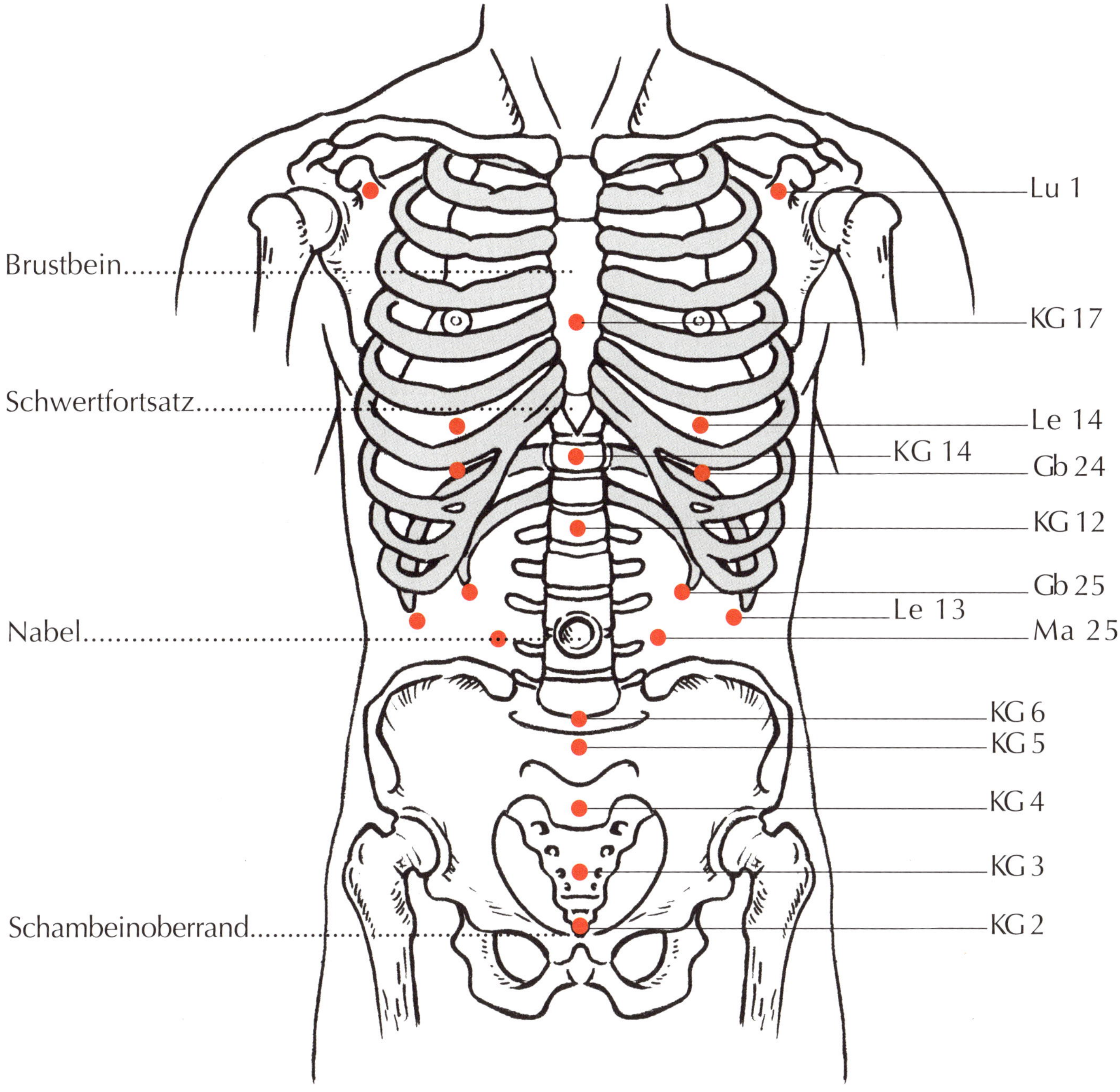

Z ZUSTIMMUNGSPUNKT (SHU-PUNKT)

Shu bedeutet transportieren oder weiterleiten. Shu-Punkte transportieren und leiten die Energie zu den inneren Organen. Die Zustimmungspunkte liegen auf dem Rücken auf dem inneren Ast des Blasenmeridians, zwei Fingerbreit von der Wirbelsäulenmitte entfernt, auf Höhe des entsprechenden inneren Organs. Jeder Zustimmungspunkt ist einem Organsystem zugeordnet, das er aktiviert und energetisiert. Ein Organsystem umfasst sowohl das Organ selbst als auch sein Sinnesorgan, sein Gewebe, funktionelle Bereiche und vieles mehr. So umfasst beispielsweise das Organsystem oder der Funktionskreis der Leber auch die Augen, die Sehnen und Muskeln und die Aufgabe der Speicherung und Verteilung des Blutes.

Bei einer Störung oder einem Ungleichgewicht in dem korrespondierenden Organsystem sind die Zustimmungspunkte druckempfindlich oder schmerzhaft. Das Halten der Punkte wirkt ausgleichend. Die Zustimmungspunkte haben eine ähnliche Funktion wie die Alarmpunkte. Auch sie können kombiniert werden mit Punkten auf den entsprechenden Meridianen, beispielsweise Blase 23 (Zustimmungspunkt der Niere) mit Niere 3.

Lunge	Blase 13	auf der Höhe der Dornfortsatzunterkante des dritten Brustwirbels
Perikard	Blase 14	auf der Höhe der Dornfortsatzunterkante des vierten Brustwirbels
Herz	Blase 15	auf der Höhe der Dornfortsatzunterkante des fünften Brustwirbels
Leber	Blase 18	auf der Höhe der Dornfortsatzunterkante des neunten Brustwirbels
Gallenblase	Blase 19	auf der Höhe der Dornfortsatzunterkante des zehnten Brustwirbels
Milz	Blase 20	auf der Höhe der Dornfortsatzunterkante des elften Brustwirbels
Magen	Blase 21	auf der Höhe der Dornfortsatzunterkante des zwölften Brustwirbels
Dreifacher Erwärmer	Blase 22	auf der Höhe der Dornfortsatzunterkante des ersten Lendenwirbels
Niere	Blase 23	auf der Höhe der Dornfortsatzunterkante des zweiten Lendenwirbels
Dickdarm	Blase 25	auf der Höhe der Dornfortsatzunterkante des vierten Lendenwirbels
Dünndarm	Blase 27	auf der Höhe des ersten Kreuzbeinlochs
Blase	Blase 28	auf der Höhe des zweiten Kreuzbeinlochs

ZUSTIMMUNGSPUNKTE

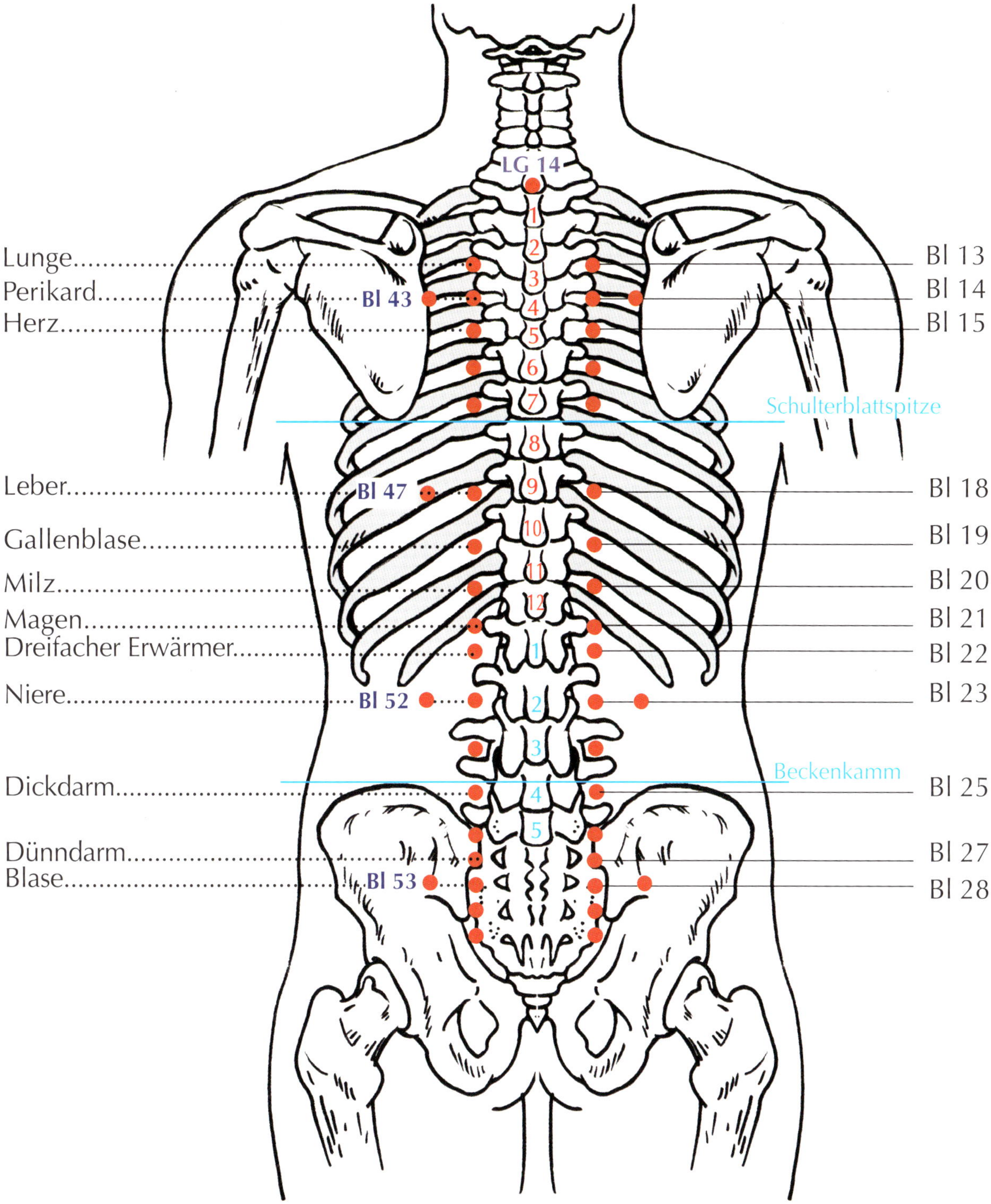

QUELLPUNKT (YUAN-PUNKT)

Yuan bedeutet Ursprung oder Quelle. Quellpunkte sind wie Hauptschleusentore, in denen sich das Qi sammelt. Sie haben einen direkten Bezug zu dem inneren Organ, dem sie zugeordnet sind, und auch zur Ursprungsenergie der Nieren und damit zur »Quelle« der Lebenskraft. Diese Ursprungsenergie wird über die Quellpunkte den Meridianen verfügbar gemacht. Sie »erinnern« den Körper wieder an seine Konstitution und seine ererbten Fähigkeiten.

Wie eine Quelle, die angezapft werden kann, wenn man Energie braucht, beziehungsweise in die man überschüssige Energie ableiten kann, gleicht der Quellpunkt eine Energieleere oder -fülle in seinem Meridian aus. Die Quellpunkte liegen im Bereich der Hand- und Fußgelenke auf den Organmeridianen.

Die Quellpunkte sind über eine Querverbindung mit dem Verbindungs-(Luo-)punkt des gekoppelten Meridians verbunden. Das Verbindungsgefäß hat die Funktion, die Energiefülle beziehungsweise Energieleere zwischen den zwei Partnermeridianen auszugleichen. Partnermeridiane oder gekoppelte Meridiane sind die jeweiligen Yin- und Yang-Bahnen eines Elements, wie beispielsweise Leber- und Gallenblasenmeridian des Holzelements. Die Luo-Punkte sind eher in der Akupunktur von Bedeutung und werden daher hier nicht weiter beschrieben.

Lunge	Lunge 9	auf der inneren Beugefalte des Handgelenks unterhalb des Daumens
Dickdarm	Dickdarm 4	auf der höchsten Stelle des Muskelbergs, der entsteht, wenn Daumen und Zeigefinger zusammengelegt werden
Magen	Magen 42	auf dem höchsten Punkt des Fußrückens
Milz	Milz 3	am Innenrand des Fußes hinter dem Grundgelenk der großen Zehe
Herz	Herz 7	auf der inneren Beugefalte des Handgelenks auf der Seite des kleinen Fingers an der Daumenseite der großen Sehne
Dünndarm	Dünndarm 4	an der Handkante hinter der Basis des fünften Mittelhandknochens
Blase	Blase 64	an der Fußaußenseite im Winkel zwischen Basis und Schaft des fünften Mittelfußknochens
Niere	Niere 3	zwischen der höchsten Erhebung des Innenknöchels und der Achillessehne
Perikard	Perikard 7	auf der inneren Beugefalte des Handgelenks genau in der Mitte zwischen den beiden Sehnen
Dreifacher Erwärmer	Dreifacher Erwärmer 4	auf der äußeren Beugefalte des Handgelenks in der Verlängerung des Ringfingers
Gallenblase	Gallenblase 40	vor und unterhalb der Spitze des Fußaußenknöchels
Leber	Leber 3	auf dem Fußrücken zwischen dem ersten und zweiten Mittelfußknochen

F) FENSTER-ZUM-HIMMEL-PUNKT

Die meisten Himmelsfensterpunkte führen in ihrem chinesischen Namen die Silbe »tian«, die Himmel bedeutet. Der »Himmel« hat in der chinesischen Philosophie eine geistig-spirituelle Bedeutung und ist ein Sinnbild für die reinen kosmischen Einflüsse. Durch die Fähigkeit, mit den himmlischen Kräften zu kommunizieren, entsteht Raum für Einsichten und Erkenntnisse. Fenster-zum-Himmel-Punkte helfen, den Körper tief zu entspannen und den Geist von belastenden Gedanken zu klären. Die im Kopf gestaute Energie wird freigesetzt und kann über die Meridiane in den Körper abfließen; der Geist wird wieder klar.

Das Halten der Punkte wirkt wie das Öffnen eines Fensters, durch das wieder frische, klare Luft und Licht hereinströmen. Die Verbindung zwischen Denken und Fühlen wird unterstützt. Himmelfensterpunkte fördern eine bewusste Wahrnehmung.

Die Fenster-zum-Himmel-Punkte liegen fast alle im Hals-Nacken-Bereich zwischen Körper/Rumpf (Erde) und Kopf (Himmel). Über diese Punkte können wir das Fenster zum Fühlen öffnen und dadurch Himmel und Erde miteinander verbinden.

Die wichtigsten Fenster-zum-Himmel-Punkte sind: Blase 10 »Himmlische Säule«, Perikard 1 »Himmlischer Teich«, Gallenblase 20 »Tor des Bewusstseins«, Lenkergefäß 16 »Jadetor«

M) MEISTERPUNKT

Meisterpunkt der Gewebe

In den Meisterpunkten konzentriert sich die Energie der entsprechenden Organe – wie der Yin- oder Yang-Organe – oder der Gewebe – wie der Muskeln und Sehnen oder der Blutgefäße. Die Meisterpunkte sind besonders wirksam und haben einen spezifischen Einfluss auf das zugeordnete Organsystem beziehungsweise Gewebe.

Blutgefäße	Lunge 9
Muskeln und Sehnen	Gallenblase 34
Atemwege	Konzeptionsgefäß 17
Yin-Organe	Leber 13
Yang-Organe	Konzeptionsgefäß 12

Meisterpunkt der Regionen

Weitere Meisterpunkte haben eine spezifische Wirkung auf bestimmte Körperteile.

Nacken und Hinterkopf	Lunge 7
Kopf und Gesicht	Dickdarm 4
Bauch/Verdauung	Magen 36
Oberbauch	Perikard 6
Unterbauch	Milz 6
Unterer Rücken und Gesäß	Blase 40

ELEMENTPUNKT

木 Holz 火 Feuer 土 Erde 金 Metall 水 Wasser

Jeder der zwölf Organmeridiane hat fünf Elementpunkte, die jeweils einem der Fünf Elemente zugeordnet sind. Unabhängig von der eigenen Elementqualität liegen auf jedem Organmeridian ein Holz-, ein Feuer-, ein Erde-, ein Metall- und ein Wasserpunkt. Das Stimulieren eines Elementpunktes unterstützt die spezifische Kraft des entsprechenden Elements.

Beispielsweise überbringt der Erdpunkt des Blasenmeridians, Blase 40 (die Blase ist dem Wasserelement zugeordnet), wie ein Repräsentant die Eigenschaften des Erdelements in ein fremdes Terrain. Er vermittelt unterstützende Qualitäten wie Stabilität und Sicherheit.

S! NICHT BEI SCHWANGEREN ANWENDEN

Diese Punkte sollten während der Schwangerschaft nicht stimuliert werden! Vor allem in der Akupunktur werden diese Punkte zur Einleitung oder Erleichterung der Geburt verwendet.

Dickdarm 4, Milz 6, Milz 9, Blase 60, Blase 67, Niere 3, Gallenblase 21, Konzeptionsgefäß 4, Konzeptionsgefäß 6

Die Wirkung von Akupressur kann für sich allein sehr tiefgreifend und nachhaltig sein. Einzelne Punkte und Punkteverbindungen können aber auch mit anderen Methoden der Körperarbeit, vor allem Shiatsu, kombiniert werden.

Auf den folgenden Seiten zeigen wir ein breites Spektrum an Möglichkeiten auf, wie du Akupressur anwenden bzw. wie du damit arbeiten kannst: als Selbstbehandlung, in Verbindung mit Dehnungen und anderen Körperübungen, in einer Shiatsu-Behandlung in den verschiedenen Behandlungspositionen (Rücken-, Bauch- und Seitenlage) oder in einer gezielten Akupressur-Behandlung, in der die Punkte einzeln oder in Verbindung mit ausgewählten anderen Punkten stimuliert werden.

DIE AKUPRESSURPUNKTE

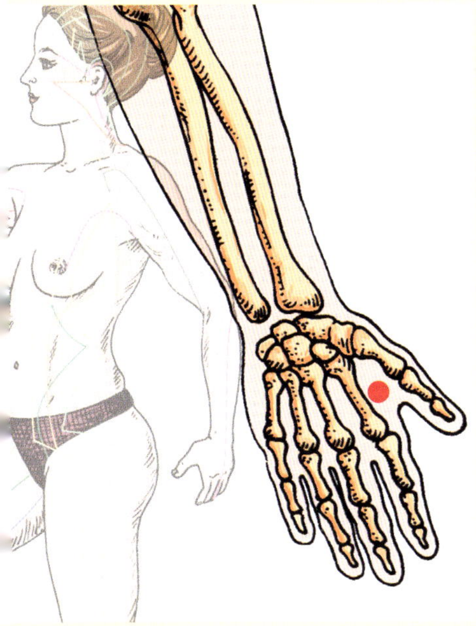

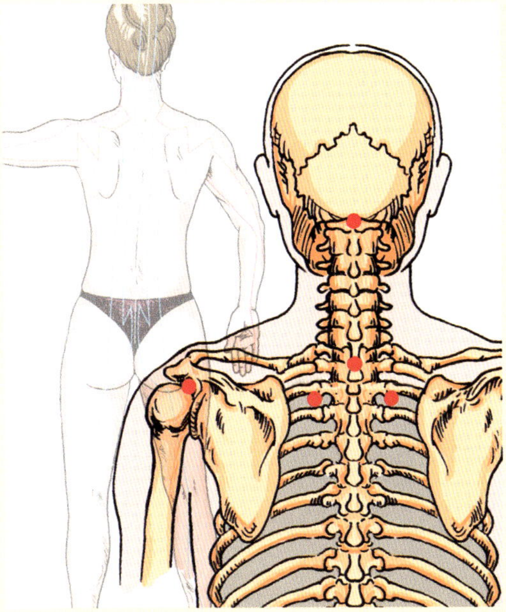

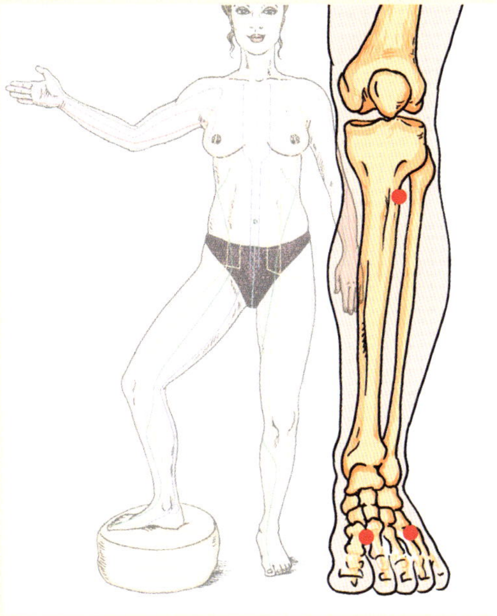

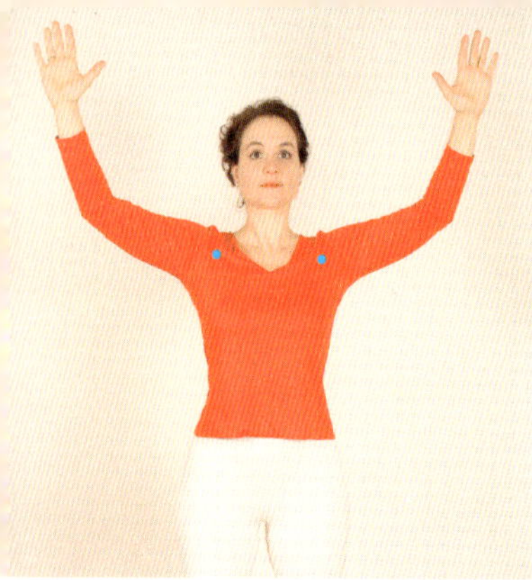

LUNGE 1 PALAST DER MITTE

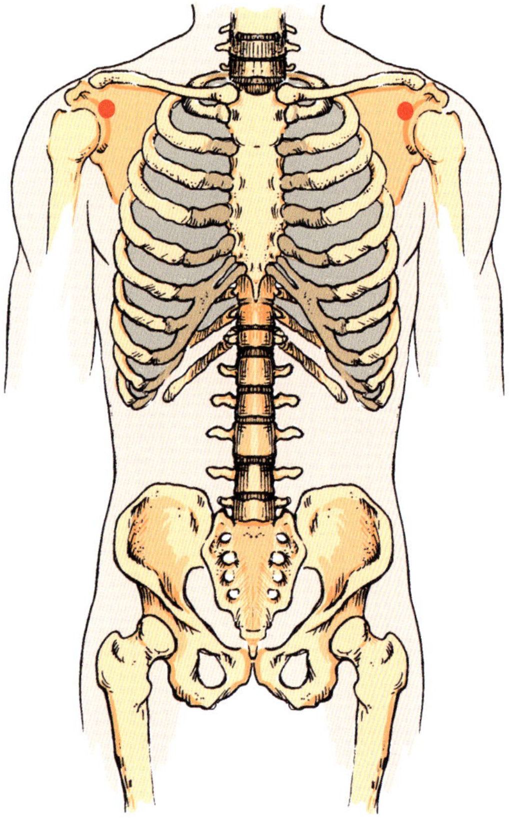

Selbstbehandlung

Lege die Finger einer Hand unter die gegenüberliegende Achselhöhle, den Daumen nach oben abgespreizt. Er trifft genau auf Lunge 1. So werden der Anfangs- und der Endpunkt (am Daumen) des Lungenmeridians miteinander verbunden. Abb. 1

Zur Öffnung des Lungenmeridians strecke einen Arm mit ausgestrecktem Daumen zur Seite hin aus. Mit den Fingerspitzen der anderen Hand halte den Punkt. Abb. 2

Schwinge die Arme locker um den Körper herum. Eine Faust klopft dabei vorne auf Lunge 1, die andere hinten auf den unteren Rücken oberhalb des Beckenkamms (Blase 25 = Zustimmungspunkt des Dickdarms, des Yang-Partners der Lunge).

Partnerbehandlung

Sitzposition: Knie neben deiner Partnerin und halte den Punkt, während die andere Hand die Schulter von hinten stützt. Abb. 3

Sitzposition: Gehe in die Torbogenstellung, nimm den gestreckten Arm deiner Partnerin und lege ihre Hand auf deine Hüfte. Mit dem Daumen der anderen Hand stimuliere Lunge 1. Abb. 4

Rückenlage: Halte den Punkt auf beiden Seiten, während du am Kopfende sitzt. Abb. 5

Rückenlage: Sitze seitlich neben deiner Partnerin und »säge« Lunge 1 mit der Handkante. Abb. 6

Wenn die Muskulatur um Lunge 1 herum sehr angespannt ist oder die Schultern durch Anspannung hochgezogen sind, kannst du zur Vorbereitung die ganze Zone mit den Fingerspitzen langsam kreisend massieren oder die Schultern nach unten dehnen.

Lage

Etwa einen Daumenbreit unter dem äußeren Ende des Schlüsselbeins in einer Vertiefung. Dieser Punkt liegt sehr tief.

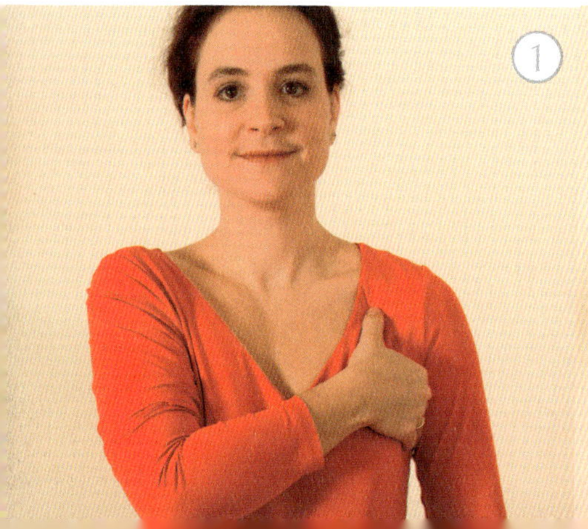

1

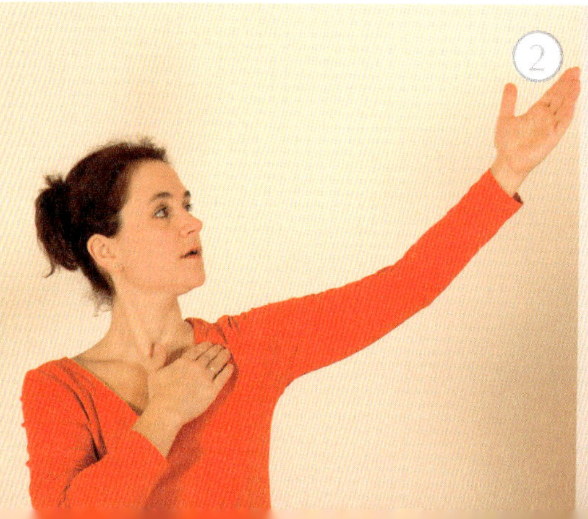

2

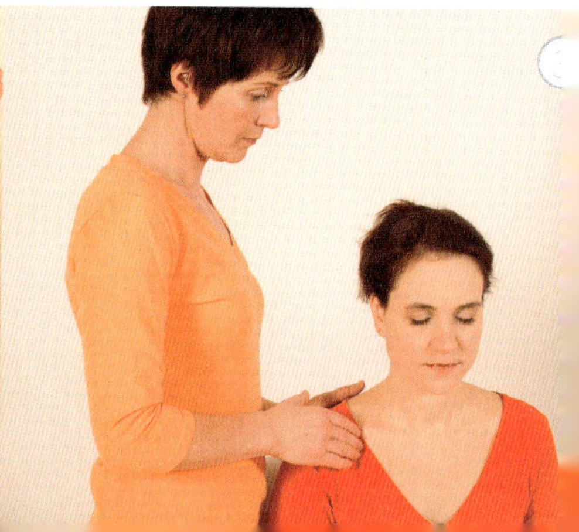

Besonderheit

Alarmpunkt der Lunge
Vereinigungspunkt mit dem Bewahrer des Yin (Yin Wei Mai)
Wichtigster Punkt für das Loslassen

Wirkung	hilfreich
stärkt die Lungen, vergrößert den Atemraum, erleichtert die Atmung in die Lungenspitzen, befreit die Atemwege, entspannt die Brust und das Zwerchfell	bei flacher Atmung, Atembeschwerden, Schweregefühl oder Enge in der Brust, Beklemmungsgefühl, zu geringer Ausatmung, zusammengesunkener Körperhaltung mit vorgebeugten Schultern
verbessert die Aufnahme des »Himmlischen Qi« durch die Atmung	bei Erschöpfung, Energiemangel
gibt Kraft, Lebensmut und Zuversicht, stärkt das Vertrauen in die Zukunft (Po)	bei Niedergeschlagenheit, Kummer, Angst vor dem Geschehenlassen
hilft Vergangenes loszulassen und ermöglicht dadurch Neues aufzunehmen	bei Trauer durch Verlust, lang anhaltender oder unausgedrückter Trauer, Melancholie
hilft Gefühle zu verarbeiten, wichtiger Punkt in der Traumaheilung	bei festgehaltenen, unterdrückten Emotionen, emotionaler Trockenheit
unterstützt über die Atmung die Verbindung mit der Umwelt, gibt ein Gefühl der Verbundenheit	bei dem Gefühl, isoliert und abgetrennt zu sein, schwachem Selbstwertgefühl
	bei Allergien und Hauterkrankungen

Gut in Kombination mit

Lunge 7 (S. 148), **Lunge 9:** erleichtert die Atmung, vertieft das Vertrauen
Dickdarm 4: unterstützt das Loslassen auf allen Ebenen (S. 91)
Dünndarm 11: löst Starrheit und verfestigte Strukturen in Schulter und Herz (S. 107)
Perikard 6: befreit den oberen Rücken und die Brust
Leber 14: unterstützt in Entwicklungsphasen, hilft, Veränderungen leichter anzunehmen (S. 177 und S. 40)
Konzeptionsgefäß 17: vertieft die Atmung und hilft, die Emotionen bewusst zu machen, die die Atmung flach gehalten haben (S. 145)

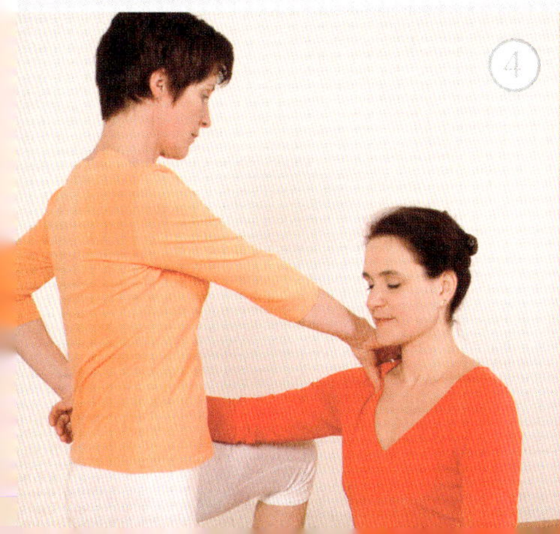

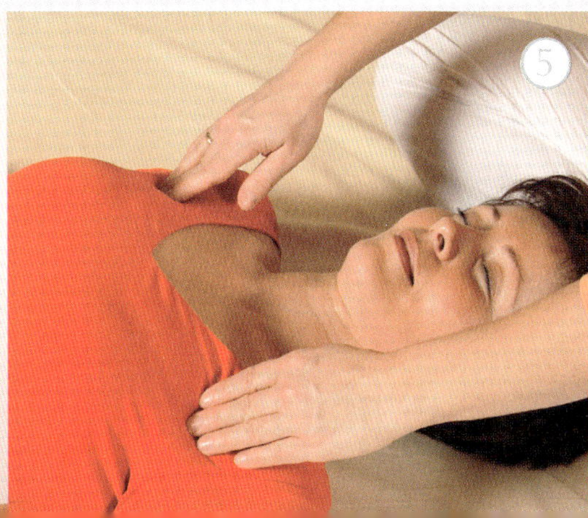

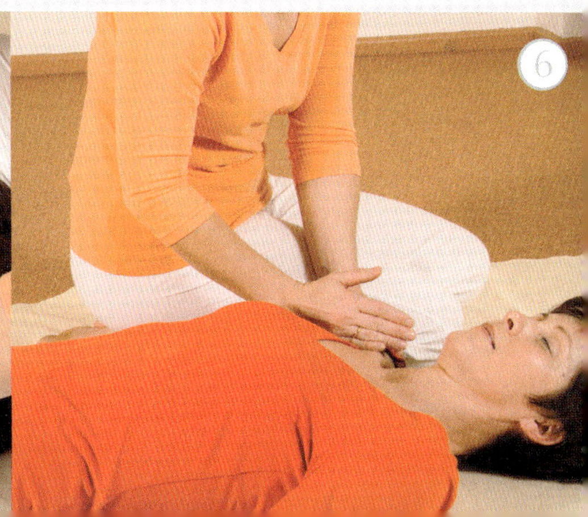

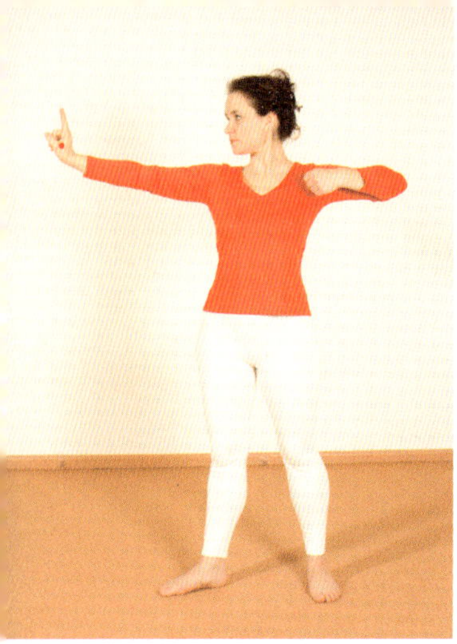

DICKDARM 4

VEREINTE TÄLER

Beiname: DER GROSSE AUSSCHEIDER

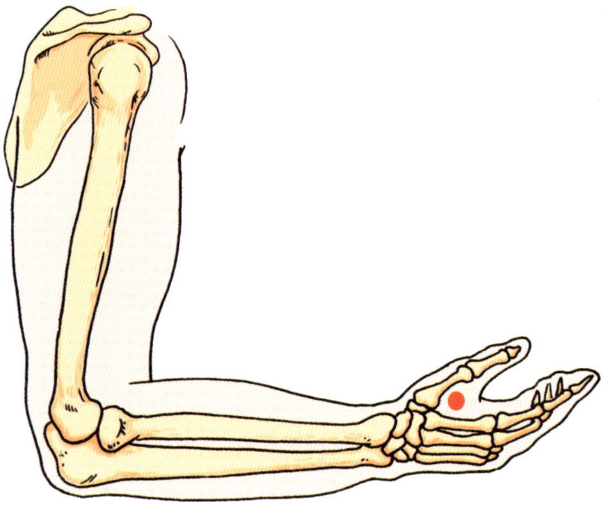

Selbstbehandlung

Knete den ganzen Muskel um den Punkt herum mit Daumen und Zeigefinger gut durch. Abb. 1
Stehe aufrecht, die Füße schulterbreit auseinander. Dann beuge dich leicht nach vorne und lege die Hände mit den Handflächen nach oben in die Kniekehlen. Die Daumen sind abgespreizt und liegen außerhalb der Knie. Gehe in die Hocke, sodass durch dein Gewicht die Zone um Dickdarm 4 kräftig stimuliert wird. Verweile einige tiefe Atemzüge lang in dieser Position. Abb. 2

Partnerbehandlung

Sitzposition: Du kannst Dickdarm 4 halten, während deine Partnerin auf einem Stuhl oder einem Kissen sitzt.
Rückenlage: Sitze neben deiner Partnerin und lege zum Halten des Punktes ihren Unterarm auf deinem Oberschenkel ab.

Lage

Auf dem Handrücken zwischen dem ersten und zweiten Mittelhandknochen im »Tigermaul« – der Öffnung, die entsteht, wenn Daumen und Zeigefinger gespreizt sind. Schließt man das Tigermaul, entsteht ein Muskelhügel. Gehe mit dem Daumen auf die höchste Stelle des Muskelhügels, entspanne die Hand und drücke neben den Mittelhandknochen des Zeigefingers.

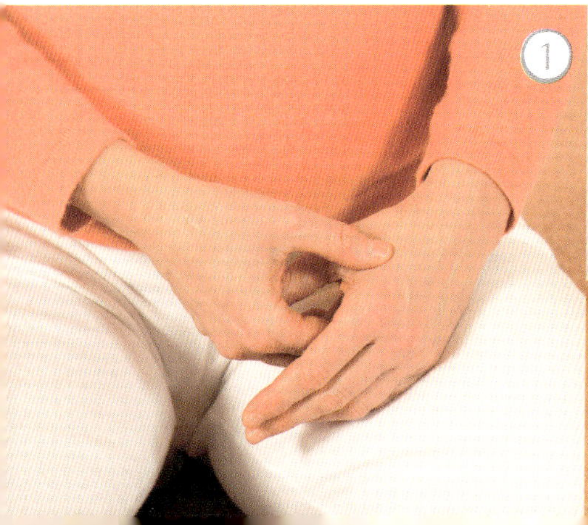
1

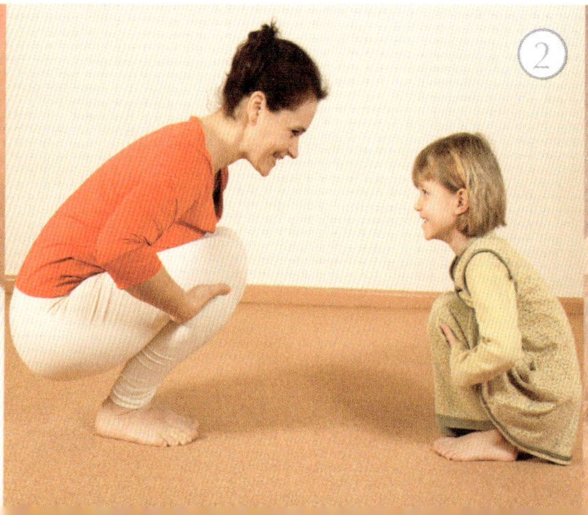
2

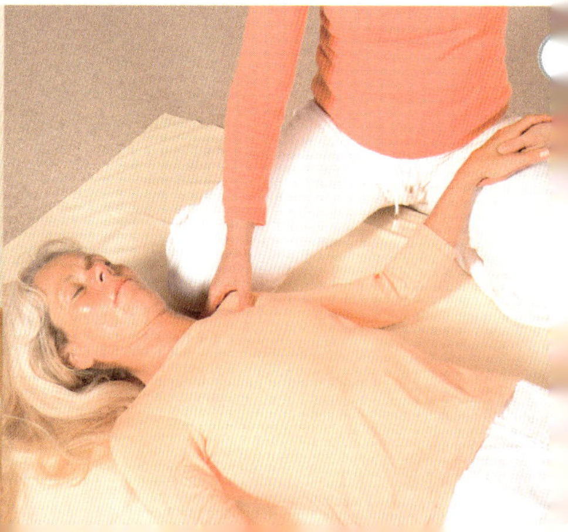

Besonderheit
Quellpunkt
Meisterpunkt von Kopf und Gesicht

Q M S!

Wirkung	hilfreich
fördert geistige Klarheit, beruhigt den Geist, unterstützt die Ausscheidung auf allen Ebenen	bei Gedankenflut, fixen Ideen, Verwirrung oder »mental-geistiger Verstopfung«, körperlicher Darmverstopfung
hilft zu entspannen	bei innerer Unruhe
löst Stagnation und Fülle im oberen Teil des Körpers und im Meridianverlauf	bei Druck- und Spannungsgefühl im Kopfbereich, Kopfschmerzen, Arm- und Schulterschmerzen
setzt Endorphine frei	bei allen akuten Schmerzen
fördert Vitalität und Stärke	bei allgemeiner Schwäche
wichtiger Punkt für das Loslassen	bei Trauer durch Verlust, Festhalten an der Vergangenheit
stärkt die Abwehrenergie	bei verstopfter Nase, Erkältung, Allergien

Gut in Kombination mit

Dickdarm 11: stärkt den Dickdarm, hilft bei Verstopfung, befreit die Nase und die Atemwege, lindert Kopf- und Halsschmerzen (S. 93)
Dickdarm 14: fördert Durchsetzungskraft und Klarheit, unterstützt den Energiefluss in den Armen (S. 151)
Lunge 1: unterstützt das Loslassen auf allen Ebenen Abb. 3
Magen 25: reguliert die Verdauung, steigert die Widerstandskraft, aktiviert die Energieschicht von Magen und Darm, das Yang Ming Abb. 4
Magen 36: wirkt allgemein tonisierend, fördert Stabilität und Integrität, stärkt die Abwehrenergie Abb. 5
Leber 3: sehr entspannende Kombination; leitet überschüssige Energie vom Kopf ab, beruhigt bei Gedankenflut, fördert das emotionale Gleichgewicht, löst gestaute Gefühle; klassische Punkteverbindung mit dem Namen »Vier Himmelstore« Abb. 6
Gallenblase 24: unterstützt die körperliche und emotionale Entgiftung (S. 170)

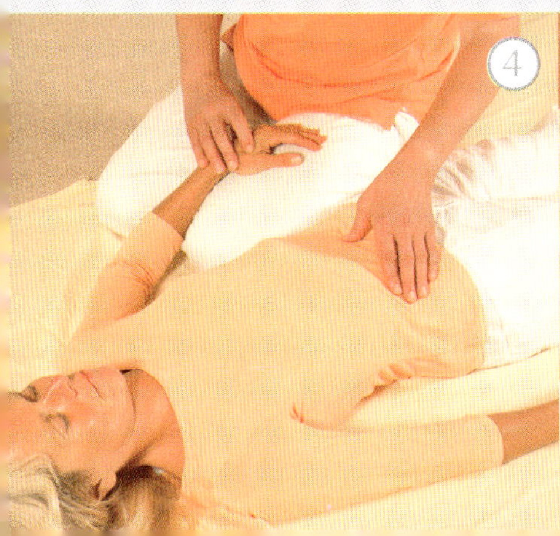
4

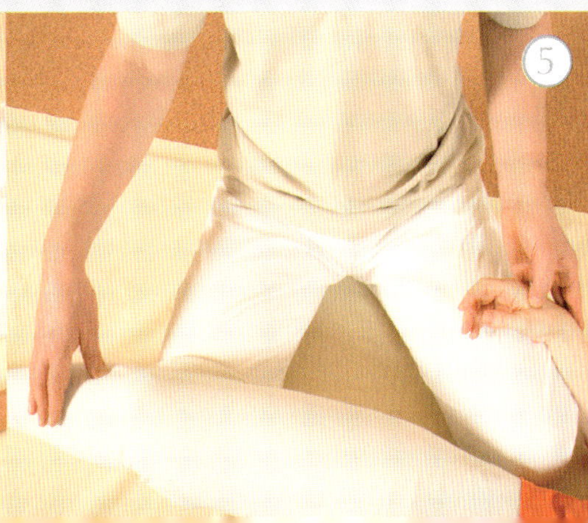
5

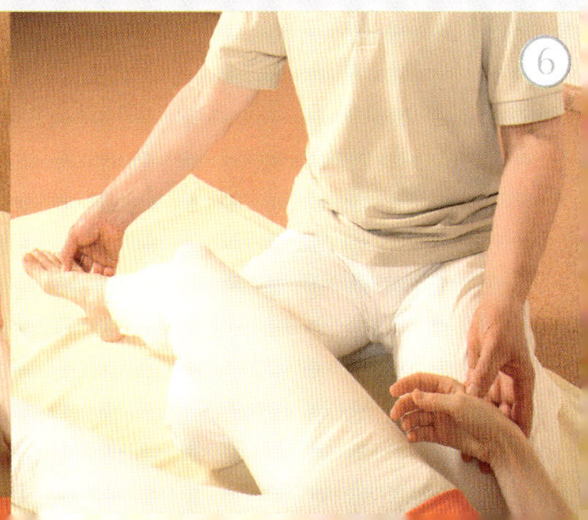
6

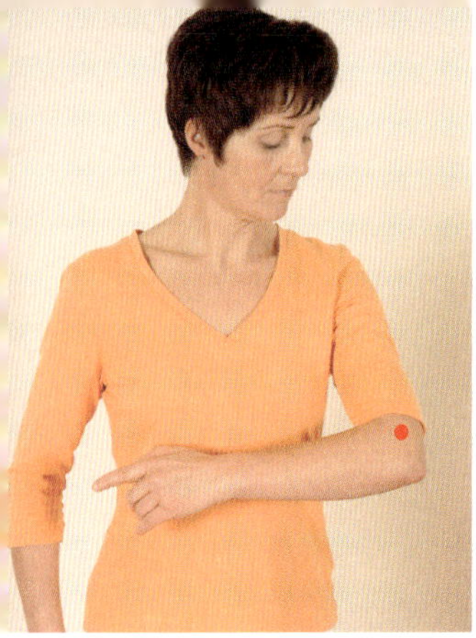

DICKDARM 11 TEICH IN DER KRÜMMUNG

Selbstbehandlung

Winkle den Arm an und halte den Punkt mit dem Daumen. Abb. 1

Stimuliere Dickdarm 11 mit einem Pflaumenblütenhämmerchen aus Gummi. Abb. 2

Partnerbehandlung

Sitzposition: Halte Dickdarm 11, während deine Partnerin auf einem Stuhl oder einem Kissen sitzt.

Rückenlage: Sitze neben deiner Partnerin, lege ihren angewinkelten Unterarm auf deinen Oberschenkel und halte den Punkt mit dem Daumen. Abb. 3

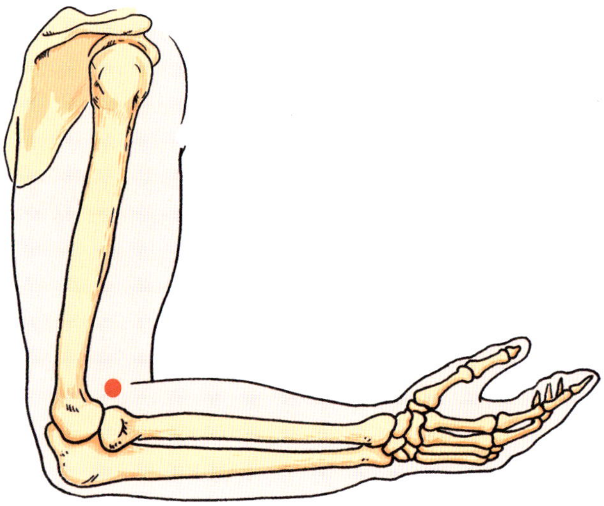

Lage

Bei einem rechtwinklig gebeugten Arm am seitlichen Ende der Ellenbogenfalte.

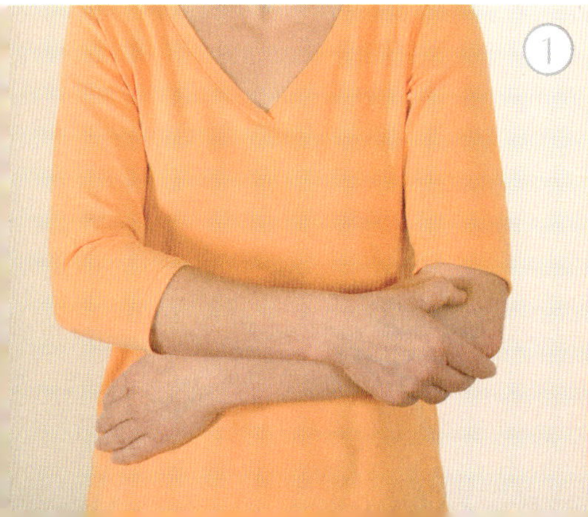

1

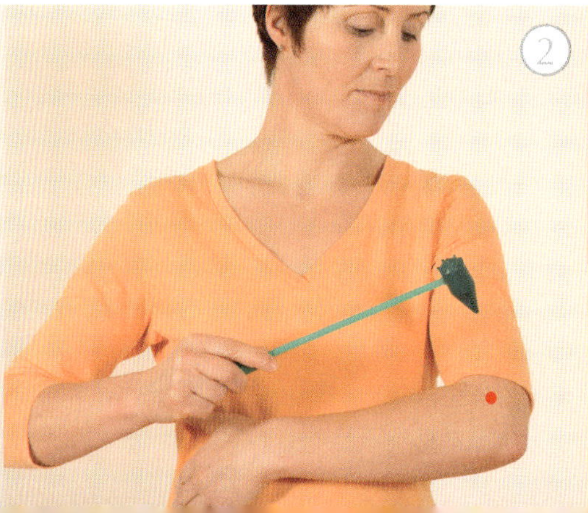

2

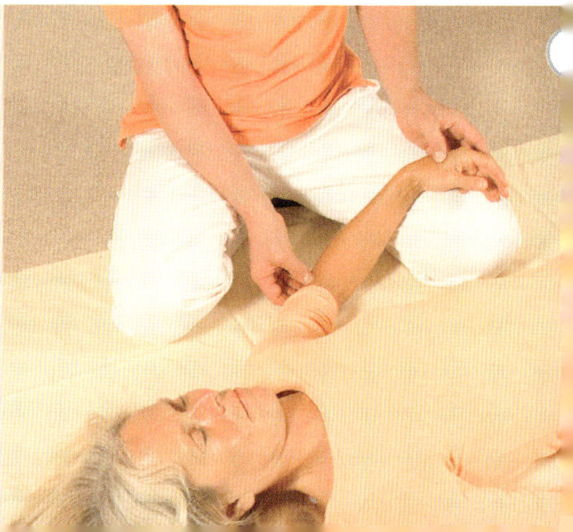

Besonderheit

Wichtiger Punkt zur Stärkung der Abwehrenergie
Vereinigungspunkt mit dem Bewahrer des Yang (Yang Wei Mai)

Wirkung	hilfreich
fördert Vitalität und Stärke, unterstützt Entspannung und Regeneration	bei allgemeiner Schwäche, Erschöpfung
hilft geistigen Ballast loszulassen	bei »mentaler Verstopfung«, Schwelgen in Erinnerungen
fördert die Darmausscheidung	bei Verstopfung aufgrund von chronischer Darmträgheit
stärkt die Abwehrenergie	bei einer Neigung zu Erkältungskrankheiten
leitet Hitze aus, kühlt das Blut	bei juckenden Hautkrankheiten, allergischen Reaktionen, akuten Infektionen im Kopf- und Halsbereich mit Fieber und Kopfschmerzen
regt den Energiefluss im Verlauf des Dickdarmmeridians an	bei Schmerzen im Bereich des Ellenbogens und des Unterarms, Tennisarm

Gut in Kombination mit

Dickdarm 4: stärkt den Dickdarm, hilft bei Verstopfung, befreit die Nase und die Atemwege, lindert Kopf- und Halsschmerzen Abb. 3
Magen 36: wirkt vitalisierend und kräftigend auf den ganzen Körper; wichtige Kombination zur Stärkung der Abwehrenergie; leitet Hitze im Magen-Darm-Bereich (Energieschicht des Yang Ming) aus und wirkt so unterstützend bei Sodbrennen Abb. 4
Milz 4: zur Erhaltung der Vitalität und der Abwehrkraft Abb. 5
Dreifacher Erwärmer 5: stärkt die Abwehrkraft und festigt die energetische Schutzhülle des Körpers in belastenden Situationen, erleichtert das »Anpacken« von schwierigen oder unliebsamen Aufgaben; gute Kombination bei schmerzhaften Muskeln und Sehnen der Arme
Dreifacher Erwärmer 15: unterstützt die Abwehrenergie Abb. 6

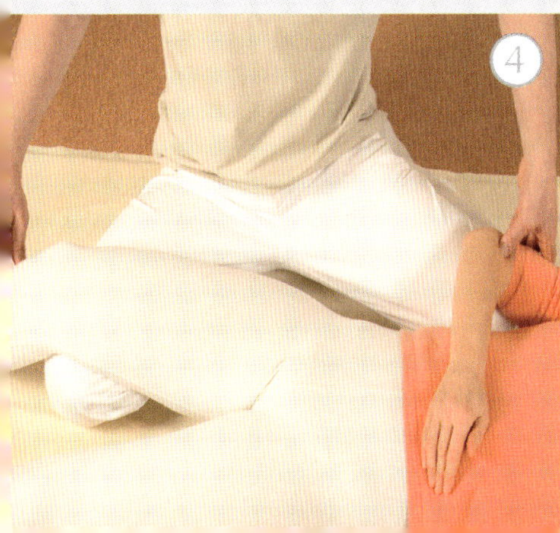

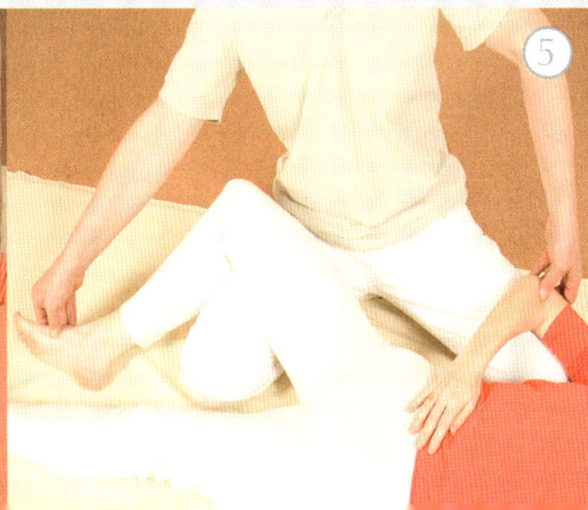

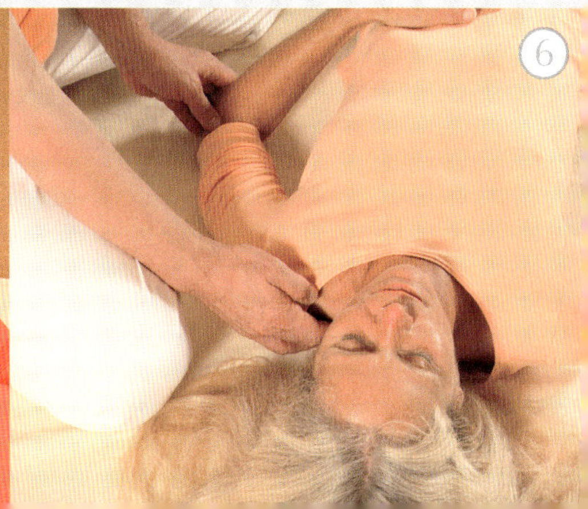

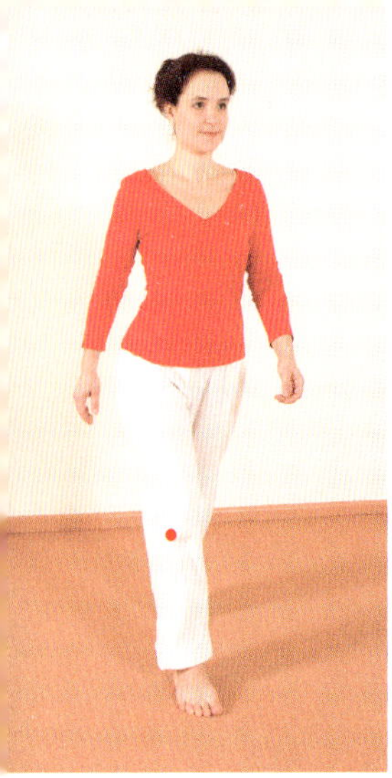

MAGEN 36

DREI-MEILEN-BEIN

Beiname: GÖTTLICHER GLEICHMUT

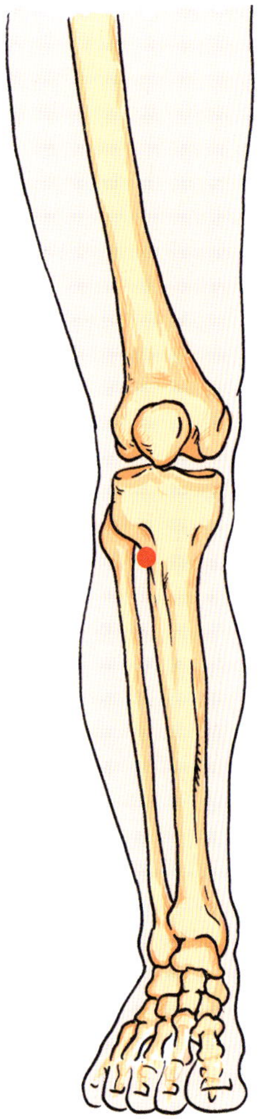

Selbstbehandlung

Lege ein Reiskorn direkt auf Magen 36 und fixiere es mit einem Pflasterstreifen. Drücke immer wieder auf das Reiskorn und stimuliere so den Punkt. Entferne das Pflaster spätestens nach drei Tagen.

Stehe aufrecht und schwinge die Arme locker um den Körper herum. Beuge dich dabei nach vorn und klopfe mit einer Faust auf Magen 36 auf dem gegenüberliegenden Bein, mit der anderen auf den unteren Rücken oberhalb des Beckenkamms (Blase 25 = Zustimmungspunkt des Dickdarms; Magen und Dickdarm bilden gemeinsam die Energieschicht des Yang Ming). Abb. 1

Lege dich auf den Rücken. Winkle ein Bein an und bringe es nahe an deinen Brustkorb. Lege die Fingerspitzen auf Magen 36. Ziehe das Bein mit dem Ausatmen an deinen Brustkorb und gebe mit dem Einatmen etwas nach. Wiederhole dies mehrmals und wechsle dann zur anderen Seite. Abb. 2

Partnerbehandlung

Wenn die Muskulatur um Magen 36 herum sehr angespannt ist, kannst du zur Vorbereitung die ganze Zone mit dem Handballen oder Daumen massieren, bevor du den Punkt hältst.

Rückenlage: Stelle ein Bein deiner Partnerin auf, fixiere es mit deinem Fuß und neige es zur leichten Dehnung des Magenmeridians nach innen. Halte den Punkt mit dem Daumen. Abb. 3

Rückenlage: Bringe die angewinkelten Knie deiner Partnerin zur Brust, verlagere dein Körpergewicht nach vorne und drücke mit dem Ausatmen die Punkte mit den Handballen. Abb. 4

Lage

Auf der Außenseite des Unterschenkels unterhalb des Knies, ein Daumenbreit außerhalb des Schienbeins, kurz bevor es sich zum Ende hin verdickt.

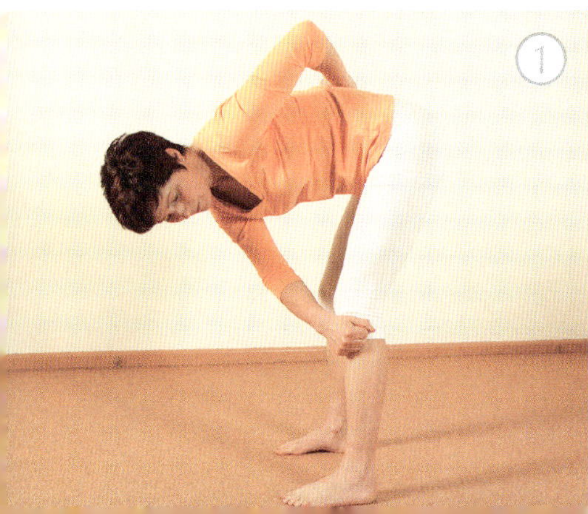

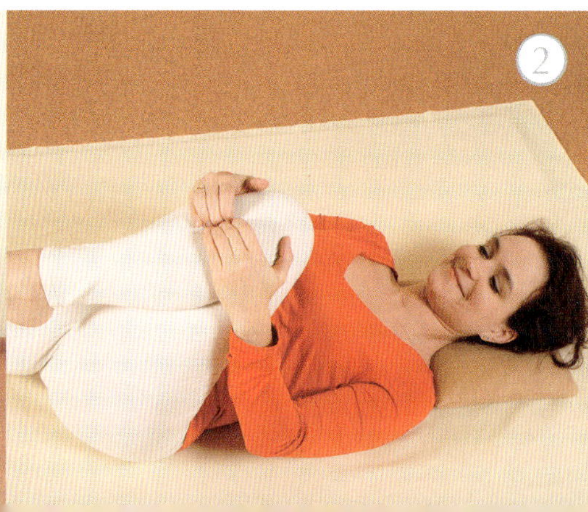

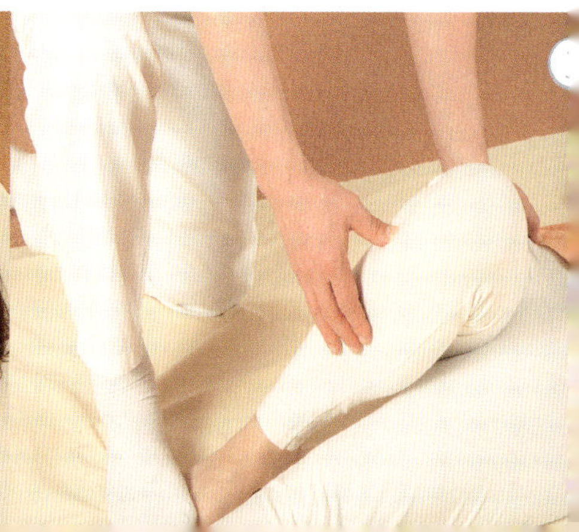

Besonderheit

Meisterpunkt des Bauches
Eine Überlieferung sagt, dass die Stimulation von Magen 36 einem erschöpften Wanderer wieder neue Kraft gibt, sodass er drei Meilen weiter laufen kann (»Drei-Meilen-Bein«).

Wirkung	hilfreich
unterstützt die Verdauung, kräftigt Magen und Milz, verbessert die Fähigkeit, Energie aus der Nahrung zu extrahieren	bei Verdauungsschwäche, allen Verdauungsstörungen wie Übelkeit, Appetitmangel aus Nervosität, Müdigkeit nach den Mahlzeiten
kräftigt den ganzen Körper, gibt Energie, verbessert Ausdauer und Leistungsfähigkeit, wirkt belebend, setzt in Bewegung	bei Erschöpfung, allgemeiner Schwäche nach langer Krankheit bei phlegmatischen, schwerfälligen Menschen
entspannt, beruhigt, erdet, zentriert, stabilisiert, holt »in den Körper zurück«, fördert den Bezug zur Realität (Erdpunkt)	bei Unruhe, Energiefülle im Kopf, mentaler Verwirrung, wenn jemand keinen Boden unter seinen Füßen hat
gibt Klarheit und Ruhe, harmonisiert die Emotionen, gleicht aus, stabilisiert das seelische Befinden	bei Stimmungsschwankungen, Stimmungstiefs, übermächtigen Emotionen, übergroßer Sorge, Besorgtheit, Ängstlichkeit, Selbstzweifeln
stärkt die Abwehrenergie	bei Krankheitsanfälligkeit und Allergien

Gut in Kombination mit

Magen 25: fördert die Verdauung, löst Stagnation im Verdauungstrakt, erdet bei Unsicherheit (S. 154)
Magen 30: unterstützt den Energiefluss zwischen Becken und Beinen, wärmt den Unterbauch, wirkt kräftigend und belebend bei Schwäche und Energielosigkeit Abb. 5
Milz 3: stärkt die Mitte, unterstützt die nährende und stabilisierende Funktion der Erde (S. 156)
Milz 6: unterstützt die Verdauung, stärkt die nachgeburtliche Energie des Magens und der Milz (S. 99)
Dickdarm 4: wirkt allgemein tonisierend, fördert Stabilität und Integrität, stärkt die Abwehrenergie (S. 91)
Dickdarm 10 (S. 150), **Dickdarm 11** (S. 93): wirkt stabilisierend und kräftigend auf den ganzen Körper
Dreifacher Erwärmer 5: stärkt die Yang-Energie und das Immunsystem (S. 131)
Konzeptionsgefäß 6: vitalisiert und stärkt, unterstützt den Energieaufbau in der Rekonvaleszenz und bei chronischen Erkrankungen Abb. 6
Konzeptionsgefäß 12: stärkt die Verdauung, unterstützt den Magen (S. 179)

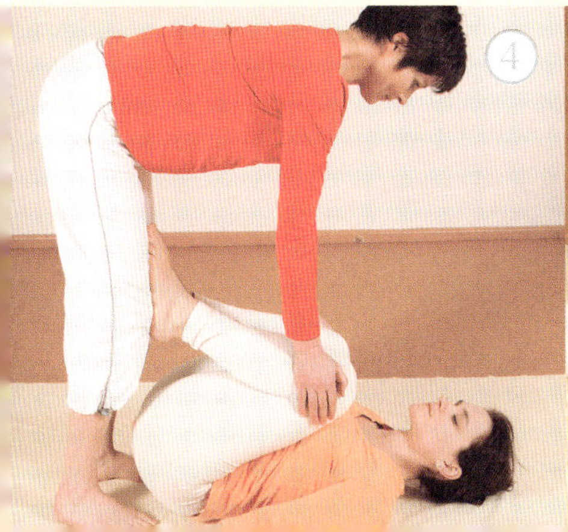
4

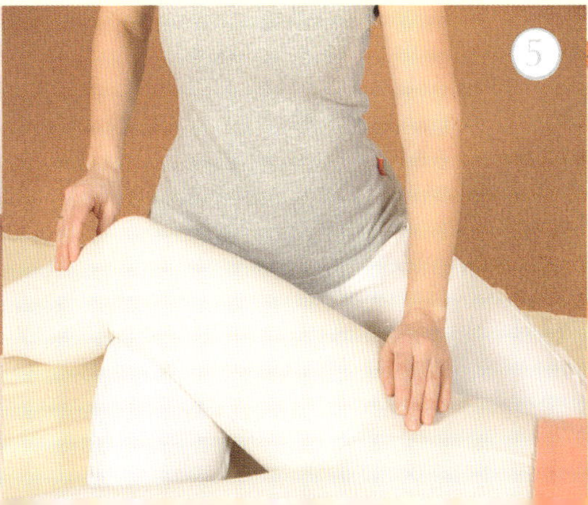
5

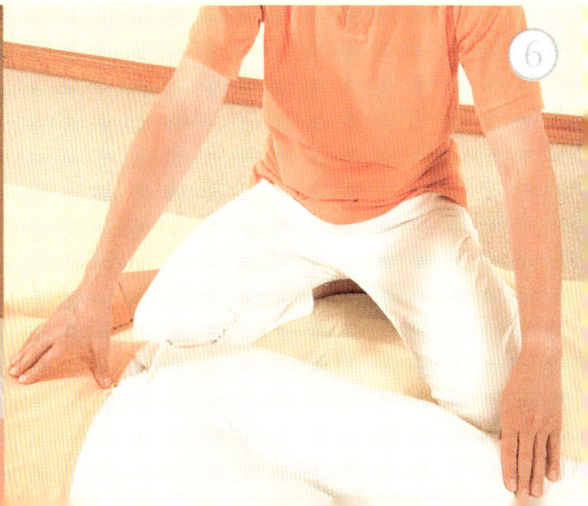
6

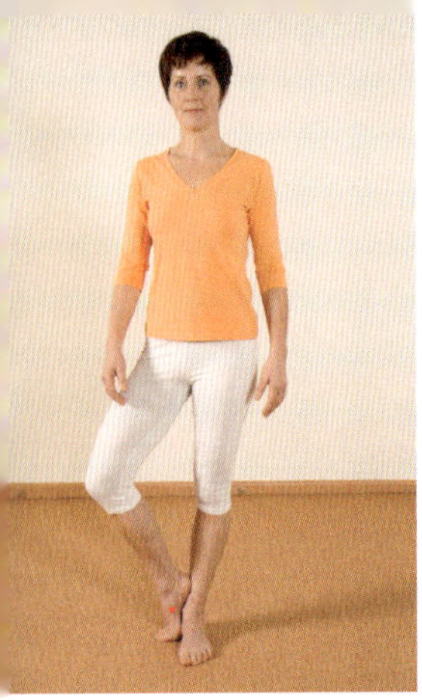

MILZ 4

GROSSVATER UND ENKEL

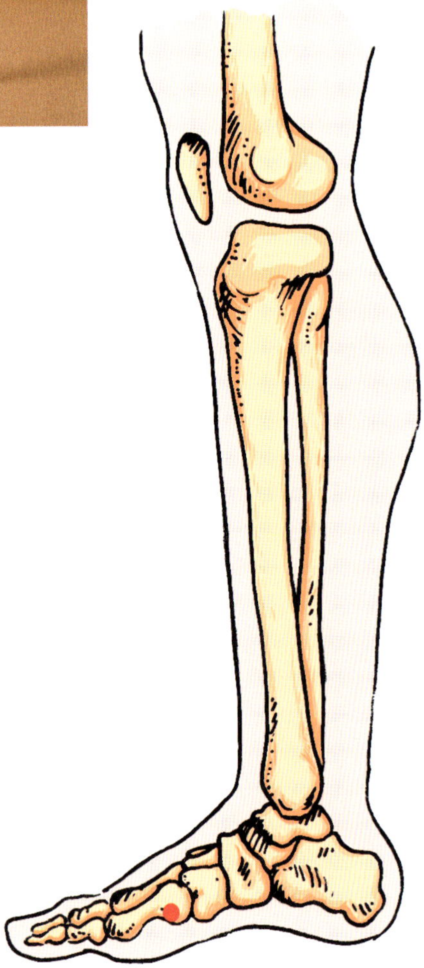

Selbstbehandlung

Fersenmassage: Lege dich auf den Rücken, ein Bein leicht geöffnet. Reibe kräftig mit der Ferse des anderen Fußes die Zone von Milz 4. Abb. 1

»Schmetterling«: Sitze aufrecht mit angewinkelten Knien, die Füße aufgestellt. Öffne die Knie langsam, sodass die Fußsohlen sich berühren. Halte den Punkt mit den Daumen auf beiden Seiten. Abb. 2

Zusätzlich kannst du dabei mit den Beinen leicht auf und ab wippen, so wie ein Schmetterling mit den Flügeln schlägt.

Partnerbehandlung

Rückenlage: Halte Milz 4 mit dem Daumen oder reibe den Punkt mit der Handkante. Das bringt Wärme und Energie in Bauch und Becken.

Lage

Am Innenrand des Fußes, einen Daumenbreit neben dem Grundgelenk der großen Zehe.

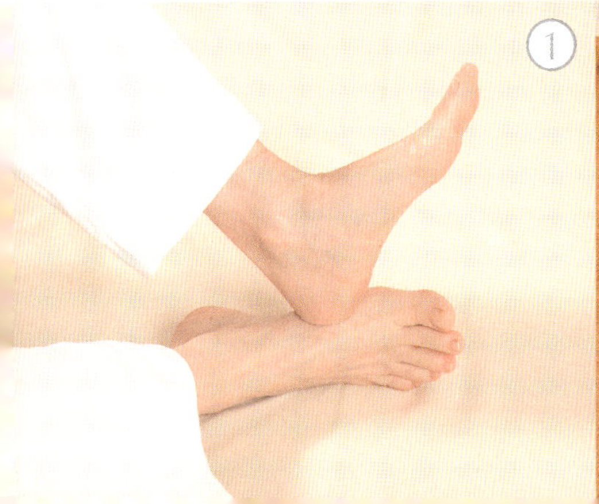

1

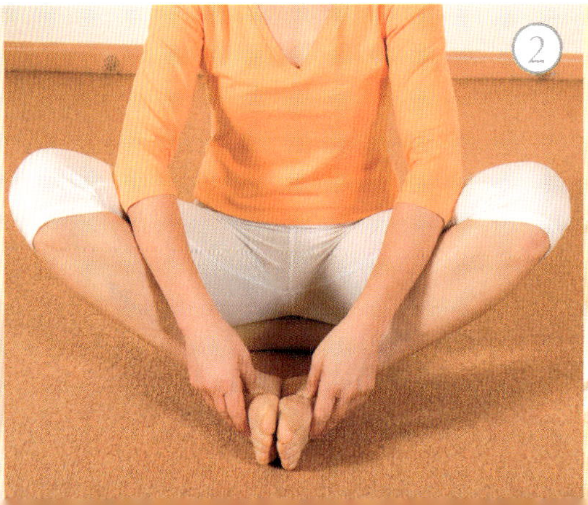

2

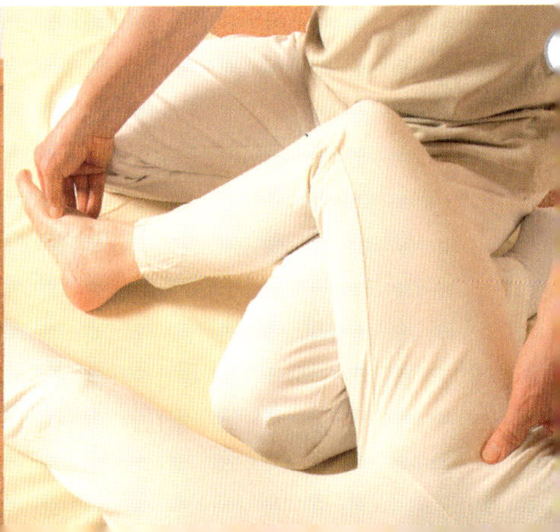

Besonderheit

Schlüsselpunkt des Durchdringungsgefäßes (Chong Mai)
Vereinigungspunkt mit dem Bewahrer des Yin (Yin Wei Mai)

W

Wirkung	hilfreich
stärkt den Fluss des Qi in den Beckenorganen, kann die Empfindsamkeit in der Sexualität erhöhen	bei Menstruationsstörungen, sexueller Anspannung
reguliert und kräftigt die Verdauung, unterstützt Milz und Magen	bei Verdauungsstörungen wie Blähungen, Durchfall, Übelkeit, Bauchschmerzen
löst Energiestagnation auf	bei Kopfschmerzen, prämenstruellem Syndrom, Reizbarkeit, Wut
stärkt das Blut und damit die körperliche Verwurzelung	
fördert die Energie des Erdelementes, gibt ein Gefühl von Sicherheit und Geborgenheit	bei einem Gefühl von mangelnder Unterstützung und Versorgung

Gut in Kombination mit

Milz 9: unterstützt die Menstruation, wirkt krampflösend auf die Beckenorgane
Milz 13: fördert den Energiefluss zwischen Becken und Beinen und die Durchblutung im Beckenbereich, wärmt und entspannt den Unterbauch, unterstützt eine liebevolle Sexualität, bringt vom »Müssen« ins »Geschehenlassen«, reguliert den weiblichen Zyklus, entlastet den unteren Rücken Abb. 3
Milz 16: unterstützt die Verdauung, lindert Übelkeit und Appetitlosigkeit, gibt eine erdende Unterstützung und körperliche Entspannung (S. 159)
Dickdarm 11: gute Kombination zur Erhaltung der Vitalität und der Abwehrkraft (S. 93)
Leber 13: stärkt die Erde, fördert ein harmonisches Gleichgewicht von Leber und Milz, unterstützt bei Verlust von Vertrauen und bei Existenzangst Abb. 4
Perikard 6: die Kombination der Schlüsselpunkte des Durchdringungsgefäßes und des Bewahrers des Yin wirkt entspannend auf den Oberbauch, den Magen und das Herz, stärkt das Yin Abb. 5
Konzeptionsgefäß 4: stärkt das Blut, beruhigt den Geist und fördert das Selbstvertrauen Abb. 6
Konzeptionsgefäß 6: unterstützt den Aufbau und die Speicherung von Energie

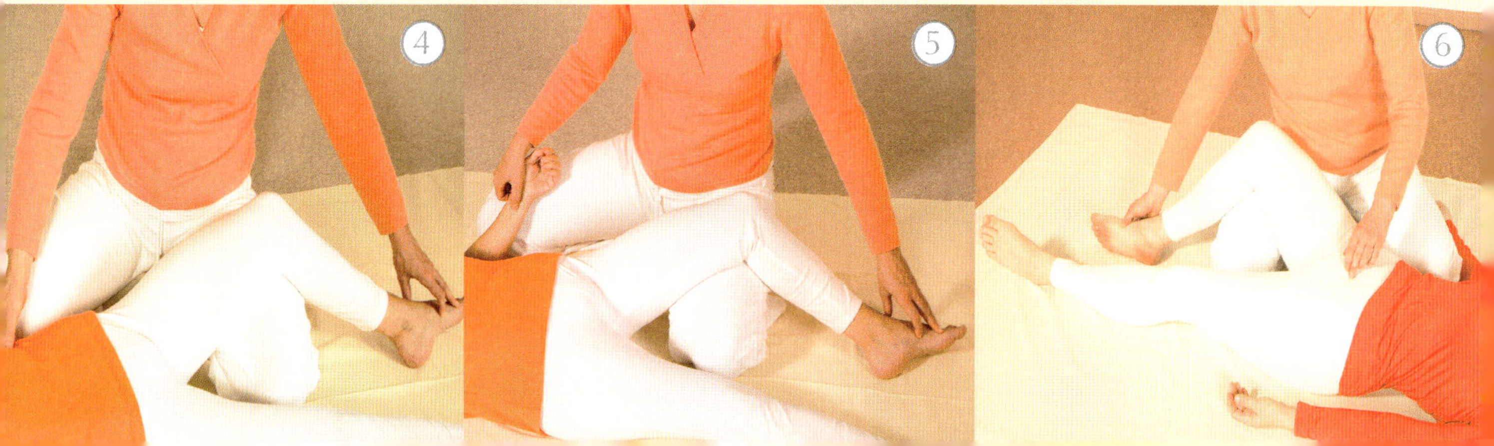

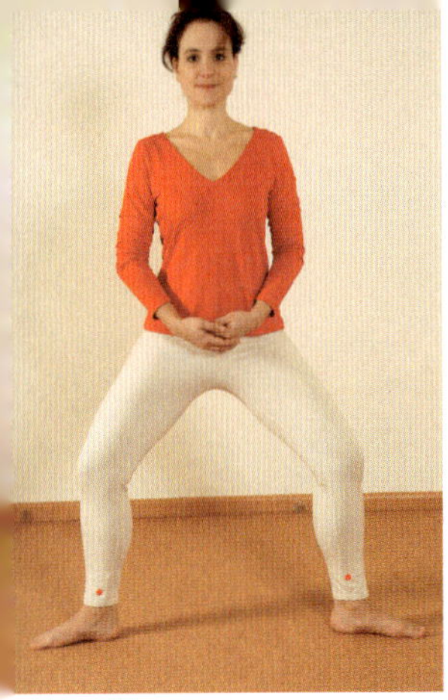

MILZ 6

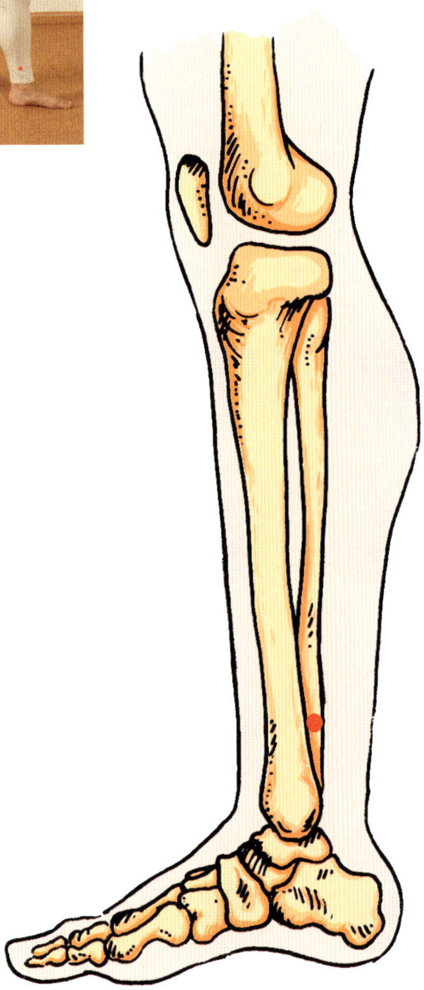

VERBINDUNG DER DREI YIN

Beiname: SEE DES BLUTES

Selbstbehandlung

Fersenmassage: Lege dich auf den Rücken, ein Bein leicht geöffnet. Reibe kräftig mit der Ferse des anderen Fußes die Zone von Milz 6.

»Schmetterling«: Sitze aufrecht mit angewinkelten Knien, die Füße aufgestellt. Öffne die Knie langsam, sodass die Fußsohlen sich berühren. Halte mit den Daumen Milz 6 auf beiden Seiten. Abb. 1

Zusätzlich kannst du dabei mit den Beinen leicht auf und ab wippen, so wie ein Schmetterling mit den Flügeln schlägt. Auf diese Weise wird zusätzlich der Milzmeridian gedehnt.

Lege dich auf den Rücken, bringe die angewinkelten Beine zum Oberkörper und öffne die Knie, sodass die Fußsohlen sich berühren. Halte Milz 6 auf beiden Seiten mit dem Daumen. Abb. 2

Partnerbehandlung

Rückenlage: Lege das Bein deiner Partnerin geöffnet über deinen Oberschenkel und halte Milz 6. Abb. 3

Rückenlage: Gehe in die Torbogenstellung und lege den Fuß deiner Partnerin in deine Leiste. Unterstütze mit einer Hand das Knie, verlagere dein Gewicht nach vorne und rotiere das Bein, während du den Punkt mit dem Daumen hältst. So wird der Energiefluss im Milzmeridian von den Beinen bis zur Leiste angeregt. Abb. 4

Lage

Auf der Innenseite des Unterschenkels, vier Fingerbreit oberhalb der höchsten Erhebung des Innenknöchels hinter dem Schienbein.

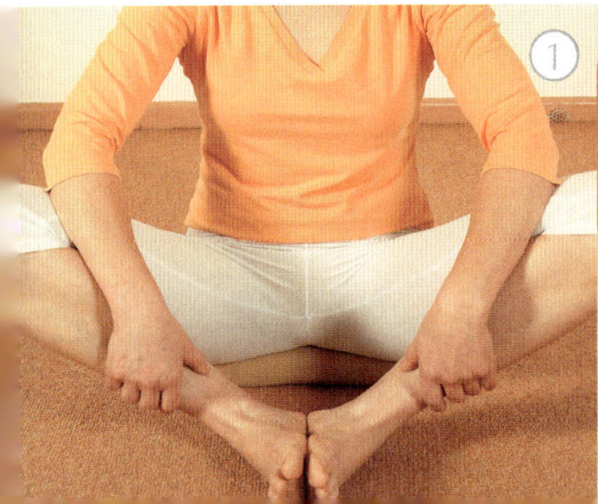

1

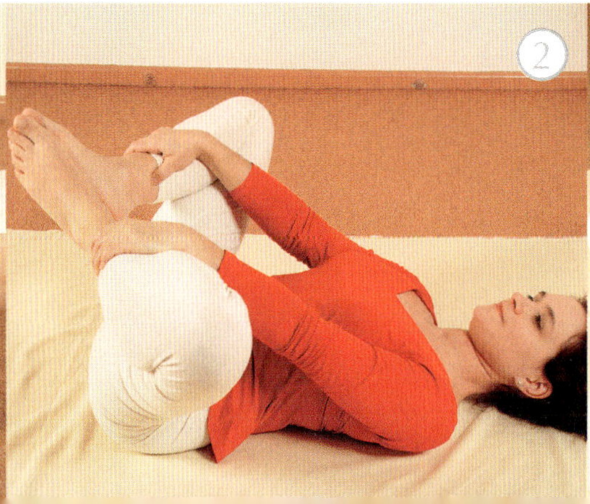

2

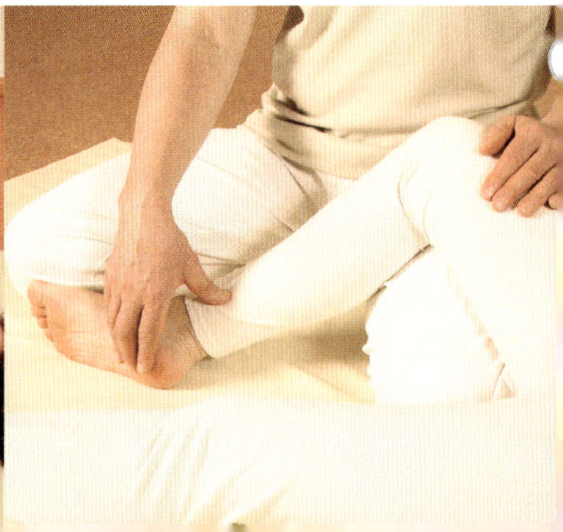

Besonderheit

Meisterpunkt des Unterbauches
Milz 6 vereint und stärkt die Kräfte von Milz, Leber und Nieren (»Verbindung der drei Yin«).

M S!

Wirkung	hilfreich
harmonisiert und stärkt die Harn- und Geschlechtsorgane, unterstützt den Fluss der Energie im Beckenbereich	bei allen Urogenitalproblemen, schwacher sexueller Lust, Potenzstörungen aufgrund von mangelnder Energie
nährt, bewegt und kühlt das Blut, reguliert den weiblichen Zyklus, wirkt auf den Uterus, regt die Wehentätigkeit an	bei Menstruationsstörungen, Beschwerden in den Wechseljahren
unterstützt Verdauung und Stoffwechsel, verbessert die Nährstoffaufnahme, hilft bei der Umwandlung von Feuchtigkeit	bei Verdauungsstörungen aufgrund einer Milzschwäche wie Völlegefühl, Durchfall, Blähungen, Müdigkeit aufgrund von zu viel Feuchtigkeit, verbunden mit einem Schweregefühl
stimuliert das Immunsystem	bei allergischen Reaktionen
stärkt den Körper und beruhigt den Geist bringt die Energie vom Kopf in den Bauch	bei Unruhe, Schlafstörungen, starken emotionalen Schwankungen

Gut in Kombination mit

Milz 13: stärkt und bewegt den Energiefluss im Beckenbereich, kann sexuell anregend wirken, entspannt bei »verkrampfter Sexualität«; alternativ zum direkten Stimulieren von Milz 13 kannst du auch eine Hand in die Leiste legen (S. 101)
Magen 36: besonders ausgleichend, unterstützt die Verdauung; wichtigste Kombination zum Aufbau der nachgeburtlichen Energie Abb. 5
Leber 13: entspannt den Bauch, hilft bei Verdauungsstörungen, besonders wenn sie durch Stagnation oder Kälte ausgelöst wurden, erleichtert den menstruellen Blutfluss (S. 176)
Herz 7: stärkt den Körper, beruhigt den Geist bei innerer Unruhe und Nervosität, fördert den Schlaf Abb. 6
Konzeptionsgefäß 4/Konzeptionsgefäß 6: baut auf bei körperlicher und seelischer Erschöpfung, verankert Qi im Hara (S. 178/S. 143)

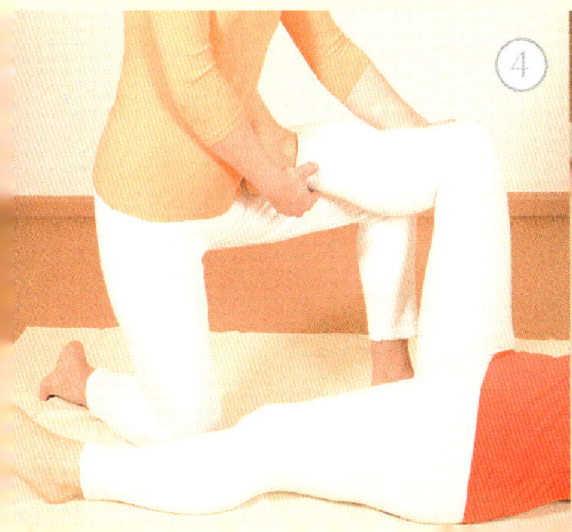

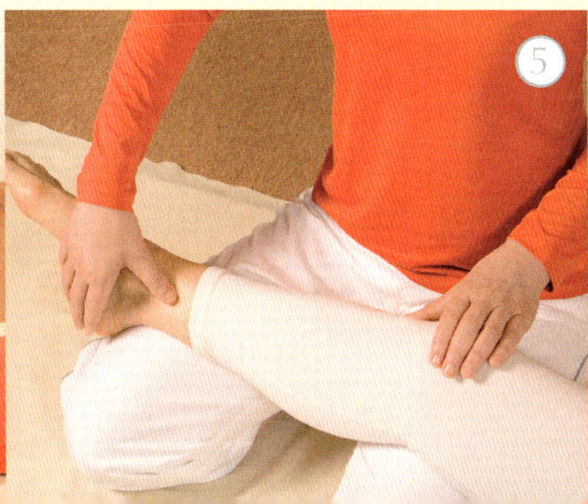

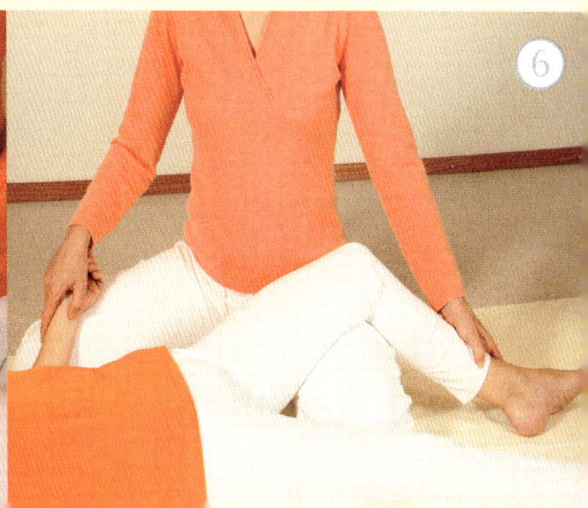

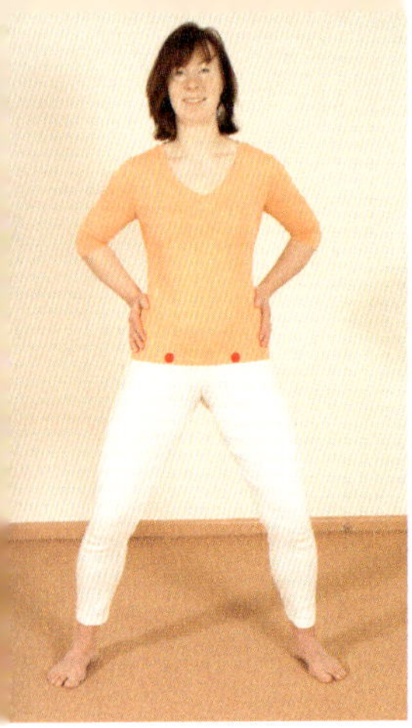

MILZ 13

HÜTTE DER EINGEWEIDE

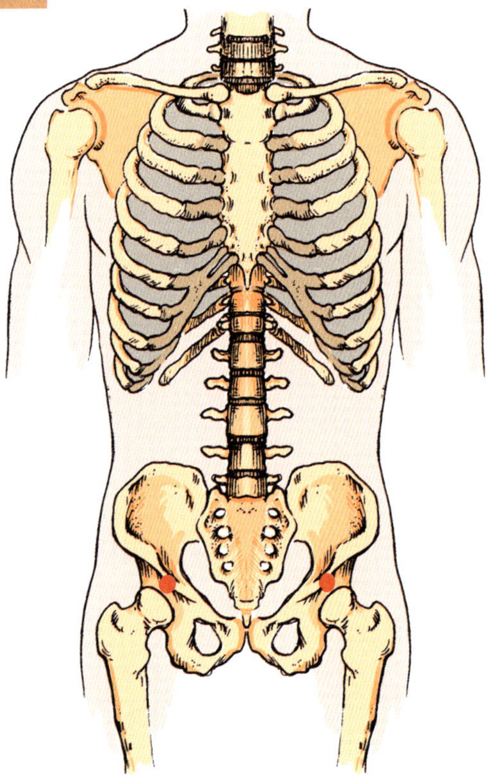

Selbstbehandlung

»Heuschrecke«: Lege dich auf den Bauch, balle die Hände zu Fäusten und schiebe sie unter die Leistengegend. Neben Milz 13 liegen auch die Punkte Milz 12, Leber 12 und Magen 30, die durch diese Übung ebenfalls stimuliert werden. Hebe mit dem Einatmen beide Beine so weit wie möglich vom Boden ab, die Halswirbelsäule bleibt dabei gerade. Bleibe eine Weile in dieser Haltung und atme ruhig und tief ein und aus. Lege dann mit dem Ausatmen langsam die Beine und den Kopf ab, entspanne dich und stelle dir gold-gelbes Licht vor, das von der Leiste aus den ganzen Körper durchströmt. Abb. 1

Partnerbehandlung

Rückenlage: Halte Milz 13 mit den Fingerspitzen oder lege eine Hand in die Leiste.

Rückenlage: Lege die Oberschenkel deiner Partnerin über deine eigenen Oberschenkel und halte die Punkte mit den Daumen oder Fingerspitzen (»tantrische Position«). Abb. 2

Rückenlage: Gehe in die Torbogenstellung und winkle das Bein deiner Partnerin an. Lege eine Hand mit abgespreiztem Daumen (»Tigermaul«) in die Leiste und kreise mit der anderen Hand sanft das Bein. Dadurch wird der Energiefluss in der Leiste angeregt. Abb. 3

Lage

In der Leistenbeuge, vier Daumenbreit seitlich der Mittellinie, einen Fingerbreit über dem Schambeinoberrand. Sollte deine Partnerin in diesem Bereich sehr kitzelig sein, halte den Punkt bestimmt, aber nicht zu kräftig!

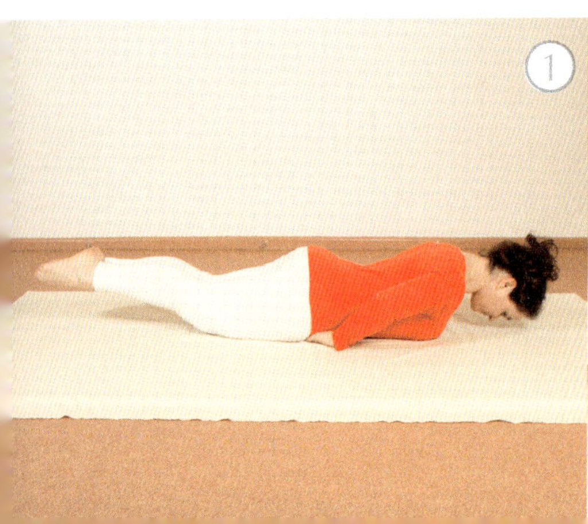
1

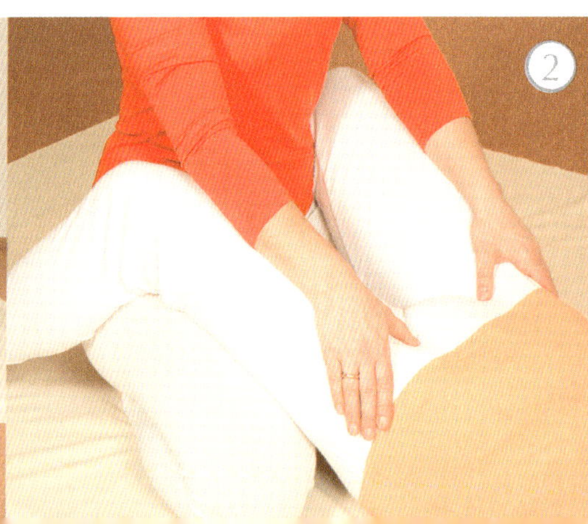
2

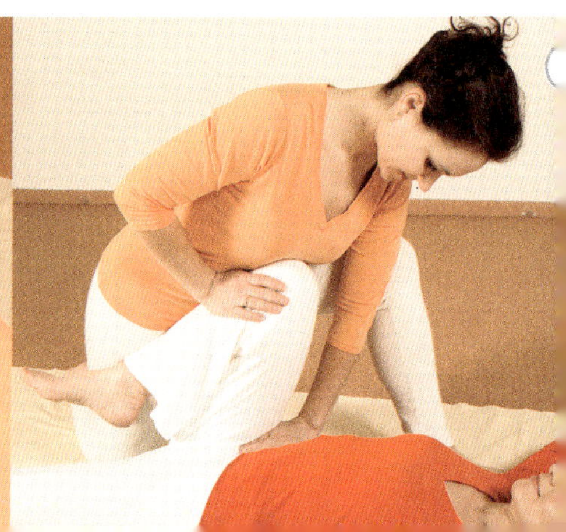

Besonderheit

Vereinigungspunkt mit dem Bewahrer des Yin (Yin Wei Mai)

Wirkung	hilfreich
unterstützt den Energiefluss und die Durchblutung im Unterbauch, in der Leiste und zwischen Bauch und Beinen, sodass die Energie ungehindert durch die Sexualorgane fließen kann, bedeutendes Tor für den Energiefluss in die Genitalien, kann die Sexuallust anregen	bei mangelndem Lustempfinden in der Sexualität, innerer Anspannung bei Menstruationsstörungen und -krämpfen
entspannt den Unterbauch, die Leistengegend und die Beckenorgane	bei allen Unterleibs- und Darmbeschwerden, die durch eine Stagnation der Leberenergie hervorgerufen werden
unterstützt die Verdauung, reguliert die Tätigkeit des Darms	bei Verdauungsstörungen wie Völlegefühl, Blähungen
kann Geborgenheit vermitteln, das Gefühl, in sich zu Hause zu sein	bei fehlender Erdung

Gut in Kombination mit

Milz 3: fördert »erdige Gefühle«, wie Gelassenheit, Geborgenheit, innere Ruhe, lässt die Energie der Erde durch die Beine in den Bauch strömen; gute Kombination als Vorbereitung zur Meditation
Milz 4: fördert den Energiefluss zwischen Becken und Beinen und die Durchblutung im Beckenbereich, wärmt und entspannt den Unterbauch, unterstützt eine liebevolle Sexualität, bringt vom »Müssen« ins »Geschehenlassen«, reguliert den weiblichen Zyklus, entlastet den unteren Rücken (S. 97)
Milz 6: stärkt und bewegt den Energiefluss im Beckenbereich, kann sexuell anregend wirken, entspannt bei »verkrampfter Sexualität« Abb. 4
Milz 10: unterstützt den Blutfluss während der Menstruation (S. 158)
Leber 14: unterstützt das Yin, stärkt das Vertrauen in eine positive Zukunft Abb. 5
Konzeptionsgefäß 17: verbindet Sexualität mit Liebe Abb. 6
Verbinde Milz 13 nacheinander mit **Milz 10** (S. 158), **Milz 9** (S. 157), **Milz 4**, **Perikard 6:** stärkt das Yin, fördert einen entspannten und meditativen Zustand

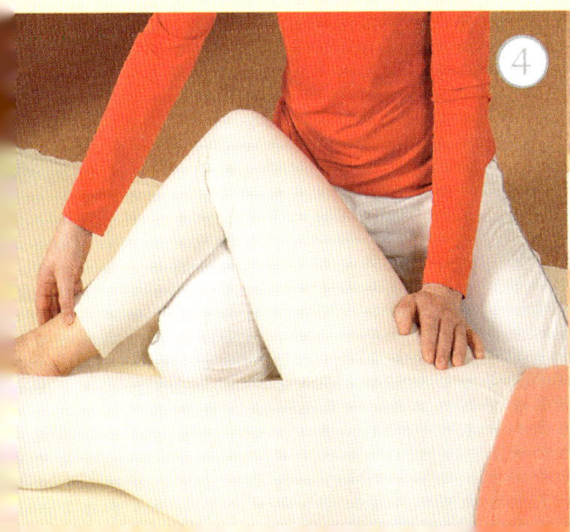

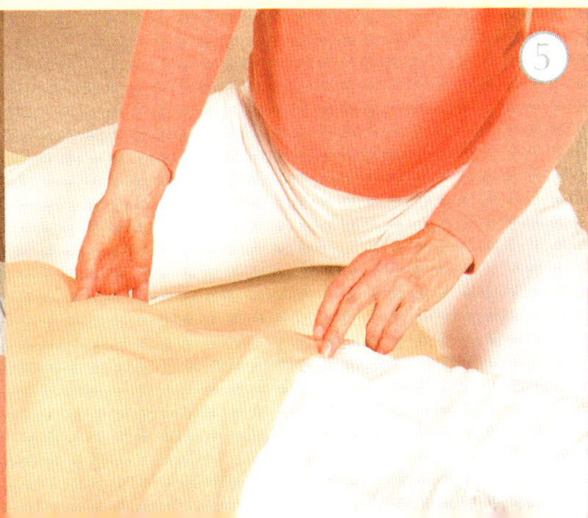

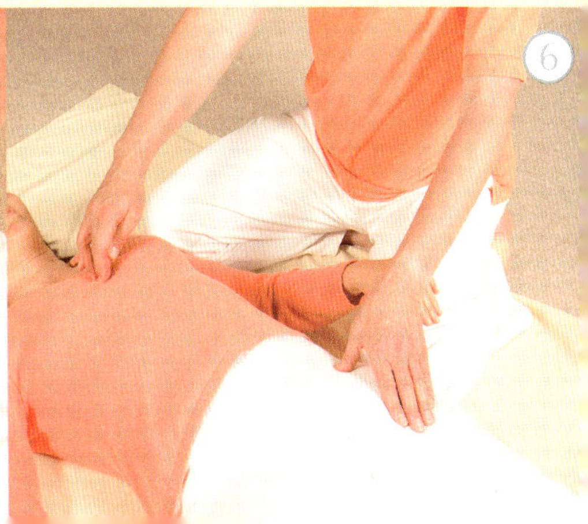

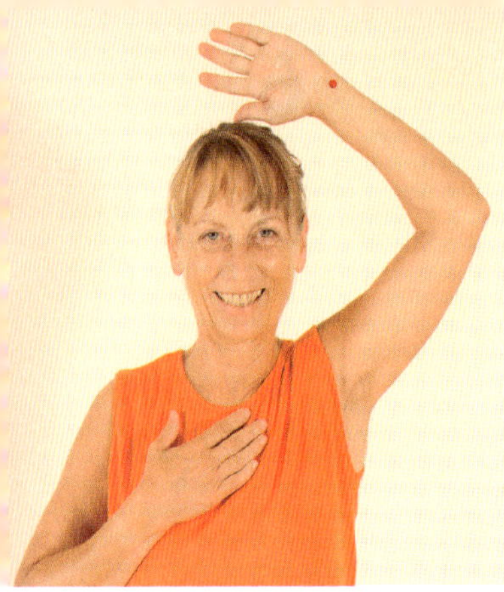

HERZ 7

GÖTTLICHES TOR
Beiname: BREITE STRASSE DER HEITERKEIT

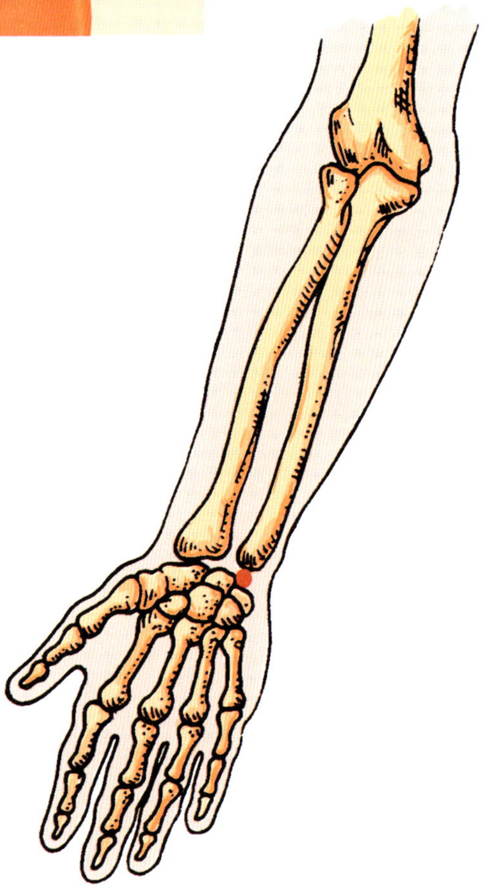

Selbstbehandlung
Dehne den Herzmeridian, indem du in Rückenlage einen Arm angewinkelt nach oben ablegst. Mit den Fingern der anderen Hand halte Herz 7 und die drei Punkte darüber (Herz 6, Herz 5, Herz 4, die in einem Anstand von jeweils einem halben Daumenbreit nebeneinander liegen). Alle vier Punkte haben eine beruhigende Wirkung. Abb. 1

Partnerbehandlung
Sitzposition: Bringe den angewinkelten Arm deiner Partnerin zur Dehnung des Herzmeridians nach oben über ihren Kopf und halte Herz 7 mit dem Zeige- oder Mittelfinger. Abb. 2

Rückenlage: Winkle den Arm nach oben an. Wenn die Dehnung zu intensiv ist, lege den Arm auf einem Kissen ab. Halte den Punkt mit dem Daumen.

Lage
An der Innenseite des Handgelenks auf der Seite des kleinen Fingers am Ende der quer laufenden Falte an der Daumenseite der großen Sehne.

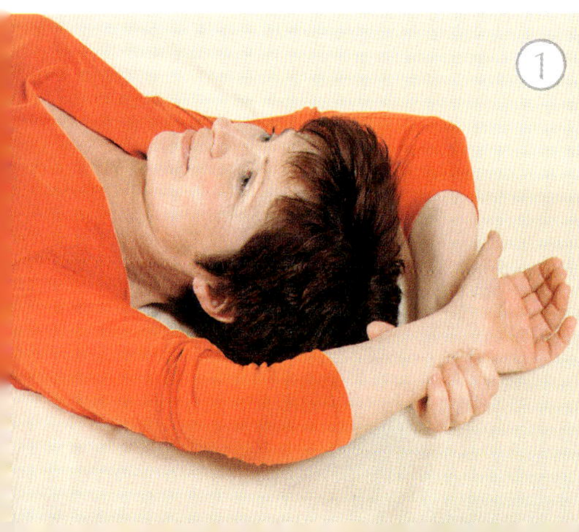

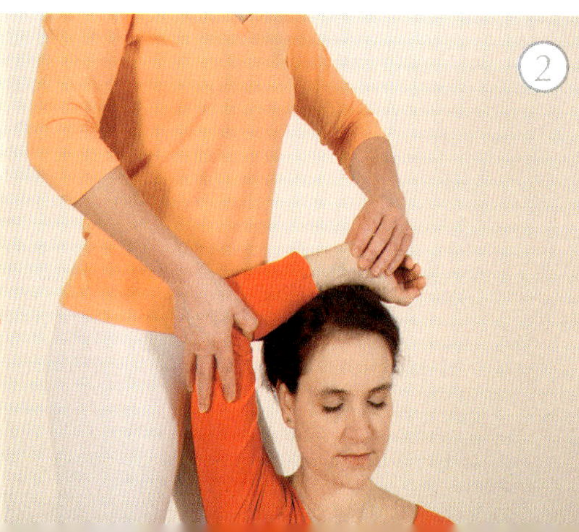

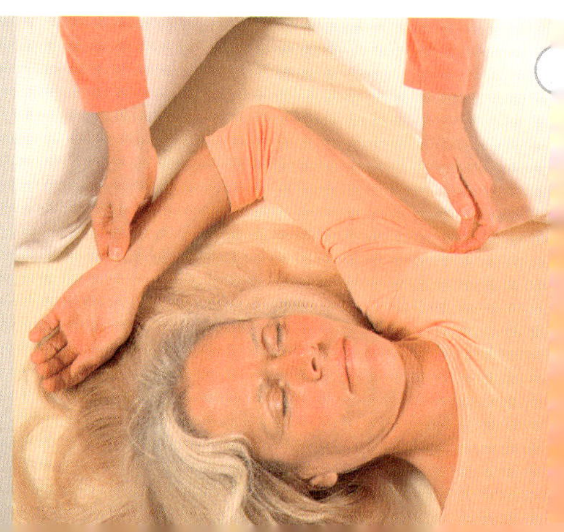

Besonderheit

Großer Beruhigungspunkt
Quellpunkt

Wirkung	hilfreich
beruhigt den Geist, besänftigt den Verstand und die Psyche, entspannt, fördert die Schlafbereitschaft	bei Unruhe, Nervosität, Stress, Hysterie, Prüfungsangst, Furcht, Schlafstörungen durch Gedankenflut
emotional harmonisierend, gleicht Stimmungsschwankungen aus	bei schlechter Laune, Reizbarkeit, Ängstlichkeit, depressiver Verstimmung
kraftvoller spiritueller Punkt, da das Herz die Residenz unseres Bewusstseins ist	bei geistig-emotionaler Überbelastung, emotionaler Leere, Teilnahmslosigkeit
bringt den »Geist zurück in den Körper«	bei Sucht, nach einem Schock, Trauma
gibt geistige Klarheit	bei Konzentrationsschwäche, Vergesslichkeit, Desorientierung
beruhigt und stärkt das Herz	bei Herzklopfen, Schmerzen in der Herzregion

Gut in Kombination mit

Herz 1: beruhigt und bringt ins Gleichgewicht, lässt die Energie vom Herzen über die Arme in die Hände fließen, wodurch sich das Herz entspannt und die Hände warm werden, erwärmt bei emotionaler Kälte Abb. 3
Herz 6, **Herz 5**, **Herz 4:** bei Nervosität und Übererregung halte diese nebeneinander liegenden Punkte mit vier Fingern und festem Druck (siehe auch Abb. 1)
Dünndarm 10: (S. 105), **Dünndarm 11:** (S. 107)
Blase 43: unterstützt bei emotionalen Verletzungen des Herzens durch Verlust oder Ablehnung Abb. 4
Blase 62: fördert die Schlafbereitschaft, hilfreich bei Übererregung oder Gereiztheit infolge von Schlafmangel (S. 123)
Niere 3: wirkt stärkend und zugleich beruhigend, verbessert die Kommunikation zwischen Herz und Nieren (Energieschicht des Shao Yin) (S. 125)
Niere 6: wirkt beruhigend, hilft Menschen, die schreckhaft und ängstlich sind (S. 127)
Milz 6: stärkt den Körper, beruhigt den Geist bei innerer Unruhe und Nervosität, fördert den Schlaf (S. 99)
Konzeptionsgefäß 14: wärmt und entspannt das Herz und erfüllt es mit Frieden Abb. 5
Konzeptionsgefäß 17: klärt den Geist und unterstützt Weisheit und Erkenntnis (S. 145)
Lenkergefäß 20: verbindet Denken mit Fühlen, hilft bei der Suche nach der inneren Bestimmung Abb. 6

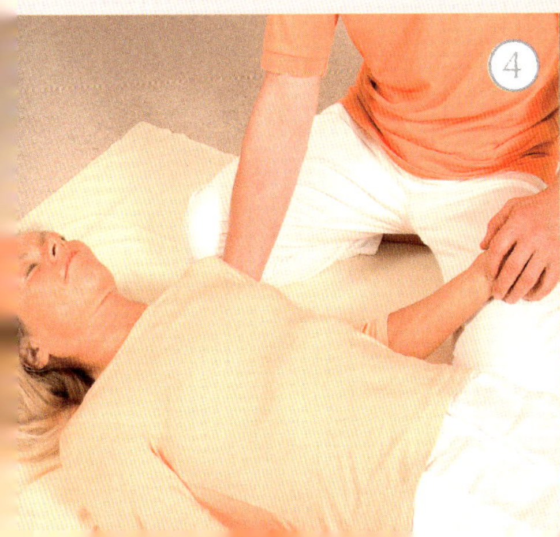

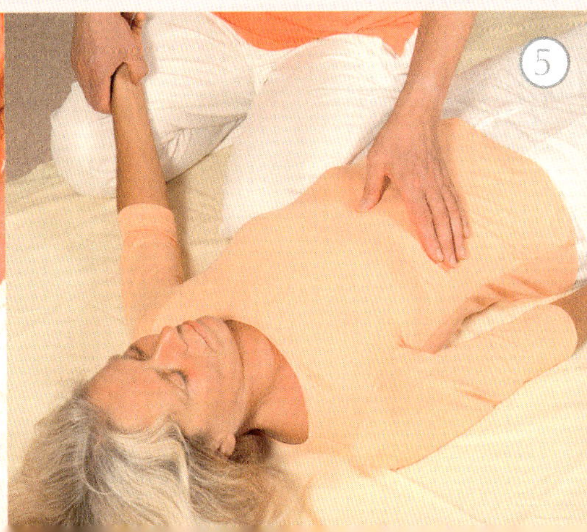

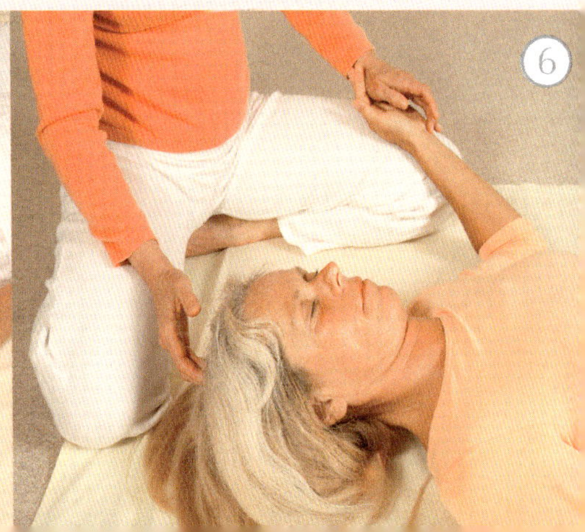

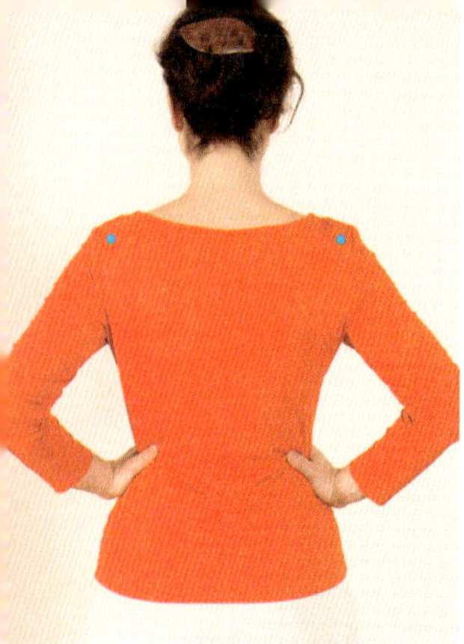

DÜNNDARM 10 ZUSTIMMUNGSPUNKT DER SCHULTER

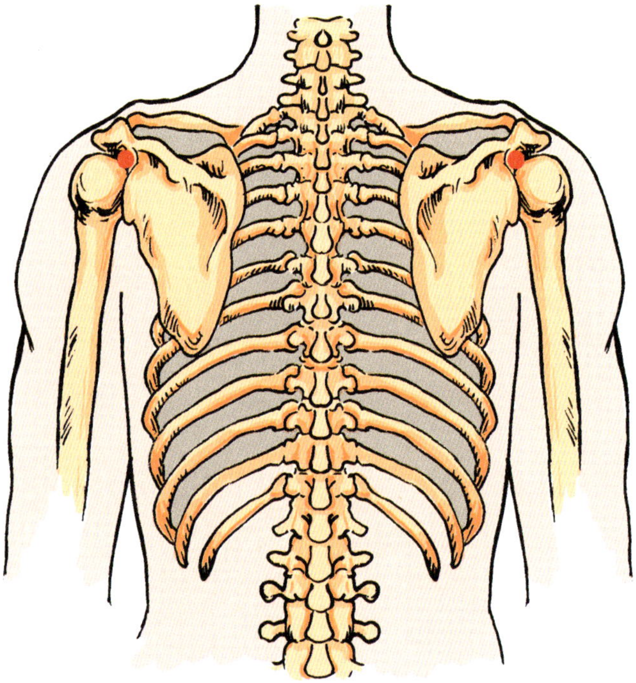

Lage

Auf dem Rücken, bei herabhängendem Arm senkrecht oberhalb der hinteren Achselfalte in einer Mulde unterhalb der Schulterblattgräte.

Selbstbehandlung

Lege eine Hand auf die gegenüberliegende Schulter und greife mit den Fingerspitzen unter den knöchernen Vorsprung der Schulterblattgräte. Abb. 1

Lege dich auf den Rücken und bringe auf einer Seite einen Tennisball unter den Punkt. Dann winkle den Arm nach oben an. Lass den Atem tief fließen und konzentriere dich dabei auf den Punkt. Abb. 2

Setze dich in den Fersensitz, atme tief ein und falte die Hände hinter deinem Rücken. Beuge mit dem Ausatmen den Oberkörper nach vorn, sodass die Stirn den Boden berührt und bringe dabei die Arme so weit wie möglich nach oben. Bei dieser Dehnung werden besonders die Punkte Dünndarm 9, 10 und 11 geöffnet und stimuliert. Verweile einige Atemzüge in dieser Position und bringe dann mit dem Ausatmen die Arme wieder nach unten. Ruhe einen Moment und richte dich langsam auf (siehe Dünndarm 11, S. 106 Abb. 2).

Partnerbehandlung

Sitzposition: Umfasse die Schulter von vorne, während du den Punkt hältst.

Rückenlage: Bringe die angewinkelten Fingerspitzen einer Hand unter Dünndarm 10, während du die andere Hand oben auf die Schulter legst (»Sandwich-Position«). Abb. 3

Rückenlage: Sitze am Kopfende und halte die Punkte auf beiden Seiten. Abb. 4

Bauchlage: Gehe in die Torbogenstellung und umfasse die Schulter (mit Dünndarm 10), während du den gestreckten Arm behutsam nach oben dehnst. Abb. 5

Seitenlage (auch in der Torbogenstellung): Dehne den angewinkelten Arm nach oben und halte den Punkt mit dem Daumen. Abb. 6

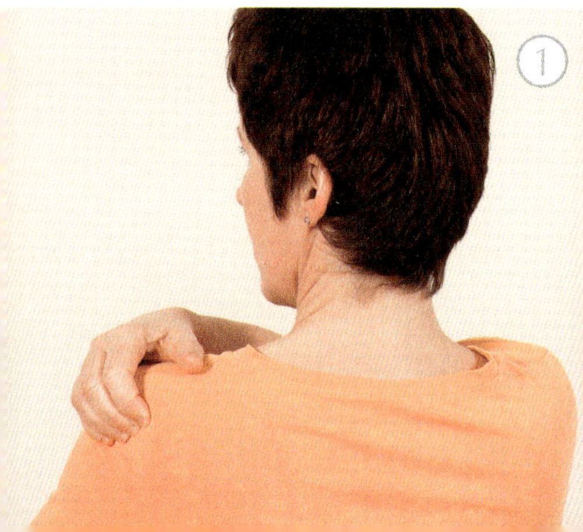

1

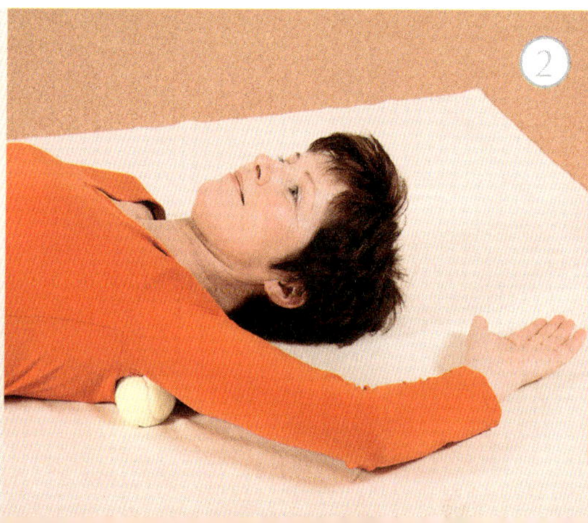

2

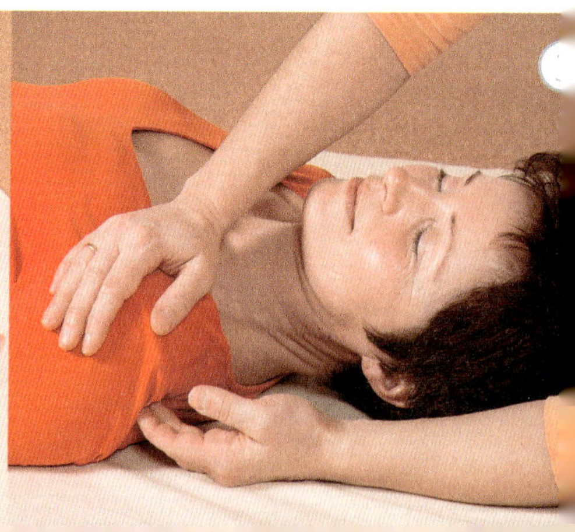

Besonderheit

Vereinigungspunkt mit dem Bewahrer des Yang (Yang Wei Mai)
und dem Yang-Fersengefäß (Yang Qiao Mai)
Dünndarm 10 ist ein wichtiger Punkt für die Schulter.

Wirkung	hilfreich
allgemein entspannend	bei Anspannung, Nervosität, Angst
löst Spannungen im Schultergürtel und oberen Rücken, fördert den Energiefluss und die Blutzirkulation zwischen Schultern und Armen	bei Schmerzen und Bewegungseinschränkung in Schulter, Arm und Nacken, Taubheitsgefühl in den Armen, kalten Händen, schlechter Durchblutung, Störungen des Lymphflusses im Hals- und Nackenbereich
schützt das Herz, löst Spannungen im Herzzentrum, sowohl physisch als auch psychisch	bei Verspannungen der Schultern, die wie ein Schutzpanzer das Herz von hinten verschließen und es daran hindern, sich zu öffnen und zu erblühen

Gut in Kombination mit

Dünndarm 3: befreit und lockert die Schultern (S. 161)
Herz 7: wirkt ausgleichend auf den Kreislauf, beruhigt den Geist, verbessert die energetische Verbindung zwischen Schultern und Armen
Gallenblase 20: löst die »Nacken-Schulter-Panzerung«, entspannt bei übermäßiger Kontrolle, führt vom »Tun« zum »Sein«; du kannst beide Punkte auf einer Seite oder vom Kopfende aus diagonal auf beiden Seiten halten
Dickdarm 14: bringt Energie von den Schultern in die Arme
Verbinde Dünndarm 10 nacheinander mit **Dickdarm 14**, **Dreifacher Erwärmer 5**, **Perikard 6:** wirkt allgemein kräftigend, fördert den Energiefluss zwischen Schultern und Armen, hilfreich bei Schulterbeschwerden und einer Schwäche der Arme

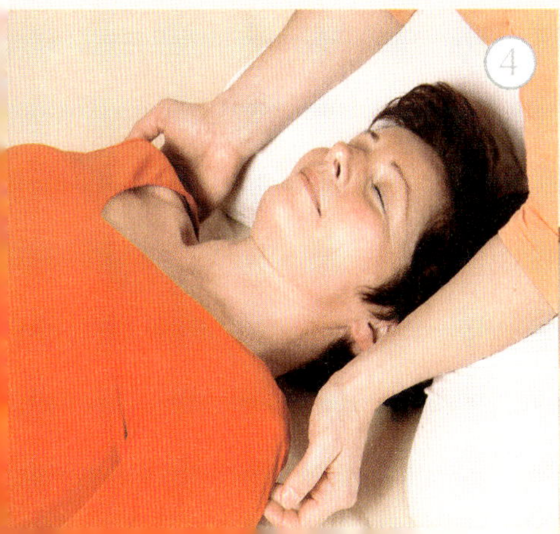

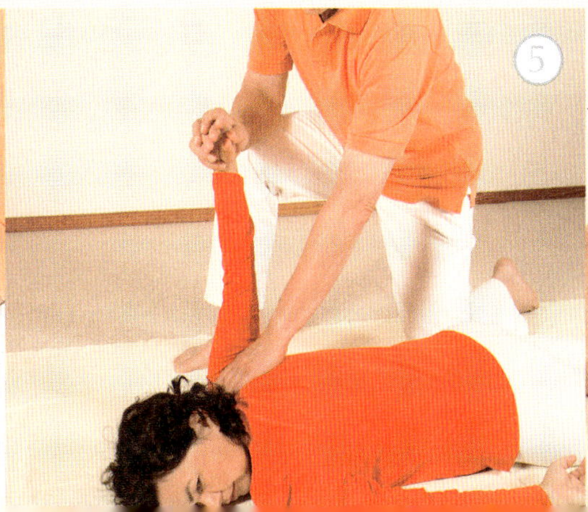

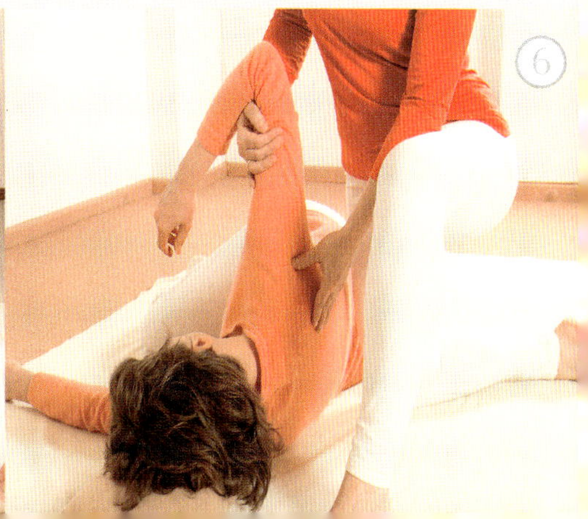

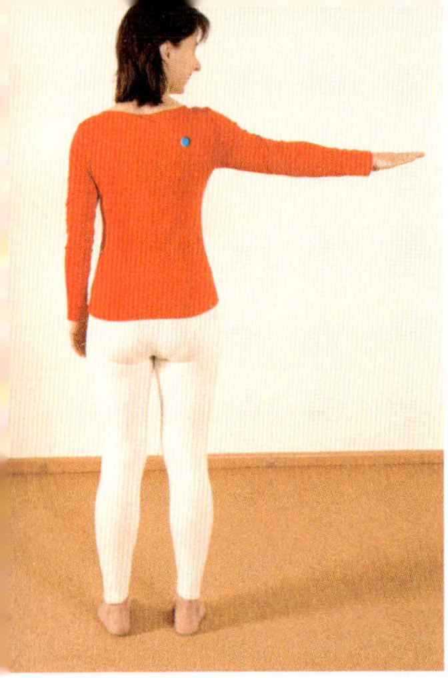

DÜNNDARM 11 HIMMLISCHE AHNEN

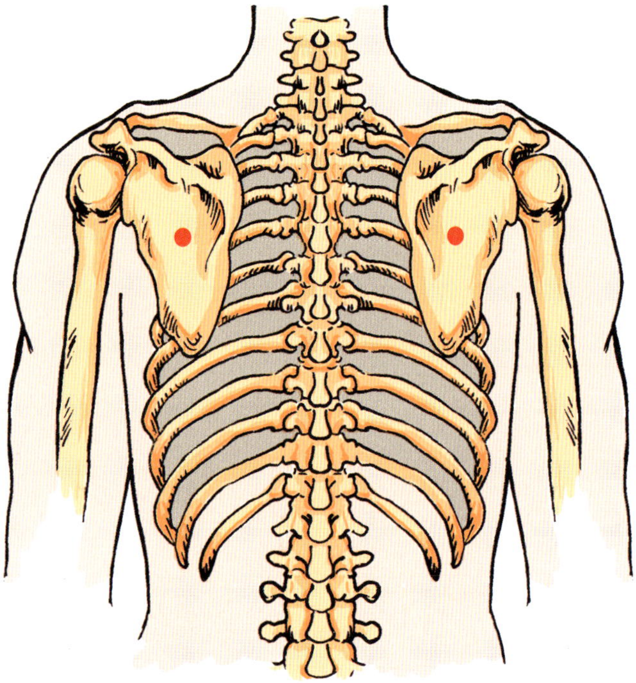

Lage

In der Mitte des Schulterblatts. Nimm das ganze Schulterblatt in die Hand und ertaste oben die Schulterblattgräte und unten die Spitze des Schulterblatts. Dünndarm 11 liegt im Zentrum dieses Dreiecks.

Selbstbehandlung

Lege dich auf den Rücken, bringe einen Tennisball unter ein Schulterblatt und strecke den Arm zur Seite hin aus. Atme tief und konzentriere dich dabei auf den Punkt. Abb. 1

Setze dich in den Fersensitz, atme tief ein und falte die Hände hinter deinem Rücken. Beuge mit dem Ausatmen den Oberkörper nach vorn, bis die Stirn den Boden berührt und bringe dabei die Arme so weit wie möglich nach oben. Bei dieser Dehnung werden besonders die Punkte Dünndarm 9, 10 und 11 geöffnet und stimuliert. Verweile einige Atemzüge in dieser Position und bringe dann mit dem Ausatmen die Arme wieder nach unten. Ruhe einen Moment und richte dich langsam auf. Abb. 2

Partnerbehandlung

Sitzposition: Knie neben deiner Partnerin und halte den Punkt. Die andere Hand stützt die Schulter von vorne.

Seitenlage: Umfasse die Schulter von vorne, während du Dünndarm 11 hältst. Abb. 3

Bauchlage: Sitze neben deiner Partnerin oder hinter ihrem Kopf und halte den Punkt mit dem Daumen.

Rückenlage: Die Behandlung in Rückenlage erfordert eine gute Kenntnis der Lage des Punktes. Sitze hinter dem Kopf deiner Partnerin und bringe deine Hände rechts und links unter die Schulterblätter. Ertaste die Schulterblattspitzen und ziehe deine Finger langsam zurück, bis sie die Punkte finden. Abb. 4

Wenn du den Punkt nur auf einer Seite hältst, lehne dich mit der anderen Hand von oben auf die Schulter und dehne sie nach unten.

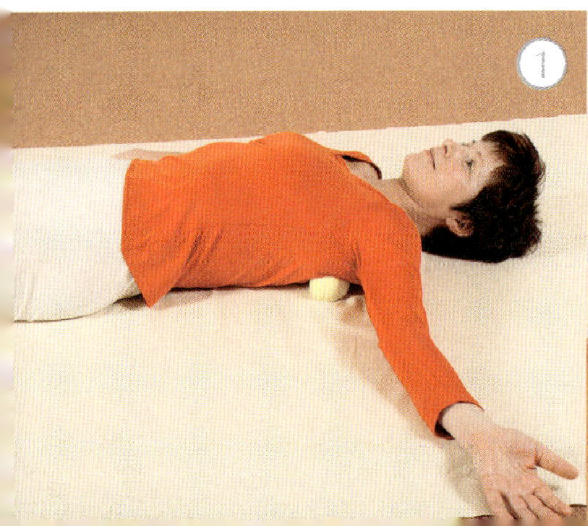
1

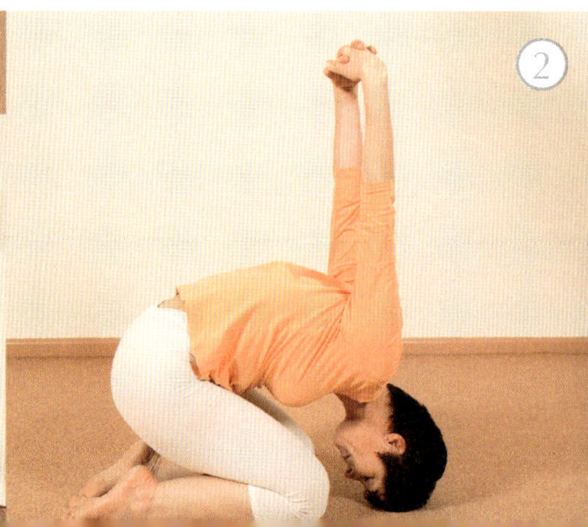
2

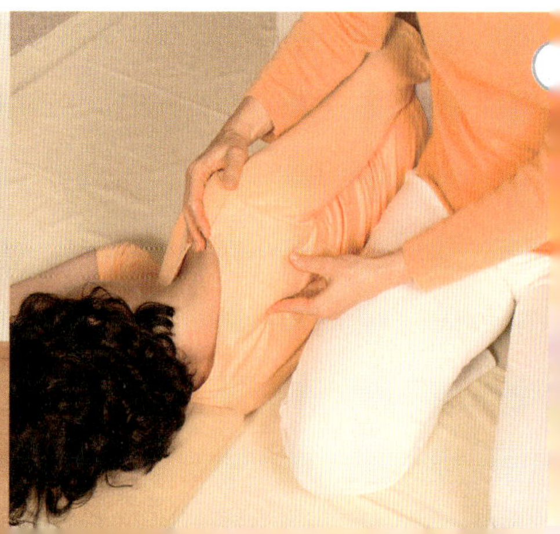

Besonderheit

Hier entspringen die »Engelsflügel«, die ein befreites, offenes, »beflügeltes Herz« widerspiegeln. Häufig befindet sich an dieser Stelle aber ein muskulärer Panzer, der aufgebaut wurde, um das Herz vor Verletzungen zu schützen.

Wirkung	hilfreich
entspannt die Rückseite des Herzens, macht alte Wunden des Herzens oder Liebeskummer, der hier gespeichert wurde, bewusst und leitet so einen Heilungsprozess ein, kann mit der Essenz des Herzens, der Fähigkeit zu lieben, verbinden	bei Muskelverspannungen um das Herzzentrum herum, die durch seelische Verletzungen oder Traumata entstanden sind, depressiver Verstimmung
nimmt die Last von den Schultern, entspannt die Schultern	bei Bewegungseinschränkung und Schmerzen in der Schulter und der Brust, im Rücken, im Nacken und in den Armen
erleichtert die Atmung, öffnet die Brust	bei Atembeschwerden, Kurzatmigkeit und Husten
beruhigt den Geist	

Gut in Kombination mit

Dünndarm 3: befreit den oberen Rücken, hilfreich bei Schulter- und Nackenverspannungen
Herz 7: entspannt die Muskulatur von Schultern und Nacken, fördert die Weisheit des Herzens, löst rigide Gedankenmuster
Blase 43: lindert Verspannungen im Herzzentrum, die durch traumatische Erlebnisse verursacht wurden, entspannt die Schultern, die Brustwirbelsäule und den oberen Rücken, fördert die Beweglichkeit der Schultern, hilft bei Kurzatmigkeit und Beklemmungsgefühl Abb. 5
Gallenblase 30: unterstützt den Energiefluss in den großen Gelenken (Schulter und Hüfte), fördert ihre Beweglichkeit, hilft bei emotionaler Anspannung durch Frustration, Ärger und Enttäuschung (S. 139)
Lunge 1: löst Starrheit und verfestigte Strukturen in Schulter und Herz Abb. 6

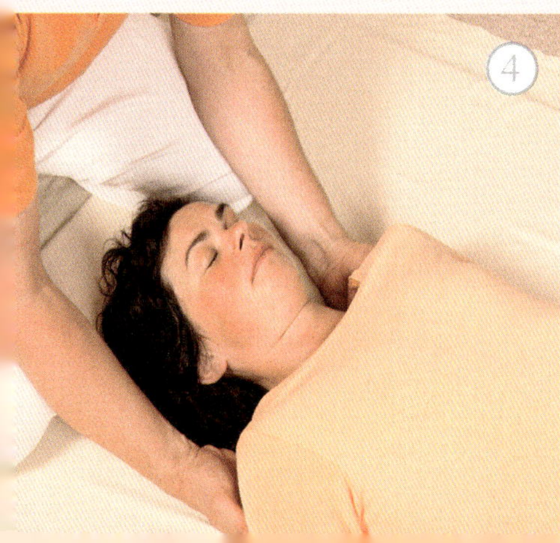

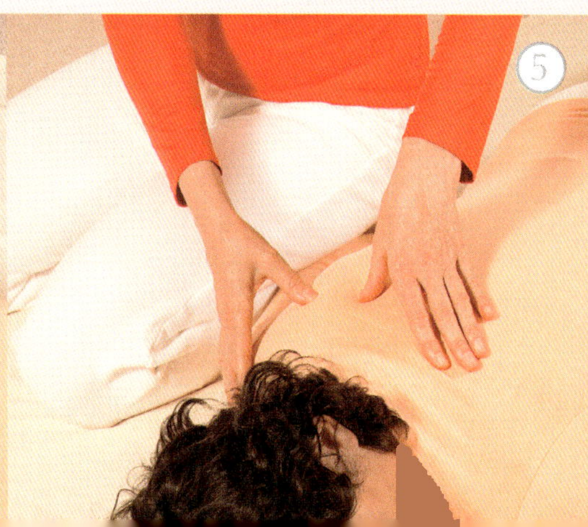

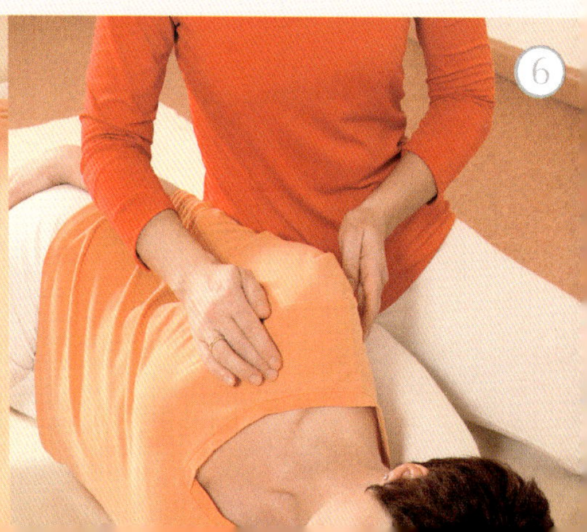

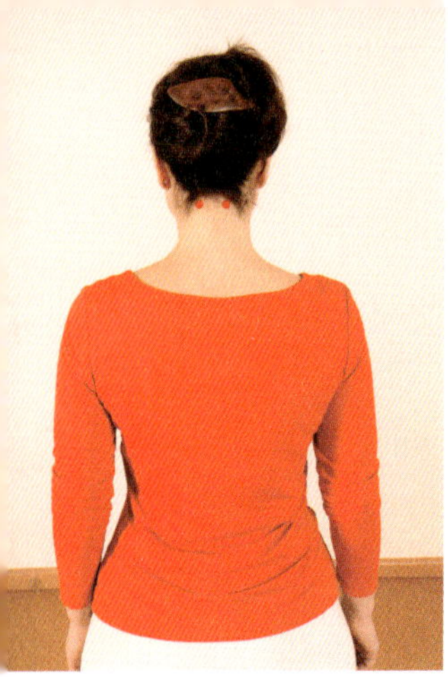

BLASE 10

HIMMLISCHE SÄULE

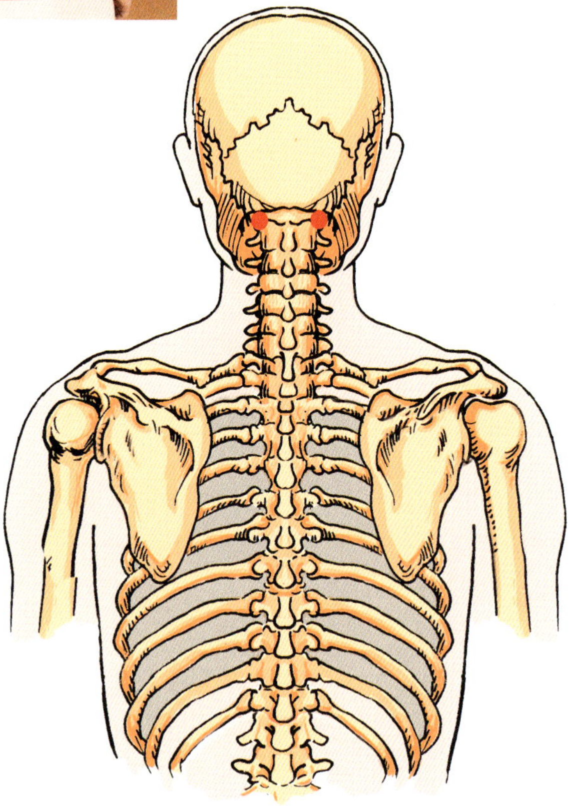

Selbstbehandlung

Gehe mit den Fingerspitzen mit festem Druck auf den Bereich von Blase 10 neben den dicken Muskelsträngen im Nacken und bewege den Kopf mit dem Einatmen leicht nach hinten in den Nacken, mit dem Ausatmen nach vorne. Abb. 1

Partnerbehandlung

Sitzposition: Halte Blase 10 auf beiden Seiten mit Daumen und Zeige- oder Mittelfinger, während die andere Hand die Stirn stützt. Neige den Kopf deiner Partnerin leicht nach hinten, um ihre Nackenmuskulatur zu entlasten. Abb. 2

Rückenlage: Sitze am Kopfende, bringe deine Hände in den Nacken und spüre mit deinen Fingerspitzen rechts und links den Muskelstrang. Winkle die Finger nach oben an und halte die Punkte mit den Mittelfingern. Abb. 3

Lage

Am Nackenhaaransatz am Außenrand des Trapezmuskels, zwei Fingerbreit seitlich der Mittellinie, einen Fingerbreit unterhalb des Schädelrandes.
An dieser Stelle ist häufig eine Verhärtung tastbar, in der sich Energie gestaut hat.

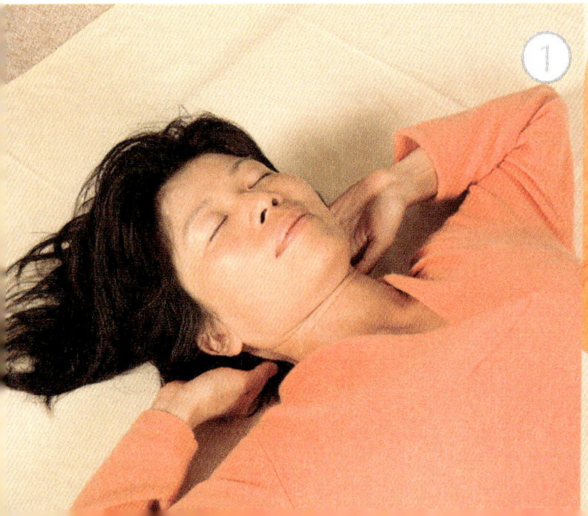

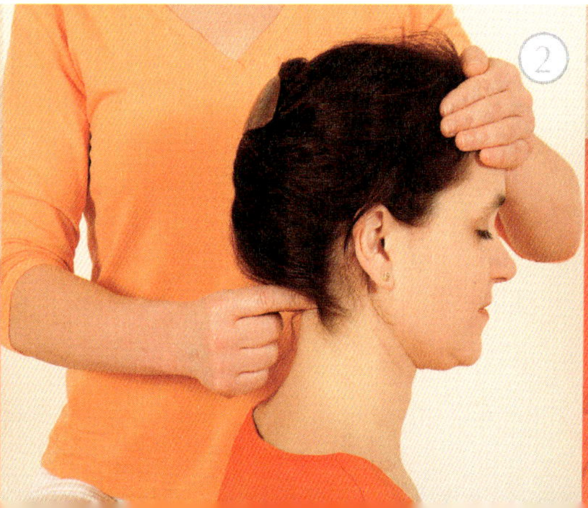

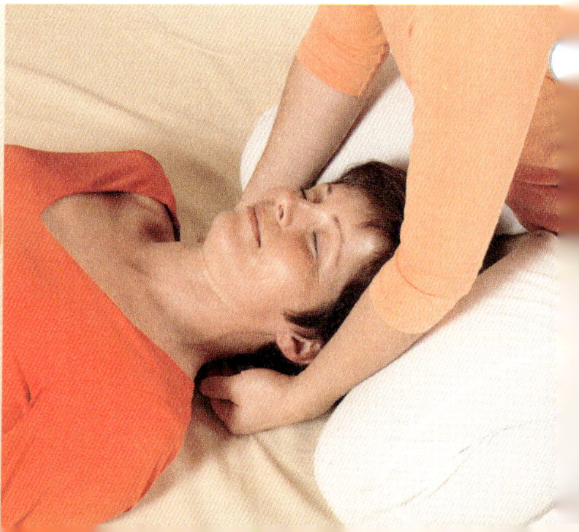

Besonderheit

Fenster-zum-Himmel-Punkt
Teilungsstelle des Blasenmeridians in einen inneren und einen äußeren Ast

Wirkung	hilfreich
fördert das Gleichgewicht zwischen Körper und Geist	bei starker, belastender Gedankentätigkeit, mentalem Stress
unterstützt den Energiefluss durch die enge Passage im Nacken und verbessert dadurch die Durchblutung des Gehirns, fördert die Konzentrationsfähigkeit	bei unklarem Denken, Schwere- und Druckgefühl im Kopf
verbindet Verstand und Gefühl	bei depressiver Verstimmung, Wut, Angst, Kummer
verbessert die innere und äußere Wahrnehmung über die Sinne, öffnet die Sinne	bei fehlender innerer Wahrnehmung, geröteten, schmerzhaften und überlasteten Augen, verstopfter Nase
hilft, tief zu entspannen und loszulassen entspannt den ganzen Körper, beruhigt den Geist	bei Überanstrengung, Erschöpfung, Schlafstörungen, Stress, Burn-Out, mentaler Steifheit, Rigidität
löst Verspannungen im Nackenbereich	bei Kopfschmerzen, Nackenverspannungen, Nackensteifigkeit

Gut in Kombination mit

Blase 1: entlastet und stärkt die Augen, fördert eine tiefe Entspannung Abb. 4
Blase 43: besänftigt immer wiederkehrende Gedanken Abb. 5, **Blase 52:** (S. 119)
Gallenblase 14: sehr befreiende Kombination; unterstützt bei Besorgtheit und Selbstzweifeln (S. 169); halte anschließend **Magen 3:** fördert eine tiefe Entspannung, ist wohltuend bei Überanstrengung der Augen und in Phasen von intensiver Konzentration und geistig-mentaler Anspannung (S. 152)
Magen 16: (S. 153); die Punktekombinationen von Blase 10 mit **Gallenblase 14**, **Magen 3** und **Magen 16** können vom Kopfende aus diagonal auf beiden Seiten gehalten werden
Konzeptionsgefäß 17: löst Konflikte zwischen Denken und Fühlen, ist hilfreich, wenn sich die Gedanken im Kreis drehen Abb. 6
Extrapunkt Yin Tang: klärt den Geist, fördert eine klare Sinneswahrnehmung, hilft die Ereignisse mit anderen Augen zu betrachten

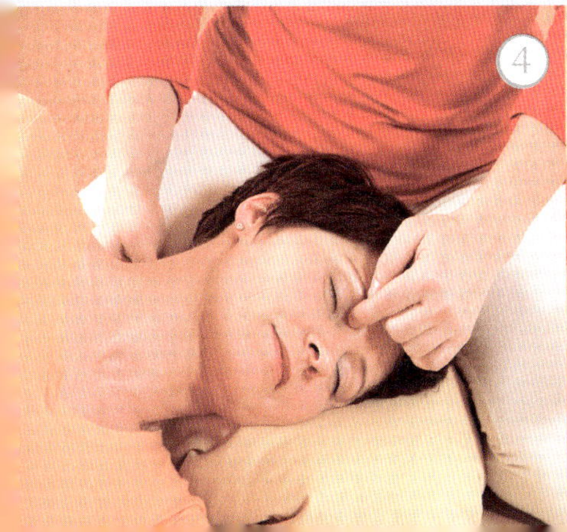

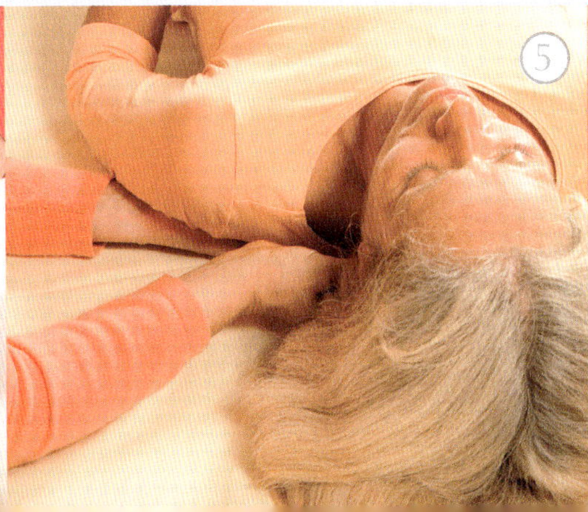

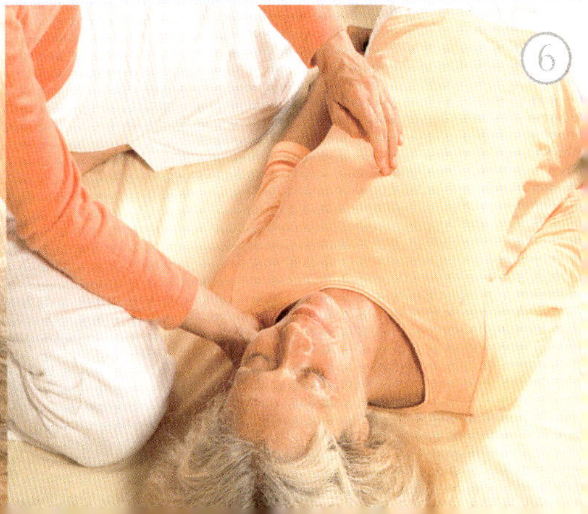

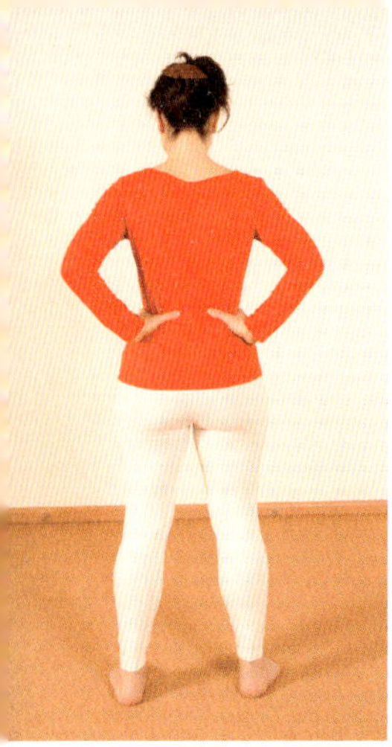

BLASE 23

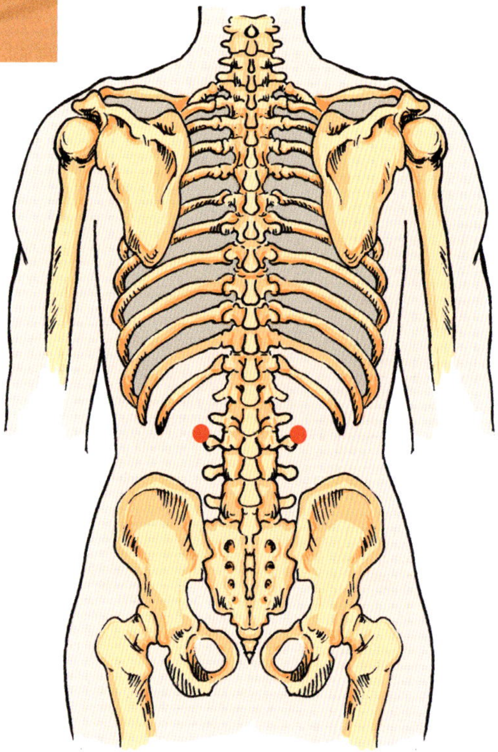

Lage

Im unteren Rücken in Höhe der Taille bzw. des Nabels, zwei Fingerbreit neben der Mittellinie. Blase 23 liegt auf einer Höhe mit Lenkergefäß 4, dem »Tor des Lebens«, das unterhalb des Dornfortsatzes des zweiten Lendenwirbels liegt.

Bei Bandscheiben- oder Wirbelschäden keinen Druck anwenden!

ZUSTIMMUNGSPUNKT DER NIERE

Beiname: MEER DER VITALITÄT

Selbstbehandlung

Lege dich flach auf den Rücken und stelle die Füße auf. Bringe einen Tennisball auf einer Seite oder zwei Tennisbälle auf beiden Seiten in den Bereich von Blase 23. Atme tief und richte deine Aufmerksamkeit auf den unteren Rücken. Abb. 1

Oder: Lege ein aufgerolltes Handtuch unter den Bereich von Blase 23 und strecke beide Beine nach oben aus (siehe Blase 52, S. 119 Abb 1).

Stehe aufrecht und lege die Handflächen auf die Zone von Blase 23/Blase 52 im unteren Rücken. Atme tief ein und dehne dich mit dem Ausatmen nach hinten. Atme ein, richte dich wieder auf und beuge dich mit dem Ausatmen nach vorne; lass dabei die Arme hängen. Wiederhole dies einige Male. Abb. 2

Reibe den unteren Rücken mit den Handflächen, bis es dort warm wird. Lass anschließend die Hände noch eine Weile dort liegen.

Partnerbehandlung

Sitzposition: Deine Partnerin sitzt rittlings auf einem Stuhl, mit der Vorderseite zur Lehne, die mit einem Kissen abgepolstert ist. Halte den Punkt mit den Daumen. Abb. 3

Bauchlage: Lehne dich mit dem Handballen, Daumen oder Ellenbogen in Blase 23. Abb. 4

Bauchlage: Setze dich auf die Oberschenkel deiner Partnerin, direkt hinter das Gesäß. Bringe die Daumen oder losen Fäuste auf die Punkte und lehne dich dann behutsam nach vorne. Abb. 5

Rückenlage: Bringe eine Hand in Taillenhöhe unter den Rücken. Ertaste die Wirbelsäule und ziehe die Hand ein kleines Stück zu dir zurück, bis du mit den Fingerspitzen den Rückenmuskel fühlst. Finde hier den verspanntesten Punkt, stelle die Fingerspitzen auf und lege die andere Hand auf den Bauch.

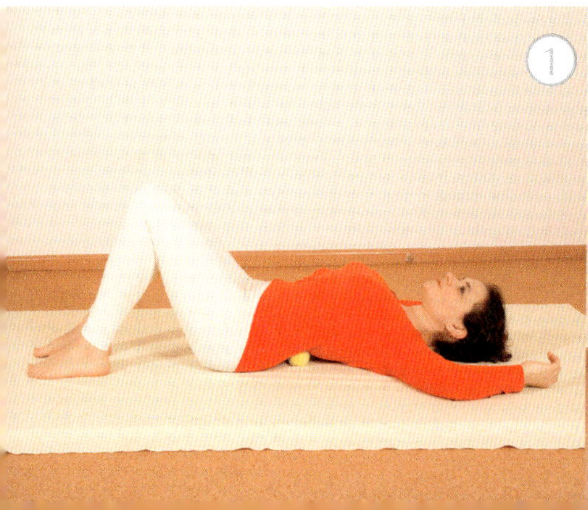

1

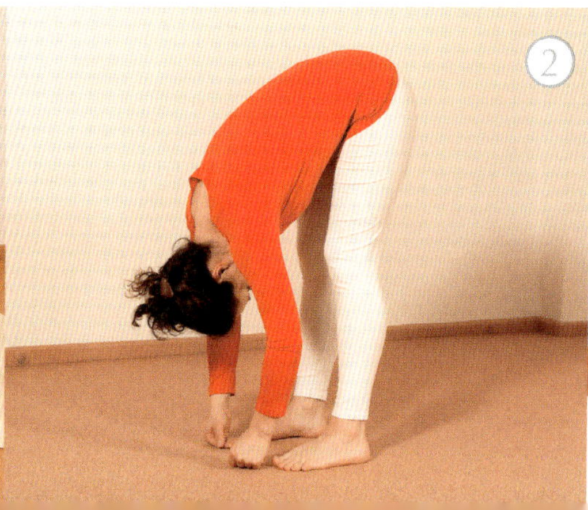

2

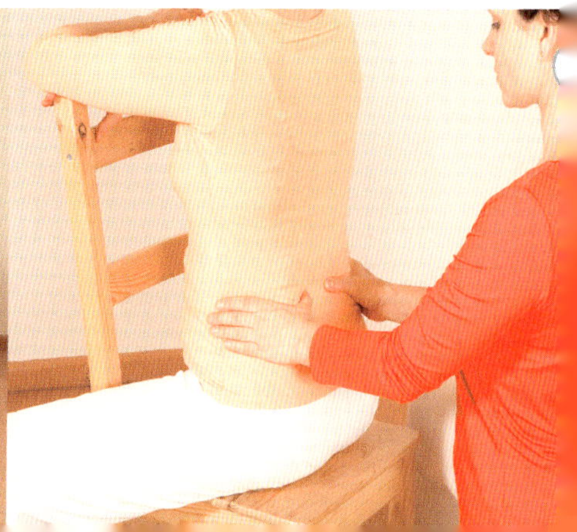

Besonderheit

Zustimmungspunkt der Niere
In Blase 23 zweigt der tiefe Ast des Blasenmeridians ab und verläuft innen im Körper.

Wirkung	hilfreich
wirkt allgemein stärkend, unterstützt sowohl die allgemeine Lebenskraft als auch die sexuelle Vitalität, verbessert die körperliche Kondition, fördert die Regeneration, stärkt die Willenskraft, fördert den Unternehmungsgeist	bei schwacher Konstitution, Erschöpfung, Kraftlosigkeit, Mattigkeit, Lustlosigkeit, Antriebslosigkeit, »Ausgebranntsein«
tonisiert die Nieren, die Basis der Körperkräfte, nährt das Yin,	bei allen chronischen Erkrankungen
stärkt das Yang	bei fehlender Wärme, kalten Füßen
unterstützt die Harn- und Sexualorgane	bei Urogenitalbeschwerden wie Nierenfunktionsschwäche, Blasenentzündung, Potenzstörung, Menstruationsbeschwerden
stärkt und entspannt den unteren Rücken	bei Schmerzen in der Lendengegend, Kreuzschmerzen, Ischias, durch Kälte verursachten Rückenschmerzen

Gut in Kombination mit

Blase 40: fördert die Entspannung des unteren Rückens, des Gesäßes und der Beine. In Blase 23 zweigt der tiefe Ast des Blasenmeridians ab, verläuft durch das Urogenitalsystem und kommt bei Blase 40 wieder an die Oberfläche. Diese Kombination stärkt den gesamten inneren Verlauf des Meridians. (S. 113)
Blase 62: stärkt den Rücken, ganz besonders den unteren Rücken
Niere 3: wirkt allgemein vitalisierend, baut auf in der Rekonvaleszenz, stärkt die Nieren und das Urvertrauen, besänftigt Angst, lindert Schmerzen im unteren Rücken, die aufgrund einer Nierenschwäche bestehen (S. 125)
Konzeptionsgefäß 6: wichtige Kombination zur Stärkung der Vitalität und Abwehrenergie; aktiviert das Yang, unterstützt bei Energiemangel und Konzentrationsschwäche (S. 143)
Verbinde Blase 23 nacheinander mit **Konzeptionsgefäß 4** Abb. 6 und **Magen 25:** wirkt stabilisierend und kräftigend, fördert die Sammlung und Speicherung der Lebensenergie

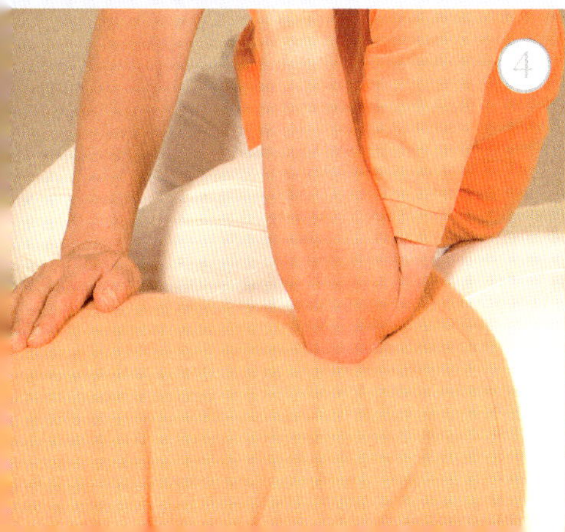

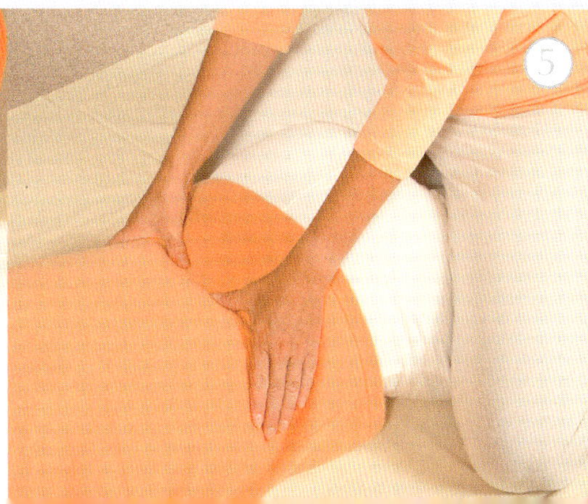

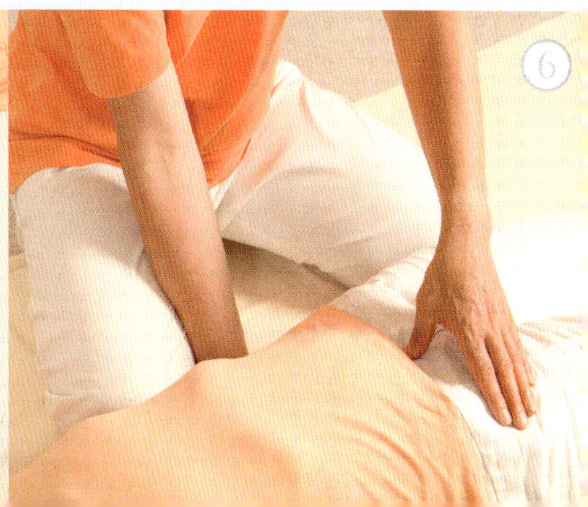

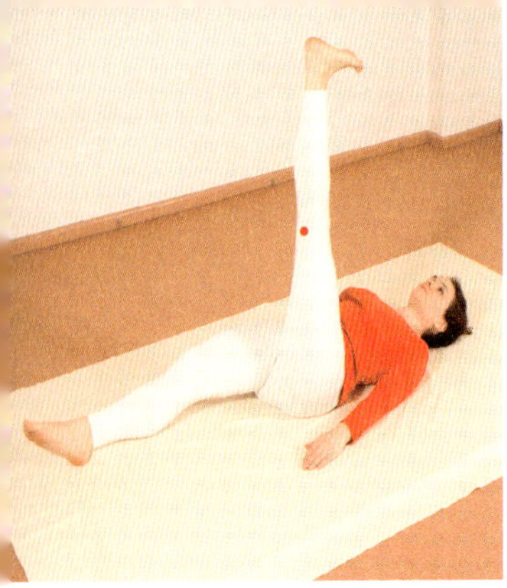

BLASE 40

IN DER MITTE DER BEUGE

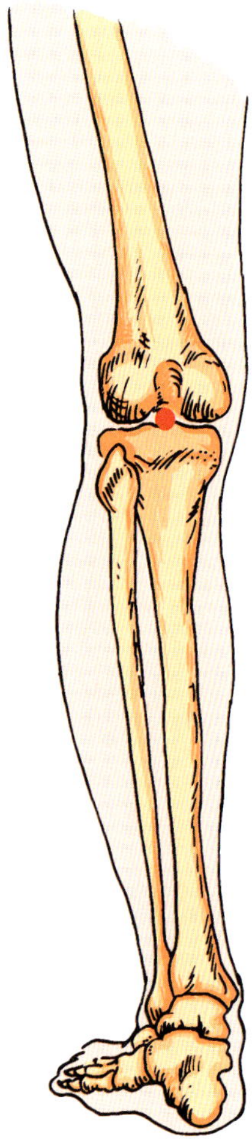

Lage

In der Mitte der Kniegelenksfalte zwischen den beiden großen Sehnen. Du erreichst den Punkt am besten, wenn das Bein angewinkelt und die Kniekehle dadurch entspannt ist. Nur sanft halten!

Selbstbehandlung

Lege dich flach auf den Rücken und hebe ein Bein leicht gebeugt senkrecht nach oben. Greife mit den Fingerspitzen in Blase 40 und ziehe das Bein mit jedem Ausatmen in Richtung Oberkörper, sodass der Blasenmeridian vom Kreuzbein bis zum Knie gedehnt wird. Abb. 1

Partnerbehandlung

Bauchlage: Lege den Fuß deiner Partnerin über deinen Oberschenkel und halte den Punkt mit dem Daumen. Drücke nicht zu fest, da der Meridian hier sehr oberflächlich verläuft. Abb. 2

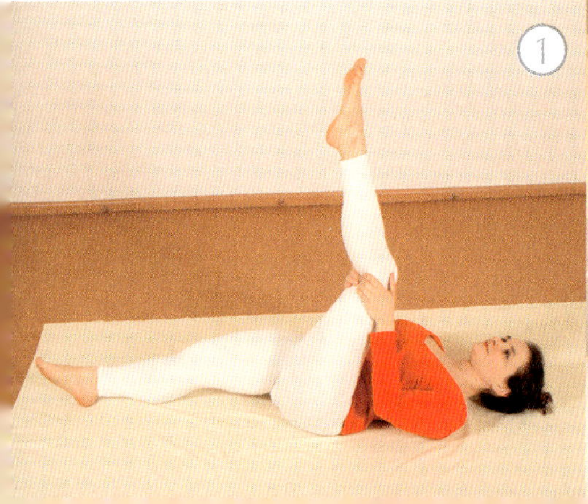

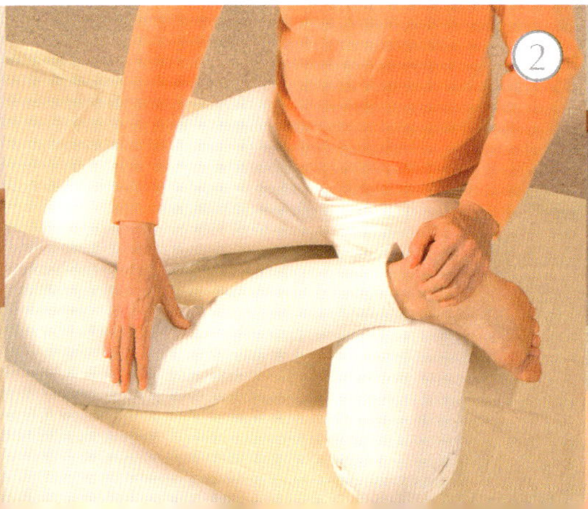

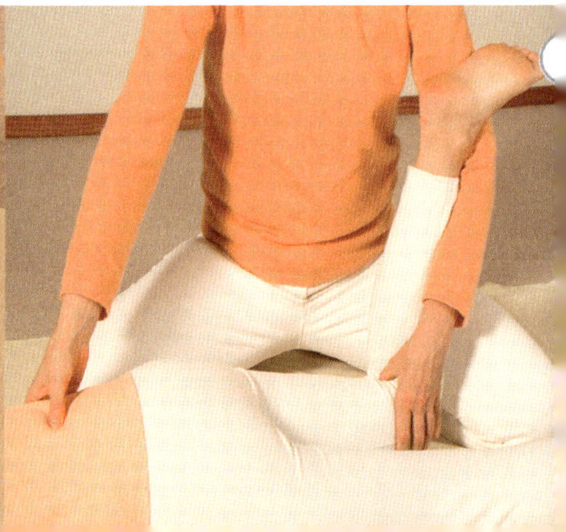

Besonderheit

Meisterpunkt für den unteren Rücken und das Gesäß
Der tiefe Ast des Blasenmeridians, der innen im Körper verläuft, kommt in Blase 40 wieder an die Oberfläche.

Wirkung	hilfreich
kräftigt den unteren Rücken, stärkt die Rückenmuskulatur, wenn sie zu schwach ist und lockert, wenn sie angespannt ist	bei Schmerzen und Verspannungen im mittleren und unteren Rücken, Kreuzschmerzen, Ischias, steifem Rücken
regt den Energiefluss im Verlauf des Blasenmeridians über den Rücken und die Rückseite der Beine an	
stärkt und lockert die Knie	bei angespannten, steifen Knien, Knieschmerzen, Bewegungsstörungen und Krämpfen in den Beinen
entspannt das Becken und den Beckenboden	
unterstützt und stabilisiert (Erdpunkt), gibt ein Gefühl von Sicherheit	bei Steifheit und Schweregefühl im ganzen Körper
	bei übermäßiger Anspannung durch zu starke Selbstkontrolle oder Angst

Gut in Kombination mit

Blase 23: zur allgemeinen Stärkung; fördert die Entspannung des unteren Rückens, des Gesäßes und der Beine. In Blase 23 zweigt der tiefe Ast des Blasenmeridians ab, verläuft durch das Urogenitalsystem und kommt an Blase 40 wieder an die Oberfläche. Diese Kombination stärkt den gesamten inneren Verlauf des Meridians. Abb. 3
Blase 52: unterstützt den unteren Rücken, erdet, stabilisiert und schützt so vor zu leichtem »Abheben«
Blase 60/Niere 3: wirkt kräftigend auf die Rückenmuskulatur, richtet auf und unterstützt im »Durchschreiten von Krisen« Abb. 4; halte anschließend **Niere 1:** entspannt den Rücken, stärkt die Knie bei Ängstlichkeit Abb. 5
Milz 10: stärkt das Blut und fördert dadurch die Fähigkeit, sich zu konzentrieren, wirkt unterstützend auf schwache Knie, die leicht einknicken, fördert einen »bewussten Stand« im Leben Abb. 6

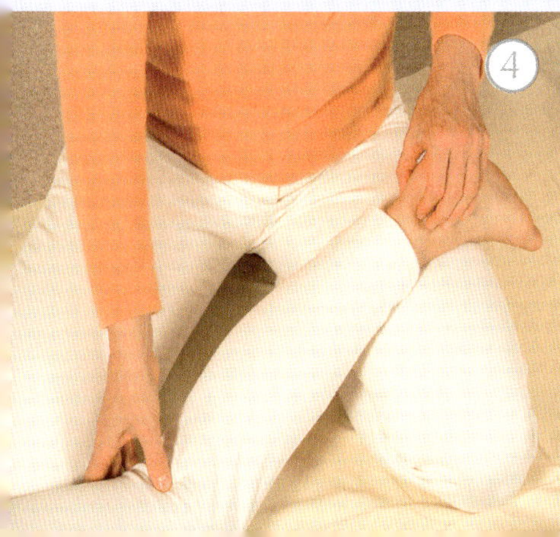

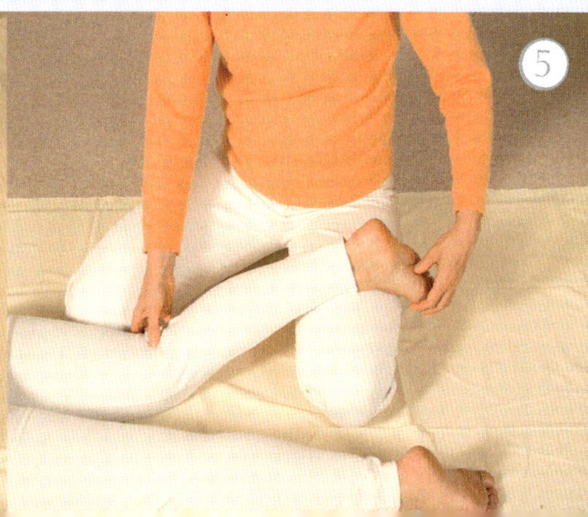

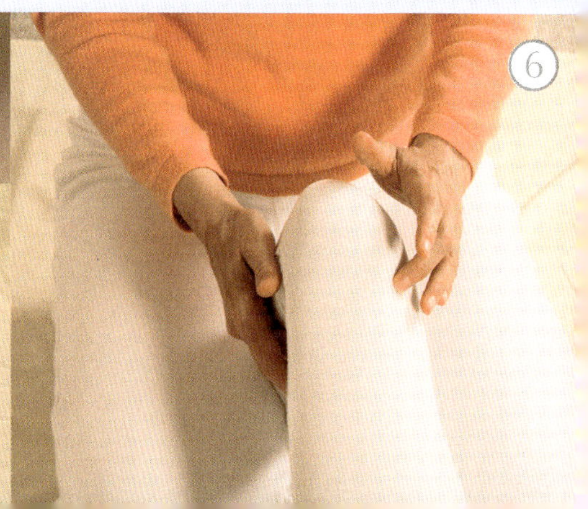

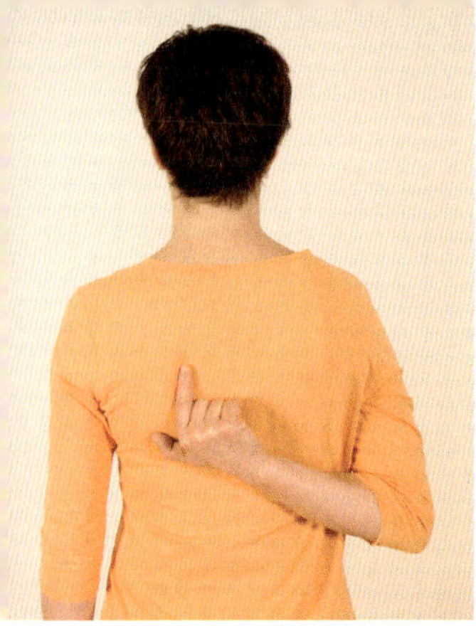

BLASE 43

REICH AN LEBENSKRÄFTEN

Beiname: PUNKT DES GEBROCHENEN HERZENS

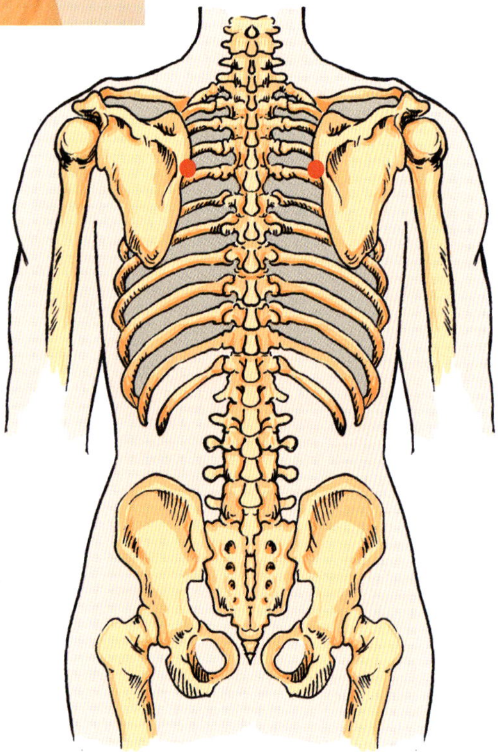

Lage

An der Innenkante des Schulterblatts in Höhe seines oberen Drittels bzw. in Höhe des Unterrandes des vierten Brustwirbeldornfortsatzes.

Hier befindet sich häufig eine knotenähnliche Verspannung, die druckempfindlich ist. Wenn der ganze Bereich um Blase 43 herum sehr angespannt ist, knete und lockere ihn mit dem Handballen, bevor du den Punkt mit dem Daumen hältst.

Selbstbehandlung

Lege dich flach auf den Rücken und stelle die Füße auf. Bringe einen Tennisball auf einer Seite oder zwei Tennisbälle auf beiden Seiten in den Bereich von Blase 43. Lass den Atem tief fließen und richte deine Aufmerksamkeit auf deinen oberen Rücken.

Greife mit einer Hand unter dem anderen Arm hindurch an die Innenkante des Schulterblatts in den Bereich des »gebrochenen Herzens«, um hier Spannungen zu lösen. Bewege deinen Oberkörper sanft hin und her, sodass der obere Arm wie der Rüssel eines Elefanten hin und her schwingt. Abb. 1

Partnerbehandlung

Sitzposition: Umfasse die Schulter von vorne, während du mit dem Daumen der anderen Hand den Punkt hältst. Abb. 2 und Abb. 3

Sitzposition: Setze dich hinter deine Partnerin und nehme vorsichtig ihre Arme nach hinten. Stimuliere Blase 43 mit den Zehenspitzen. Abb. 4

Rückenlage: Bringe deine Hände unter den oberen Rücken. Ertaste die Schulterblattinnenkante und finde in ihrem oberen Drittel den Bereich mit der stärksten Muskelanspannung. Stelle dort die Fingerspitzen auf.

Bauchlage: Winkle einen Arm deiner Partnerin nach hinten an und lege den Unterarm – wenn möglich – auf ihrem unteren Rücken ab. Umfasse die Schulter mit einer Hand und halte mit der anderen den Punkt.

Seitenlage: Halte den Punkt mit dem Daumen, die andere Hand stützt die Schulter. Bei starken Verspannungen entlang der Schulterblattinnenkante »putze die Flügel«, indem du hier mit den Fingerspitzen oder der Handkante entlangstreichst. Abb. 5

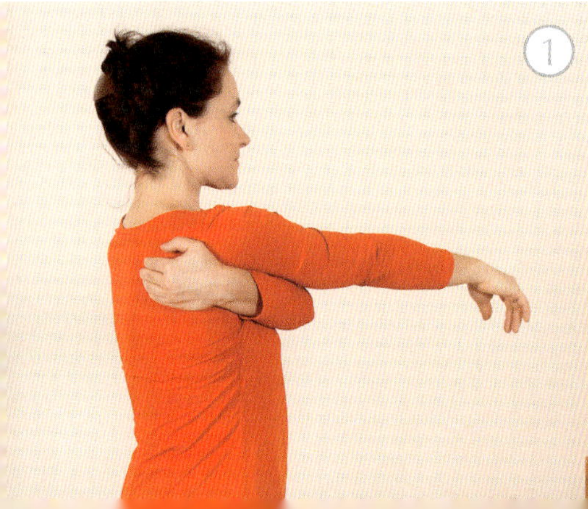

1

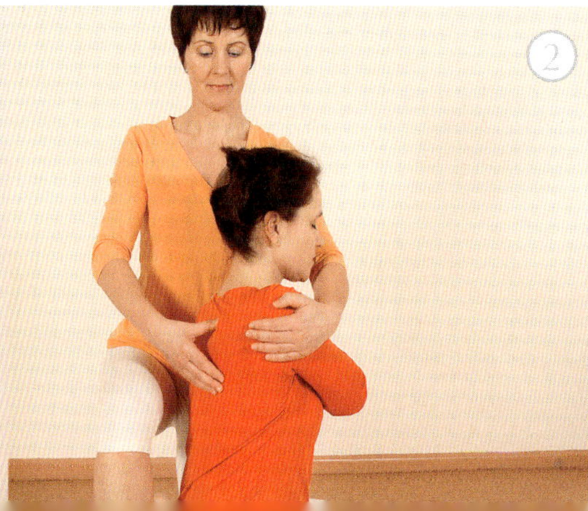

2

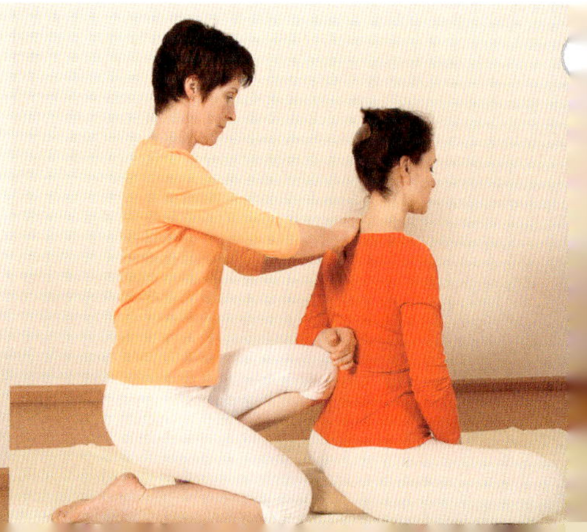

Besonderheit

Blase 43 liegt auf einer Höhe mit Blase 14, dem Zustimmungspunkt des Perikards.
Vereinigungspunkt mit dem Yang-Fersengefäß (Yang Qiao Mai)

Wirkung	hilfreich
befreit die Atmung, unterstützt die Lunge	bei Atembeschwerden, Beklemmungsgefühl in der Brust, Atemwegserkrankungen wie Husten, Bronchitis
entspannt den oberen Rücken	bei Schmerzen im Bereich der Schultern
harmonisiert die Emotionen, hebt die Stimmung, belebt das Bewusstsein, stärkt das Vertrauen in das Selbst, beruhigt das Herz und den Geist	bei depressiver Verstimmung, Kummer, Niedergeschlagenheit, Ängstlichkeit
baut auf und gibt Kraft, stärkt den Körper nach der Erfahrung von Kummer und emotionalen Verletzungen	bei schwacher Konstitution
fördert die Entspannung	bei innerer Anspannung und Schlafstörungen, die durch Sorgen oder starke Emotionen verursacht werden
unterstützt die seelische Ebene des Herzens und seines Beschützers (Perikard)	bei den Folgen eines »gebrochenen Herzens«: Energiemangel, Kälte, fehlender Freude, Verschlossenheit, mangelndem Zugang zu den eigenen Gefühlen, Festhalten am Schmerz

Gut in Kombination mit

Blase 10: besänftigt immer wiederkehrende Gedanken (S. 109), **Blase 53:** (S. 163)
Perikard 1: öffnet das Herz, macht die Gefühle des Herzens bewusst (S. 167)
Perikard 6: nährt das Yin und wirkt aufbauend, entspannt den oberen Rücken und den Brustbereich
Herz 7: unterstützt bei emotionalen Verletzungen des Herzens (S. 103), **Dünndarm 11:** (S. 107)
Konzeptionsgefäß 17: lässt die Verletzungen des Herzens spüren, löst sanft die Mauer, die sich um das Herz gelegt und zu Brustenge und Melancholie geführt hat, fördert Akzeptanz und Leichtigkeit Abb.6
Verbinde Blase 43 nacheinander mit **Perikard 1**, **Perikard 3**, **Perikard 6:** öffnet das Herz, macht die Gefühle des Herzens bewusst; oder mit **Lunge 1**, **Magen 13**, **Magen 16:** befreit und vertieft die Atmung, entspannt den Brustkorb, öffnet das Herz für die Begegnung mit anderen

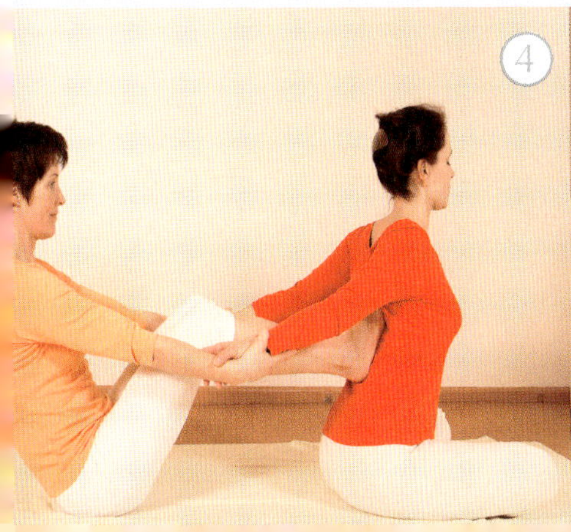

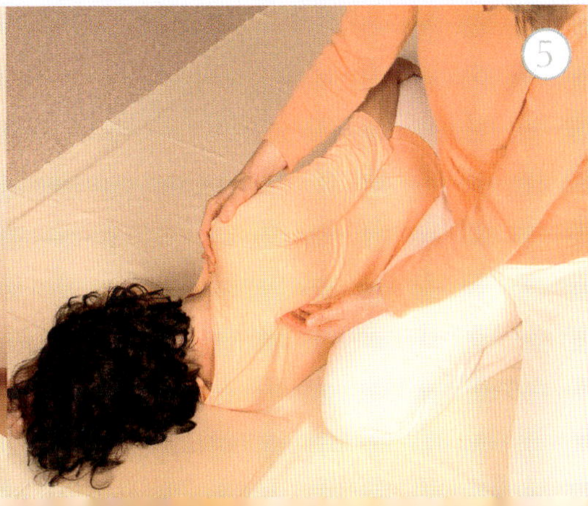

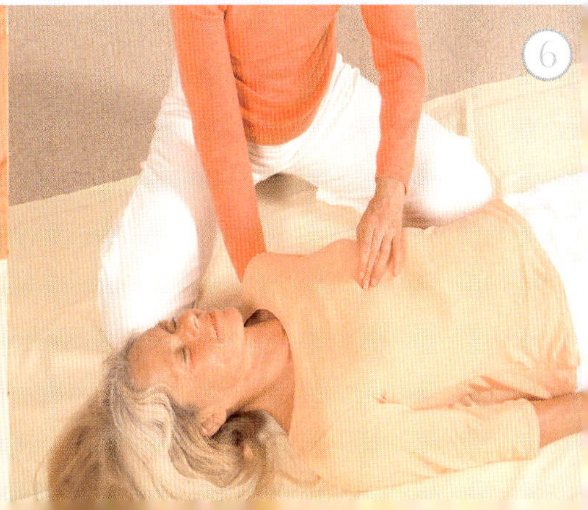

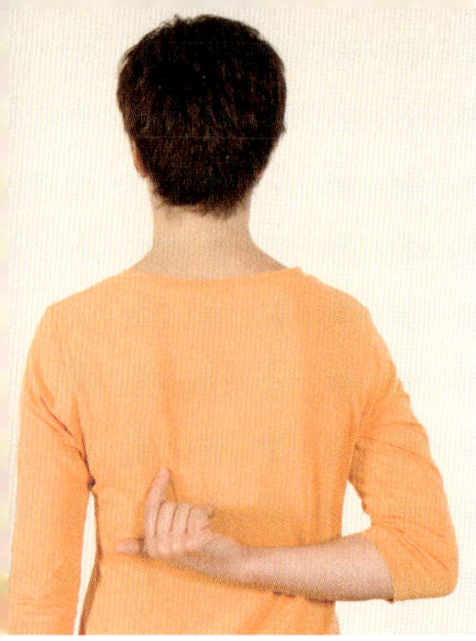

BLASE 47

TOR ZUR WANDERSEELE

Beiname: TOR ZUR ERFAHRUNGSWELT DER SEELE

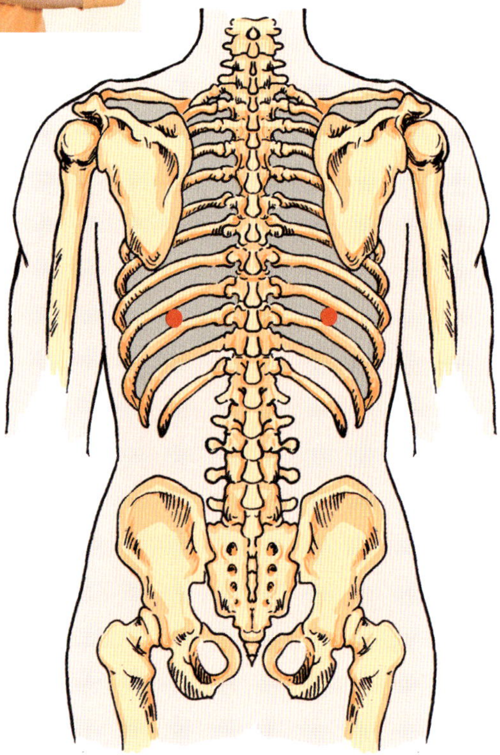

Selbstbehandlung

Lege dich flach auf den Rücken und stelle die Füße auf. Lege entweder einen Tennisball auf einer Seite, zwei Tennisbälle auf beiden Seiten oder ein aufgerolltes Handtuch in diesen Bereich. Lass deinen Atem tief fließen und richte deine Aufmerksamkeit auf den Punkt. Abb. 1

Partnerbehandlung

Bauchlage: Halte Blase 47 mit dem Handballen, Daumen oder Ellenbogen. Abb. 2

Bauchlage: Setze dich auf die Oberschenkel deiner Partnerin, direkt hinter das Gesäß. Bringe die Daumen oder losen Fäuste auf die Punkte und lehne dich behutsam nach vorne (Position siehe Blase 23, S. 111 Abb. 5).

Rückenlage: Ertaste die Spitze des Schulterblatts und gehe von hier etwa zwei Fingerbreit nach unten und etwas nach innen. Finde den Bereich der stärksten Muskelanspannung an der Außenseite des Rückenstreckermuskels und stelle dort die Fingerspitzen auf.

Lage

Im mittleren Rücken, etwa zwei Fingerbreit unterhalb der Schulterblattspitze an der Außenseite des großen Rückenstreckermuskels, vier Fingerbreit neben der Mittellinie, in Höhe des Unterrandes des neunten Brustwirbeldornfortsatzes.

Hier befindet sich oft eine starke Abwehrspannung. Wenn sich der ganze Bereich um den Punkt herum sehr hart anfühlt, knete und lockere ihn mit dem Handballen, bevor du den Punkt mit dem Daumen hältst.

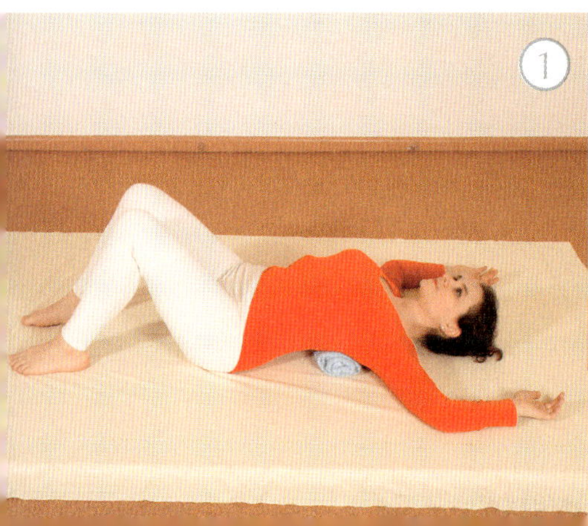

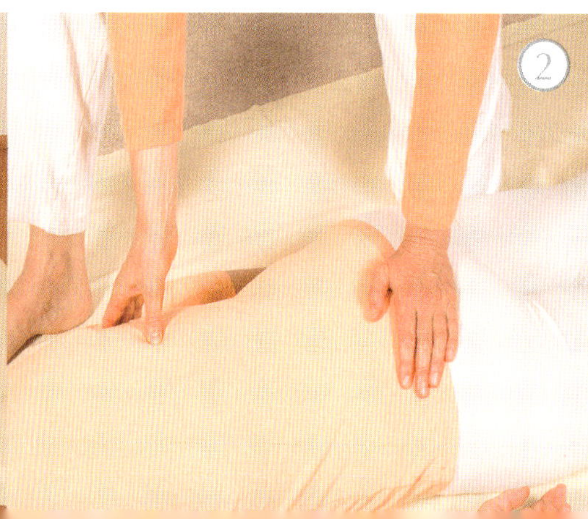

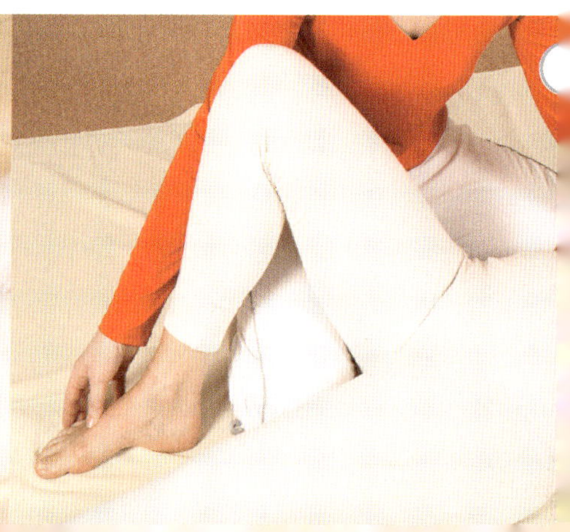

Besonderheit

Blase 47 liegt auf einer Höhe mit Blase 18, dem Zustimmungspunkt der Leber.
Vereinigungspunkt mit dem Yang-Fersengefäß (Yang Qiao Mai)
Durch das Halten dieses Punktes »Tor zur Erfahrungswelt der Seele« können im Hun gespeicherte Emotionen und Erinnerungen freigesetzt werden, die oft lange im Unterbewusstsein unter Verschluss gehalten wurden. Daher sollte Blase 47 nicht bei psychisch labilen Menschen gehalten werden!
Das intensive Stimulieren des Punktes kann die nächtliche Traumerfahrung verstärken.

Wirkung	hilfreich
fördert den freien Fluss der Energie, gibt Zugang zu den in uns schlummernden, gestauten Emotionen, befreit sie oder macht sie bewusst	bei emotional bedingter Anspannung und Stress, unterdrücktem, festgehaltenem Ärger, Wut und anderen Emotionen
entspannt die Brust, befreit das Zwerchfell, den Oberbauch und den Rücken	bei Stauungen und Blockaden oder gar einer ringförmigen »Panzerung« im Zwerchfellbereich, auch wenn sie durch unterdrückte Emotionen entstanden ist, Übelkeit
unterstützt die Vorstellungskraft und Imagination, fördert die Fähigkeit, zu träumen und Pläne und Visionen zu entwickeln, belebt die Kreativität	bei einer Unfähigkeit, Ideen zu entwickeln, Perspektivlosigkeit, einem Gefühl der Hilflosigkeit

Gut in Kombination mit

Leber 3: besänftigt überschießende Yang-Energie, die sich in Anspannung, Gereiztheit oder Wutausbrüchen zeigen kann, öffnet den Zugang zu verdrängten Emotionen Abb. 3
Leber 14: befreit die Atmung, unterstützt das Erkennen der eigenen Fähigkeiten Abb. 4
Verbinde Blase 47 nacheinander mit **Leber 14** und **Gallenblase 34** Abb. 5: löst Spannungen in Brust und Oberbauch, bringt Bewegung in eine stagnierende Entwicklung und lindert das unangenehme Gefühl, eingeschränkt zu sein
Milz 16: entspannt den Bauch, hilft bei emotional bedingten Verdauungsbeschwerden
Konzeptionsgefäß 17: befreit festgehaltene Emotionen, unterstützt die Fähigkeit zu fühlen Abb. 6

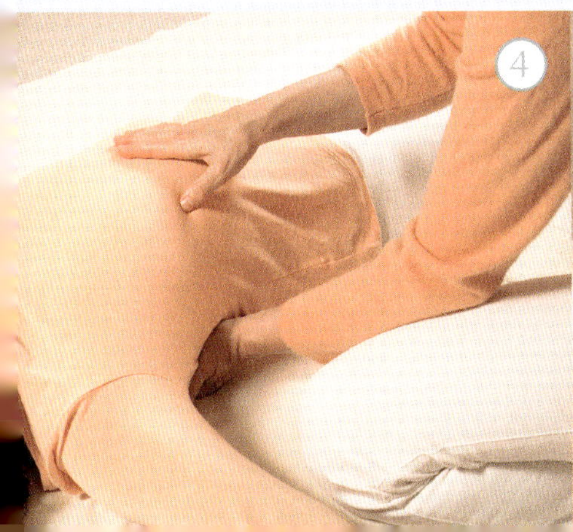
4

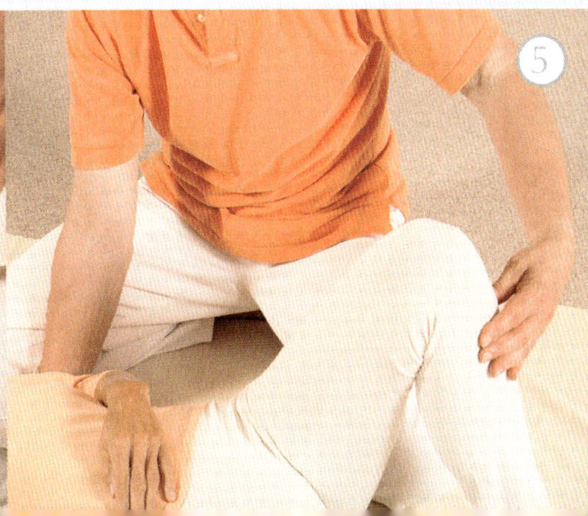
5

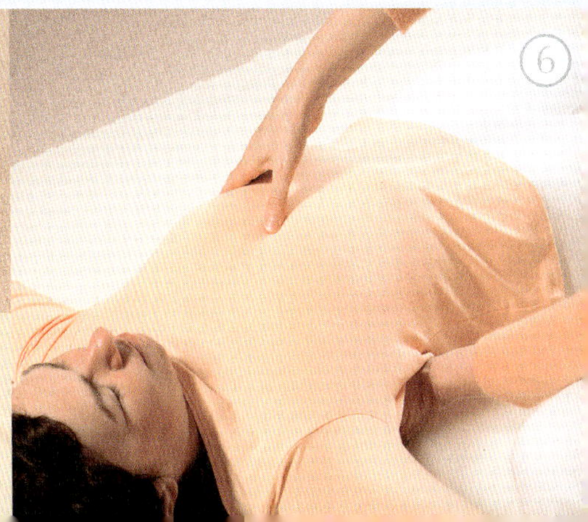
6

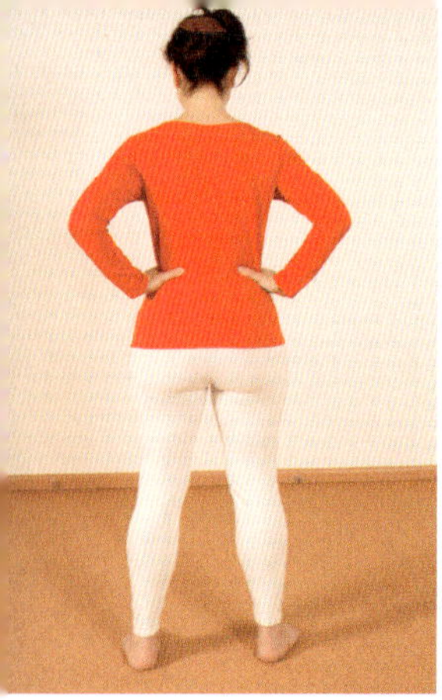

BLASE 52

SITZ DES WILLENS

Beiname: PALAST DER ESSENZ

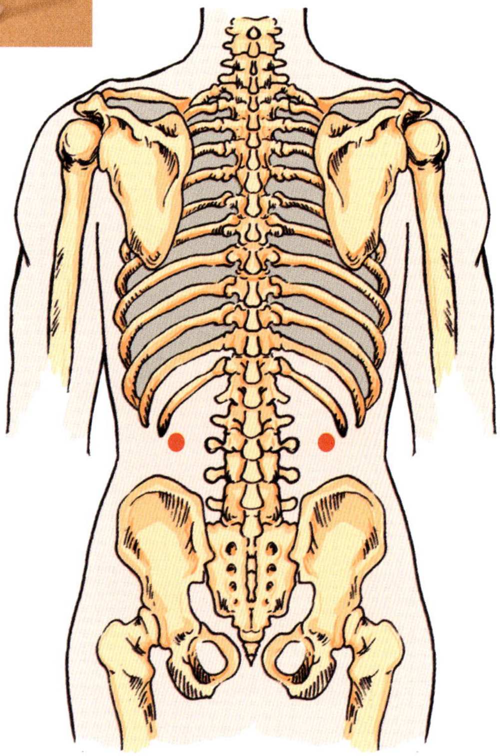

Lage

Im unteren Rücken in Höhe der Taille bzw. des Nabels an der Außenseite des großen Rückenstreckermuskels, vier Fingerbreit neben der Mittellinie.

Blase 52 liegt auf einer Höhe mit Lenkergefäß 4, dem »Tor des Lebens«. Lenkergefäß 4 liegt unterhalb des Dornfortsatzes des zweiten Lendenwirbels.

Bei Bandscheiben- oder Wirbelschäden keinen Druck anwenden!

Selbstbehandlung

Lege dich flach auf den Rücken und stelle die Füße auf. Lege einen Tennisball auf einer Seite oder zwei Tennisbälle auf beiden Seiten in den Bereich von Blase 52. Atme tief und richte deine Aufmerksamkeit auf den unteren Rücken (siehe Blase 23, S. 110 Abb. 1).
Oder: Lege ein aufgerolltes Handtuch unter den Bereich von Blase 52 und strecke beide Beine nach oben. Abb. 1
Stehe aufrecht und lege die Handflächen in den unteren Rücken. Atme tief ein und dehne dich dann mit dem Ausatmen nach hinten. Atme ein, richte dich wieder auf und beuge dich mit dem Ausatmen nach vorne; lass die Arme dabei hängen. Wiederhole dies einige Male (siehe Blase 23, S. 110 Abb. 2).
Reibe den unteren Rücken mit den Handflächen, bis es dort warm wird. Lass anschließend die Hände noch eine Weile dort liegen.

Partnerbehandlung

Bauchlage: Halte den Punkt mit dem Handballen, Daumen oder Ellenbogen (siehe Blase 23, S. 110 Abb. 4).
Bauchlage: Setze dich auf die Oberschenkel deiner Partnerin, direkt hinter das Gesäß. Bringe die Daumen oder losen Fäuste auf die Punkte und lehne dich behutsam nach vorne (siehe Blase 23, S. 111 Abb. 5).
Bauchlage: Reibe den unteren Rücken mit den Handkanten, als wolltest du ein Feuer machen, so lange, bis ein angenehmes Wärmegefühl entsteht. Abb. 2
Rückenlage: Stelle ein Knie auf und dehne es nach innen, während du mit den Fingerspitzen unter den Rücken greifst und Blase 52 stimulierst. Abb. 3

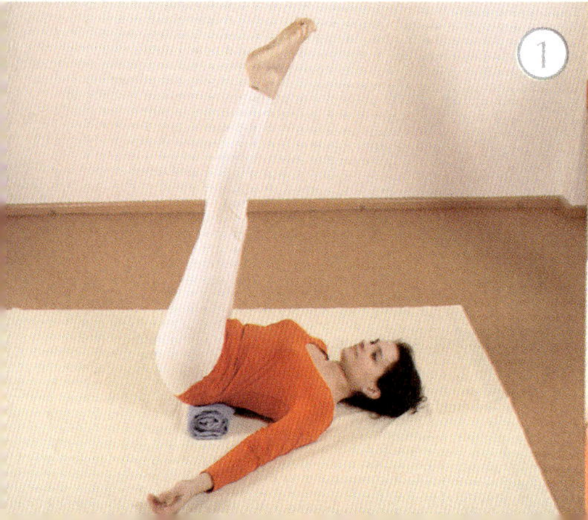
1

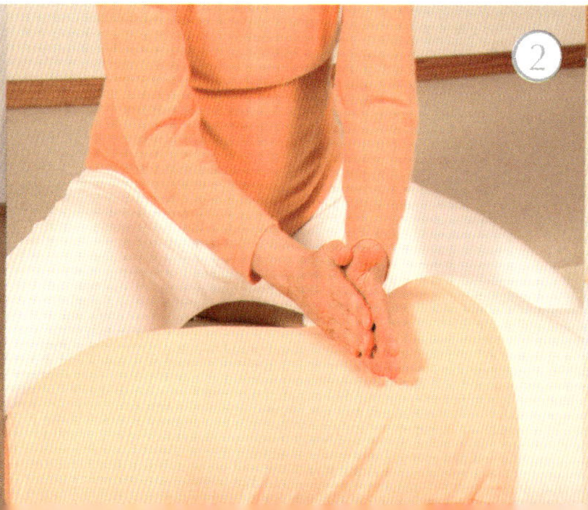
2

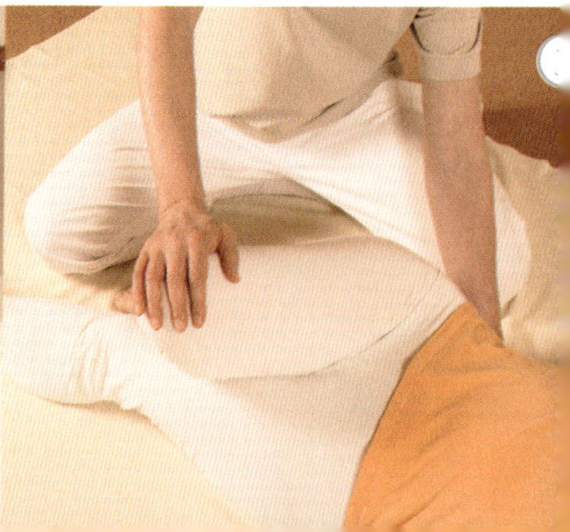

Besonderheit

Blase 52 liegt auf einer Höhe mit Blase 23, dem Zustimmungspunkt der Nieren.
Vereinigungspunkt mit dem Yang-Fersengefäß (Yang Qiao Mai)

Wirkung	hilfreich
stärkt die Willenskraft Zhi und die Selbstverwirklichung, die im Einklang mit den angeborenen Möglichkeiten steht, fördert die Belastbarkeit, das Durchhaltevermögen, gibt Kraft, das Leben zu meistern	bei Gefühlen von Kraftlosigkeit und Versagen, Willensschwäche aufgrund allgemeiner Schwäche, Verzagtheit, psychischer Labilität, mangelnder Selbstverwirklichung
fördert Gefühle der Stärke, Entschlossenheit, Zielgerichtetheit und Mut, kann unterdrückte Ängste bewusst machen	bei depressiver Verstimmung, Übersensibilität, Trauma, Angst
unterstützt und entspannt den unteren Rücken stärkt die Nieren	bei Schmerzen im unteren Rücken, vor allem wenn sie durch Kälte verursacht werden, Kreuzschmerzen, Ischias

Gut in Kombination mit

Blase 10: stärkt den Rücken und unterstützt einen aufrechten Gang, hilft beim Erkennen des eigenen Potenzials, entspannt bei Engstirnigkeit
Blase 40: unterstützt den unteren Rücken, erdet, stabilisiert und schützt so vor zu leichtem »Abheben«
Blase 62: entlastet den Rücken, ganz besonders die Lendenwirbelsäule
Niere 3: stärkt Willenskraft und Durchhaltevermögen, fördert die Wärmebildung, hilft bei durch Yang-Mangel verursachter Ängstlichkeit, verbunden mit Kältegefühl, Schwäche im unteren Rücken und in den Knien
Niere 6: gibt Klarheit und Licht für den Lebensweg, schenkt Mut und Vertrauen in schwierigen Lebensphasen oder bei depressiver Stimmungslage, besonders unterstützend für Frauen Abb. 4
Gallenblase 30: hilft bei Kraftlosigkeit und Kältegefühl im unteren Rücken
Konzeptionsgefäß 6: stärkt die Lebensenergie, fördert die Willens- und Durchsetzungskraft und hilft bei Antriebslosigkeit und Resignation (S. 143)
Verbinde Blase 52 nacheinander mit **Konzeptionsgefäß 4**, **Konzeptionsgefäß 6** und **Magen 25** Abb. 5: wirkt stabilisierend und kräftigend, stärkt den Lebenswillen und die Entschlossenheit, unterstützt die Nieren
Verbinde Blase 52 nacheinander mit **Leber 14**, **Milz 13** Abb. 6, **Milz 10**, **Niere 6:** unterstützt die Verdauung, entspannt den Bauch, stärkt die Mitte und das Vertrauen, hilft bei depressiver Verstimmung

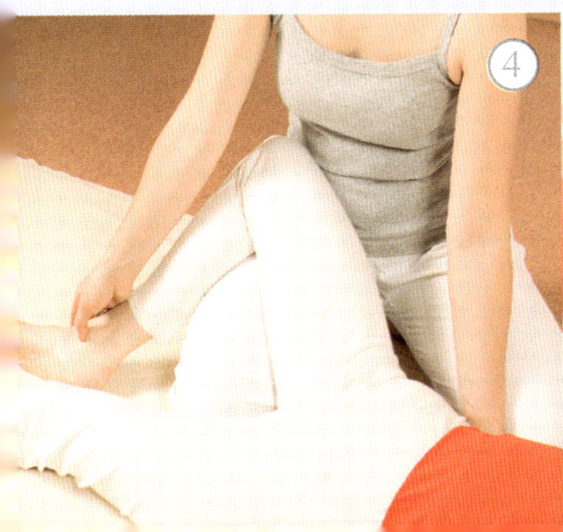

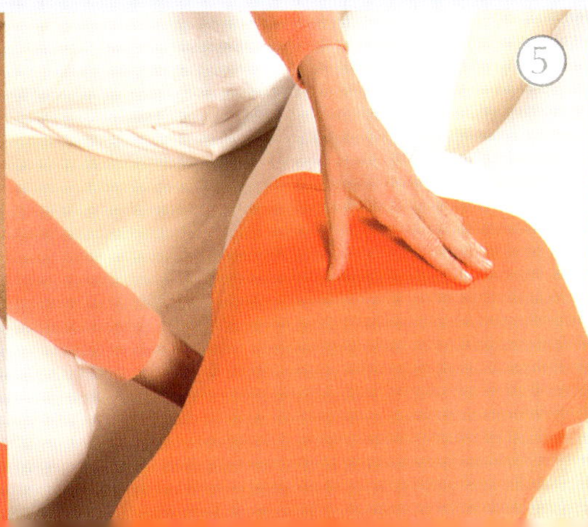

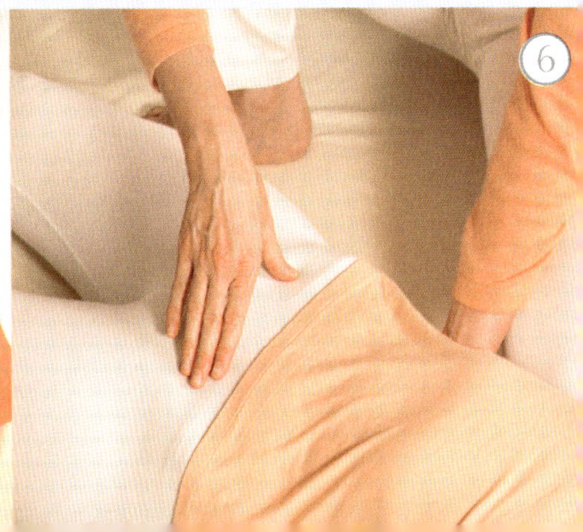

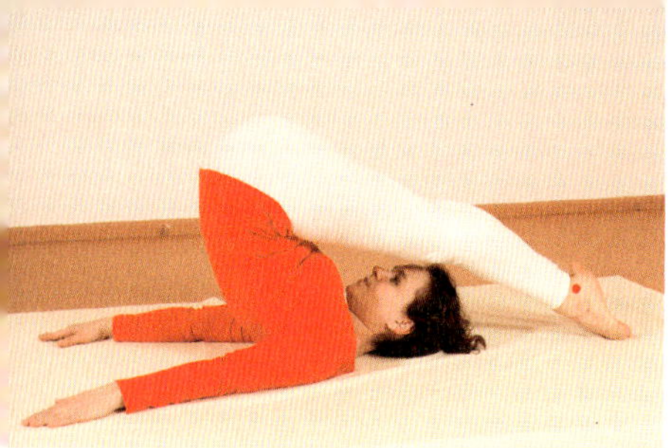

BLASE 60 KUNLUN-GEBIRGE

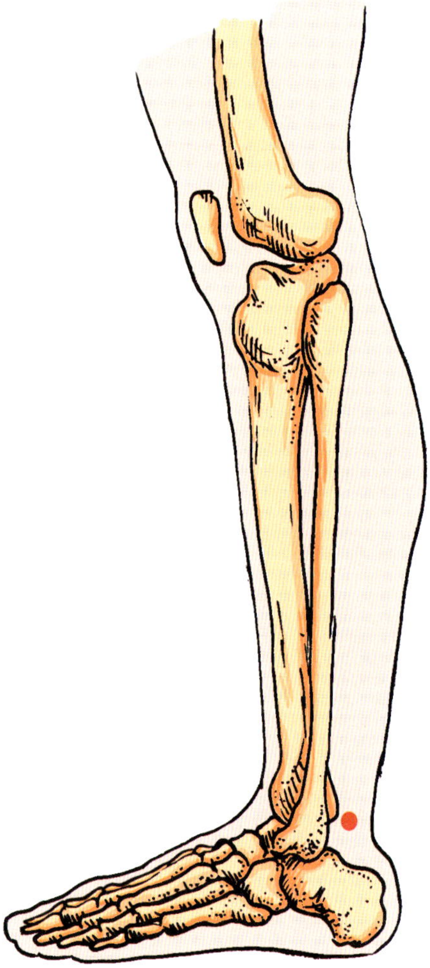

Lage
In der Mitte zwischen der Spitze des Außenknöchels und der Achillessehne in einer Vertiefung.

Selbstbehandlung
»Brücke«: Lege dich auf den Rücken, winkle die Knie an und bringe die Füße so nah wie möglich an das Gesäß. Umfasse die Fersen und halte dabei mit den Daumen die Punkte Niere 3 an der Innenseite, mit den Zeigefingern die Punkte Blase 60 an der Außenseite der Fersen. Bringe mit dem Einatmen das Becken so weit wie möglich nach oben und verweile in dieser Position, während du langsam und tief atmest. Die Füße bleiben flach auf dem Boden. Dann bringe das Becken wieder nach unten und ruhe dich aus. Abb. 1

Partnerbehandlung
Rückenlage: Bringe das gestreckte Bein vorsichtig in die Höhe (Dehnung des Blasenmeridians) und halte dabei mit einer Hand die Punkte Niere 3 und Blase 60 an der Ferse, während die andere Hand die Fußsohle behutsam nach unten dehnt. Abb. 2
Rückenlage: Stelle den Fuß auf, neige das Knie zur gegenüberliegenden Seite und halte Blase 60. Abb. 3
Bauchlage: Lege den Fuß deiner Partnerin über deinen Oberschenkel und beuge ihn nach unten. So wird der Blasenmeridian gedehnt, während du den Punkt hältst. Abb. 4
Bauchlage: Reibe die Außen- und Innenferse mit den Händen, bis sie warm werden. Dies lockert die Beine und ist besonders hilfreich bei Kälteempfindlichkeit und Rückenschmerzen aufgrund von Kälte. Abb. 5

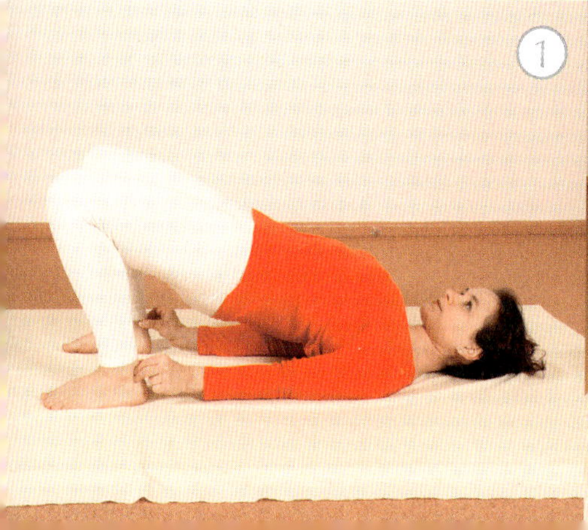

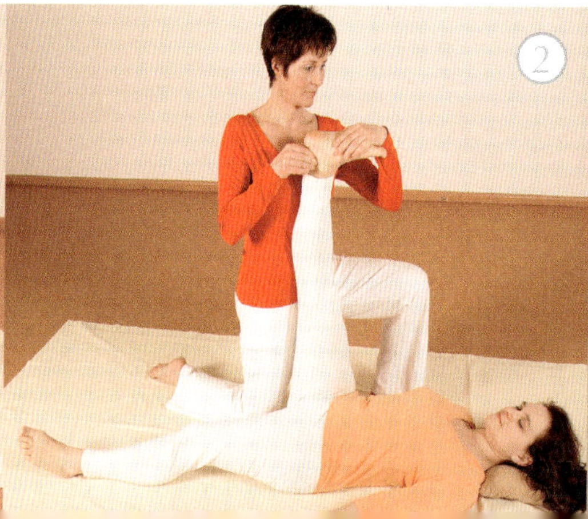

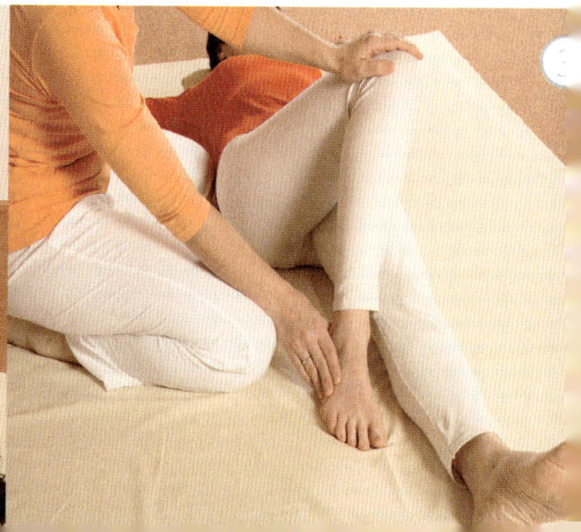

Besonderheit

Wichtiger Fernpunkt für den Nacken
Blase 60 ist besonders hilfreich bei ängstlichen Kindern.

Wirkung	hilfreich
bringt Wärme (Feuerpunkt) und damit Entspannung in den Blasenmeridian, bringt Wärme und Bewegung in erstarrte, eingefrorene Gefühle	bei allgemeinem, häufig chronischem Kältegefühl, das die Beweglichkeit einschränkt und oft verbunden ist mit Ängstlichkeit, einem steifen Rücken und Energiemangel
kräftigt und entkrampft den Rücken	bei Schmerzen im Rücken, in der Lenden- und Kreuzbeinregion
zieht die Energie über den ganzen Verlauf des Blasenmeridians zu den Füßen hinunter	bei gestauter Energie im Meridianverlauf: Stirn- und Hinterkopfschmerzen, Nacken-, Rücken- und Beinschmerzen

Gut in Kombination mit

Blase 40 (zusammen mit **Niere 3**): wirkt kräftigend auf die Rückenmuskulatur, richtet auf und unterstützt im »Durchschreiten von Krisen« (S. 113)
Niere 1: leitet die Energie in die Füße, bringt auf den Boden Abb. 6
Niere 3: sehr hilfreich zur Stärkung der Wasserenergie und des unteren Rückens
Gallenblase 30: löst Anspannung in Becken und Gesäß, lässt gestaute Energie nach unten abfließen, gibt einen »festen Stand« für die lebendige Holzenergie, die oft in der Hüftregion festgehalten wird, wärmt und belebt bei Kälte, Steifheit und Schmerzen in den Beinen

Extratipp: Bei Kindern, die nicht einschlafen können oder sehr ängstlich sind, massiere mit den Fingerspitzen um den Innen- und Außenknöchel herum, zunächst in großen Kreisen und dann Punkt für Punkt mit kleinen kreisenden Bewegungen.

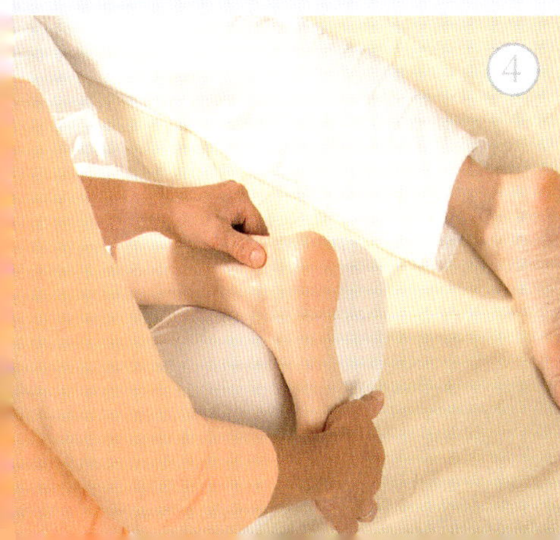

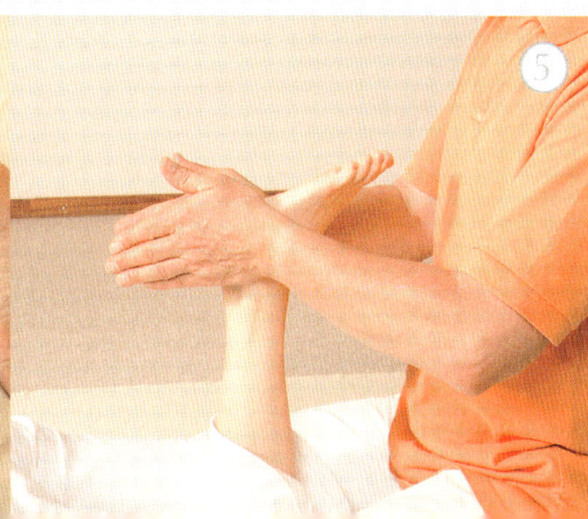

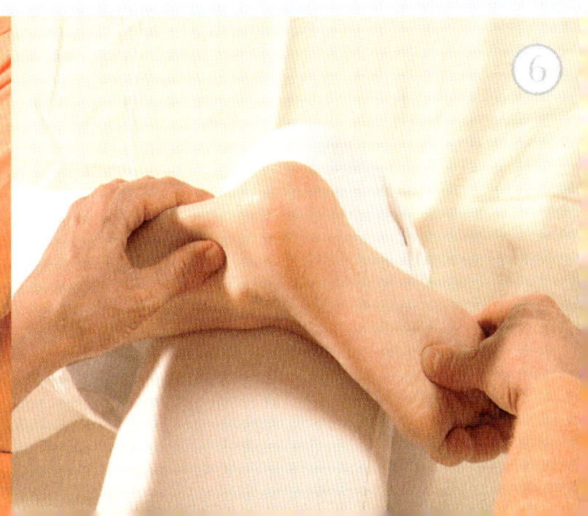

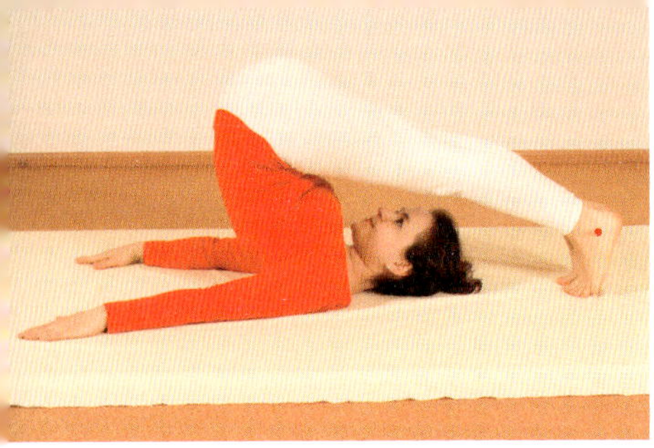

BLASE 62

AUSDEHNUNG DES GEFÄSSES

Beiname: RUHIGER SCHLAF

Selbstbehandlung

Halte im Sitzen die Punkte Niere 6 und Blase 62. Abb. 1

Partnerbehandlung

Rückenlage: Stelle den Fuß auf, beuge das Knie zur gegenüberliegenden Seite und halte Blase 62. Abb. 2

Bauchlage: Lege den Fuß deiner Partnerin über deinen Oberschenkel und neige ihn nach unten. So wird der Blasenmeridian gedehnt, während du den Punkt mit dem Daumen hältst. Abb. 3

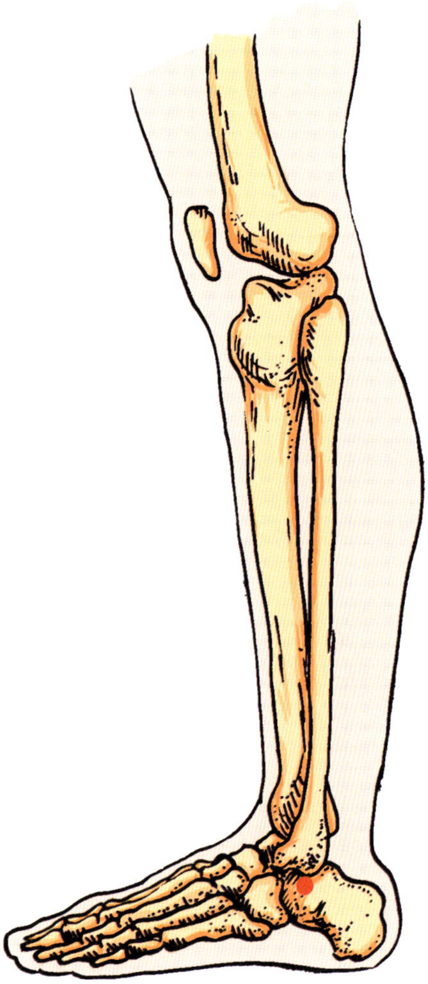

Lage

Unterhalb des Außenknöchels in einer Vertiefung.
Nur sanft halten.

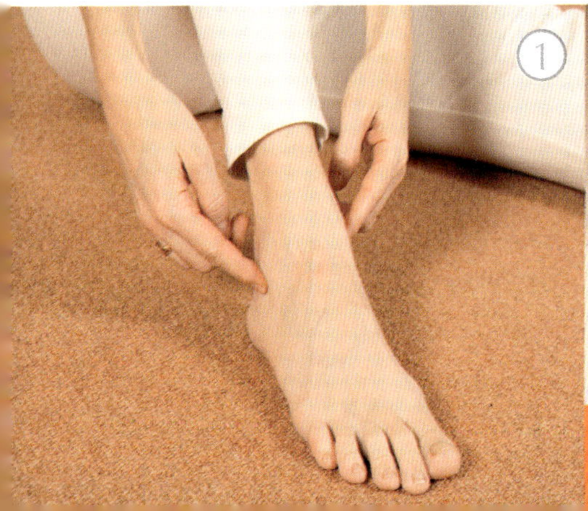

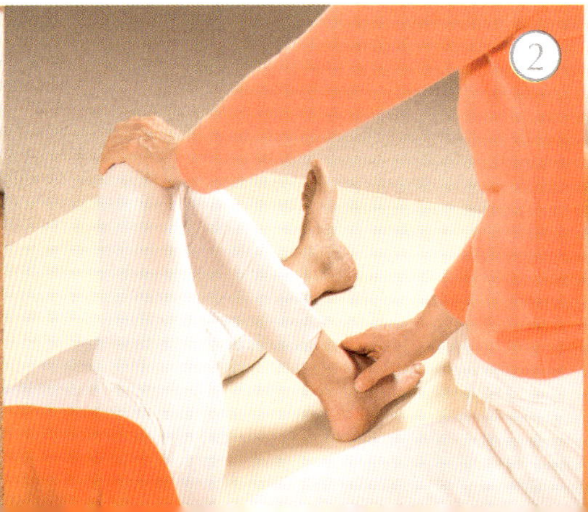

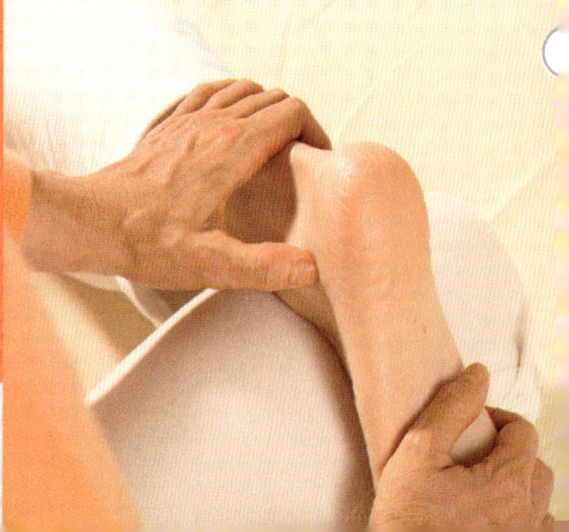

Besonderheit

Schlüsselpunkt des Yang-Fersengefäßes (Yang Qiao Mai)

Wirkung	hilfreich
reguliert den Wechsel von Aktivität und Ruhe	sowohl bei Hyperaktivität und Schlafstörungen als auch bei Trägheit und Antriebslosigkeit
fördert eine tiefe Entspannung, beruhigt den Geist	bei Unruhe, Nervosität, starken Emotionen, Ängstlichkeit
lädt ein zum Loslassen	bei nervöser Überanstrengung
entspannt den Kopf, unterstützt den Rücken	bei Spannungskopfschmerzen, Nacken-, Rücken- und Kreuzschmerzen

Gut in Kombination mit

Blase 23 (auch **Blase 52**): stärkt den Rücken, entlastet die Lendenwirbelsäule
Blase 53: wirkt allgemein entspannend, lockert die Rückenmuskulatur
Niere 6: beruhigt bei »schwachen Nerven«, hilfreich bei Unruhe und Schlafstörungen
Herz 7: klärt den Geist, harmonisiert und beruhigt die Psyche, fördert die Schlafbereitschaft, hilfreich bei Übererregung oder Gereiztheit infolge von Schlafmangel Abb. 4
Dünndarm 3: die Kombination der Schlüsselpunkte des Yang-Fersengefäßes und des Lenkergefäßes stärkt und entspannt Rücken und Nacken, unterstützt die Yang-Energie, fördert eine entspannte Wachheit; hilfreich für Menschen mit sitzender Tätigkeit, die viel am Computer arbeiten, beugt Erschöpfung und Überforderung vor Abb. 5
Verbinde Blase 62 nacheinander mit **Herz 7** und **Perikard 6** Abb. 6: hilfreich bei Nervosität, launischer Gereiztheit, nervösen Schlafstörungen; um die Schlafbereitschaft anzuregen, kannst du anschließend **Blase 1** auf beiden Seiten halten

Extratipp: Bei Kindern, die nicht einschlafen können oder sehr ängstlich sind, massiere mit den Fingerspitzen um den Innen- und Außenknöchel herum, zunächst in großen Kreisen und dann Punkt für Punkt mit kleinen kreisenden Bewegungen.

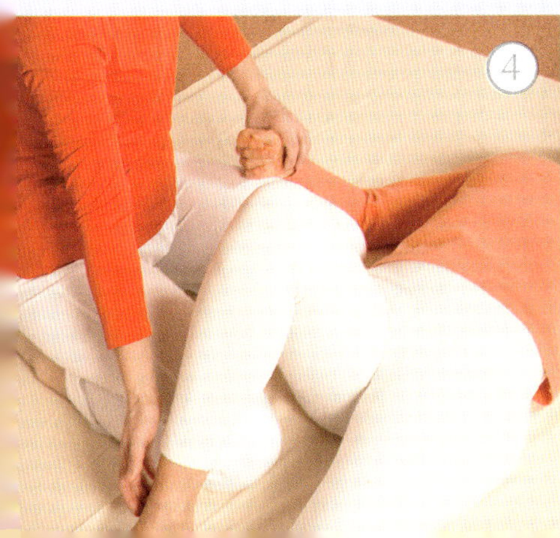

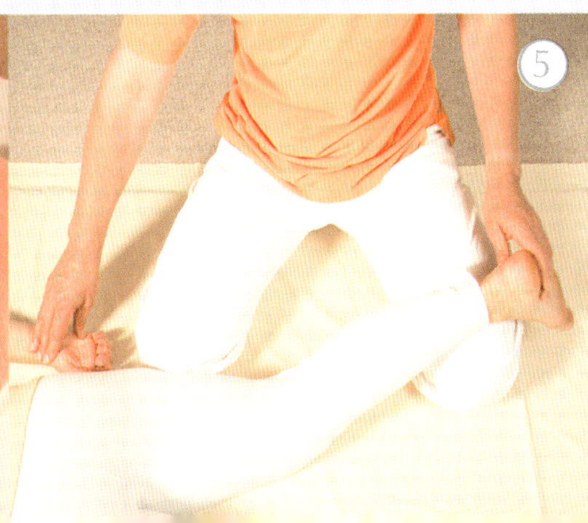

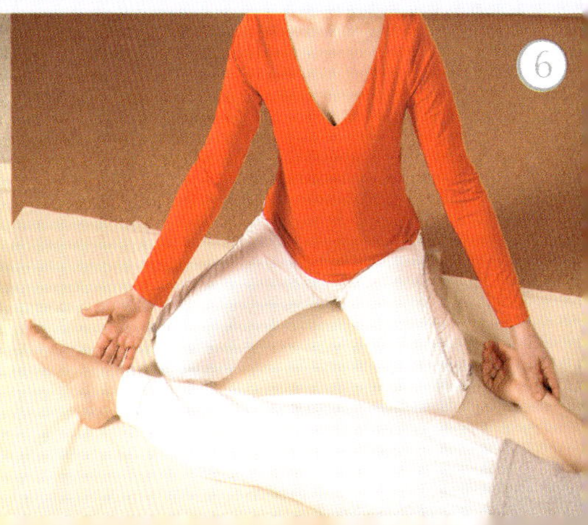

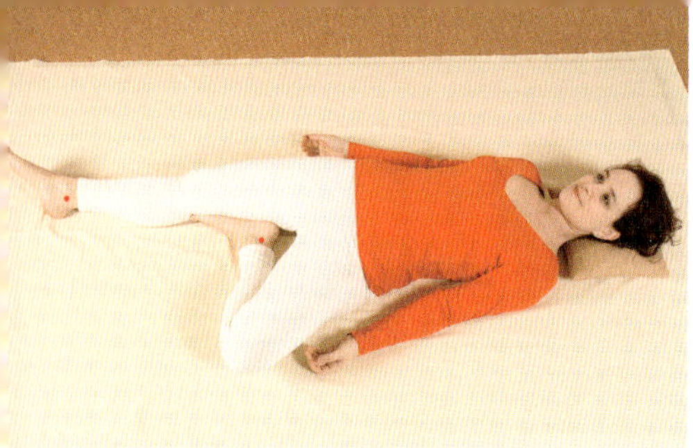

NIERE 3 MÄCHTIGER WASSERLAUF

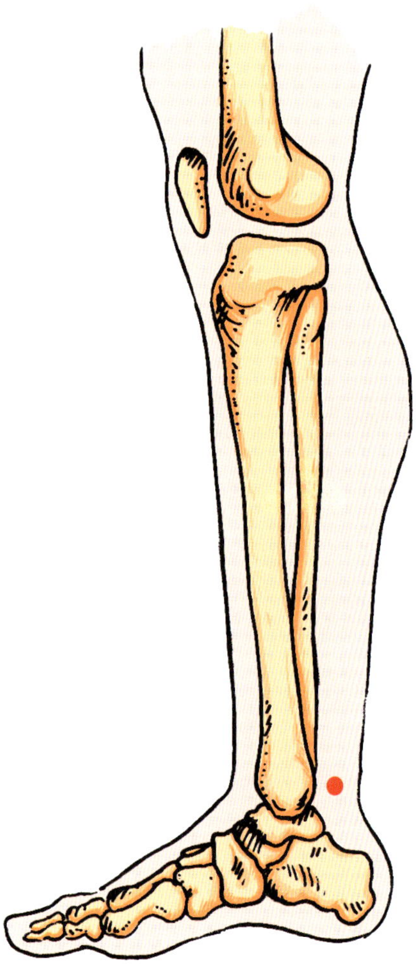

Selbstbehandlung

Lege dich bequem mit angewinkelten Beinen auf die Seite. Klemme die Punkte Niere 3 und Blase 60 des unteren Beins zwischen großer Zehe und zweiter Zehe des anderen Fußes ein. Abb. 1

Oder: Halte den Punkt mit dem Daumen. Abb. 2

»Brücke«: Lege dich auf den Rücken, winkle die Knie an und bringe die Füße so nah wie möglich an das Gesäß. Umfasse die Fersen und halte dabei mit den Daumen die Punkte Niere 3 an der Innenseite, mit den Zeigefingern die Punkte Blase 60 an der Außenseite der Fersen. Bringe mit dem Einatmen das Becken so weit wie möglich nach oben und verweile in dieser Position, während du langsam und tief atmest. Die Füße bleiben flach auf dem Boden. Dann bringe das Becken wieder nach unten und ruhe dich aus (siehe Blase 60, S. 120 Abb. 1).

Partnerbehandlung

Rückenlage: Gehe in die Torbogenstellung und lege den Fuß deiner Partnerin in deine Leiste. Unterstütze mit einer Hand das Knie, verlagere dein Gewicht zunächst nach vorne und rotiere dann das Bein, während du den Punkt mit dem Daumen hältst. So wird der ganze Nierenmeridian gedehnt und geöffnet. Abb. 3

Bauchlage: Zum Halten von Niere 3 setze dich zwischen die Unterschenkel deiner Partnerin und lege ihren Fuß auf deinem Oberschenkel ab (Position siehe Niere 6, S. 126 Abb. 3).

Bauchlage: Reibe die Außen- und Innenferse mit den Handkanten, bis sie warm sind. Dies ist besonders hilfreich bei Kälteempfindlichkeit und bei Rückenschmerzen aufgrund von Kälte (siehe Blase 60, S. 121 Abb. 5).

Lage

In der Vertiefung zwischen der höchsten Erhebung des Innenknöchels und der Achillessehne.

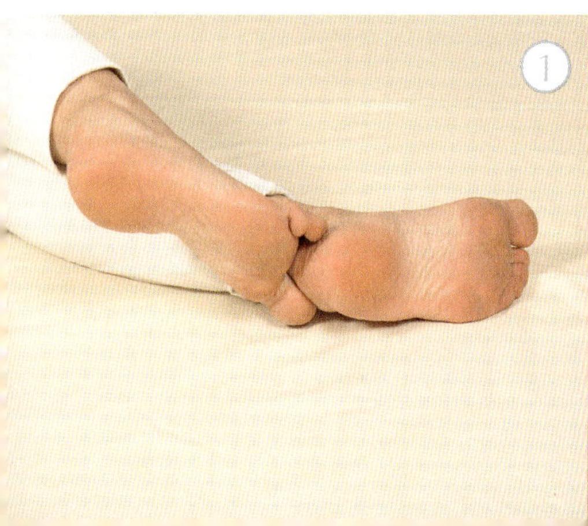

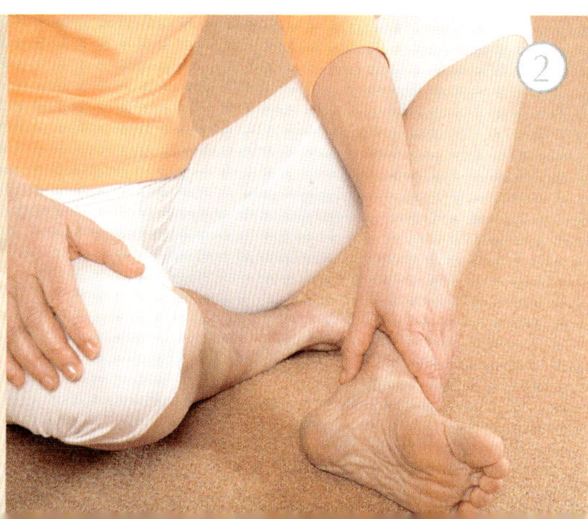

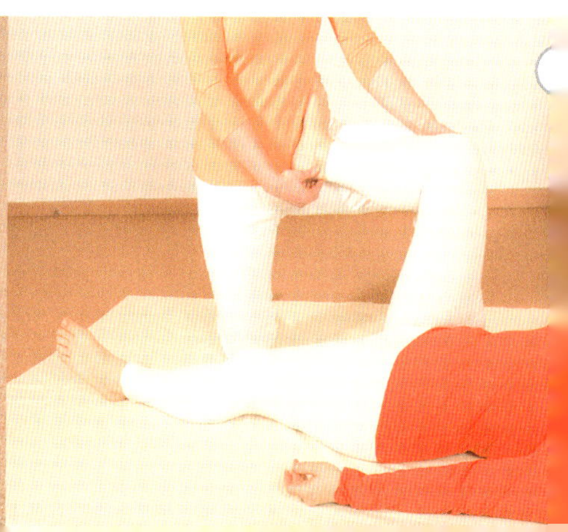

Besonderheit
Quellpunkt

Wirkung	hilfreich
unterstützt die Nieren und die Ursprungsenergie	bei allgemeiner Schwäche, Kraftlosigkeit, fehlender Motivation, depressiver Verstimmung
energetisiert, »lädt die Batterien wieder auf«, fördert gleichzeitig die Entspannung	bei Ermüdung, Erschöpfung, Schlafstörungen
wirkt stabilisierend und festigend (Erdpunkt), gibt ein Gefühl von Sicherheit, leitet die Energie vom Kopf nach unten ab	bei psychischer Labilität, sprunghaften Emotionen
fördert die Durchblutung im Beckenbereich, bringt Energie ins Becken und in die Genitalien, kann sexuell anregend wirken	bei Störungen der Harn- und Geschlechtsorgane wie Menstruationsstörungen, sexuellen Spannungen, Reizblase
stärkt den unteren Rücken und die Knie	bei Schmerzen im unteren Rücken
unterstützt den Energiefluss zum Hals- und Rachenraum und zu den Mandeln (innerer Verlauf des Nierenmeridians)	bei Halsschmerzen, Mandelentzündung, die häufig mit Ängsten und traumatischen Erlebnissen (Niere) in Zusammenhang steht
unterstützt den Energiefluss des Nierenmeridians im Brustbereich	bei Husten, Asthma

Gut in Kombination mit

Blase 23: (S. 111) Abb. 4
Blase 40 (zusammen mit **Blase 60**): wirkt kräftigend auf die Rückenmuskulatur, richtet auf und unterstützt im »Durchschreiten von Krisen« (S. 113)
Blase 52 (S. 119), **Lenkergefäß 4** (S. 181)
Blase 60: sehr hilfreich zur Stärkung der Wasserenergie und des Rückens
Niere 11: fördert die Energetisierung der Beckenorgane (S. 166)
Lunge 9: baut auf bei allgemeinem Energiemangel, schwacher Atmung, unterstützt die Regeneration
Herz 7: (S. 103) Abb. 5
Konzeptionsgefäß 6: belebt und reguliert sowohl die Yin- als auch die Yang-Energie, gibt Frische und Kraft bei Erschöpfung und beruhigt bei Nervosität und Schlafstörungen, wärmt das Becken, gibt Vertrauen Abb. 6

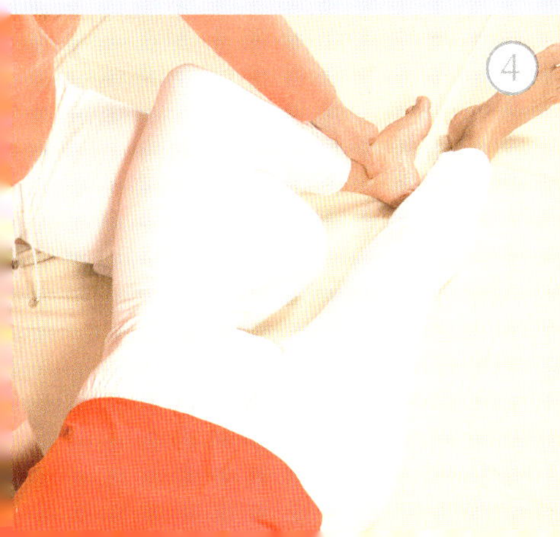

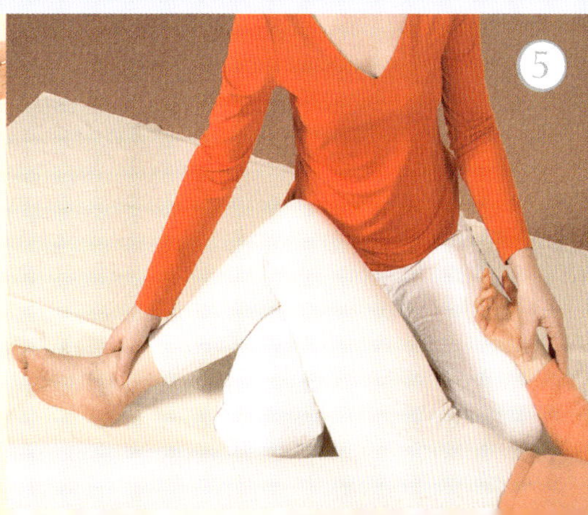

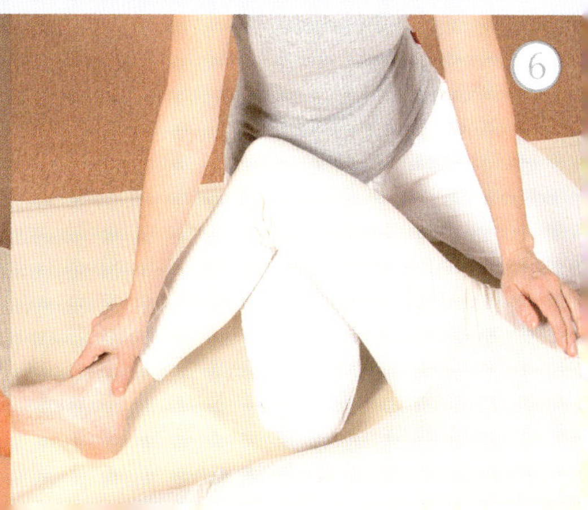

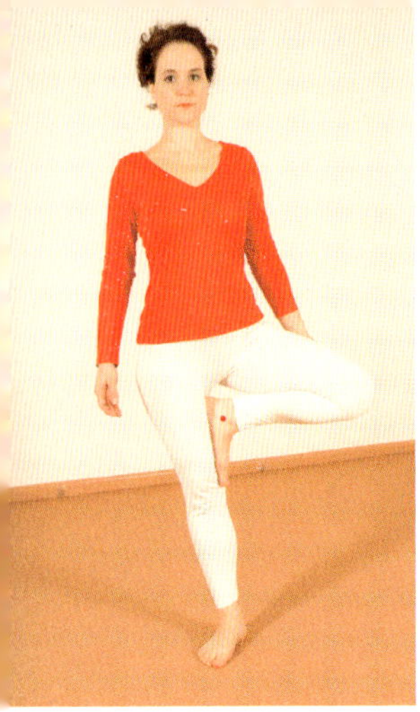

NIERE 6

LEUCHTENDES MEER

Beiname: FREUDVOLLER SCHLAF

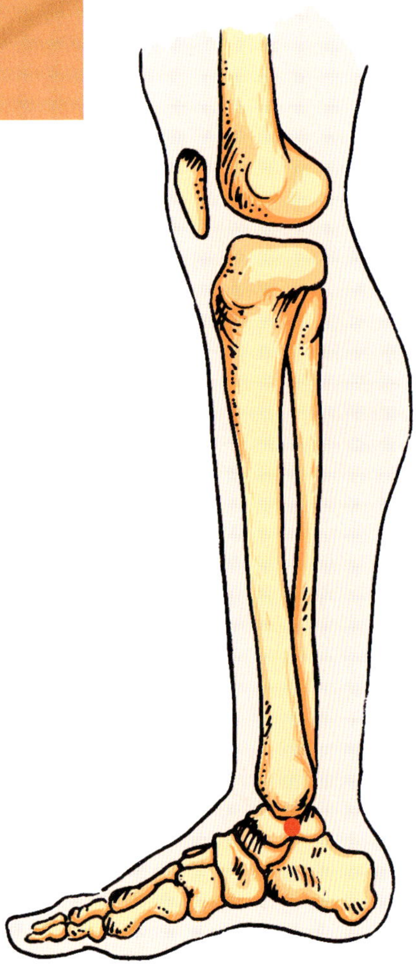

Selbstbehandlung

Halte den Punkt an einem oder beiden Füßen mit dem/den Daumen. Abb. 1

Partnerbehandlung

Rückenlage: Lege das angewinkelte Bein über deinen Oberschenkel und halte Niere 6 mit dem Daumen. Abb. 2

Rückenlage: Gehe in die Torbogenstellung und lege den Fuß deiner Partnerin in deine Leiste (Position siehe Niere 3, S. 123 Abb. 3). Unterstütze mit einer Hand das Knie, verlagere dein Gewicht nach vorne und rotiere dann das Bein, während du den Punkt mit dem Daumen hältst. So wird der ganze Nierenmeridian gedehnt und geöffnet.

Bauchlage: Zum Halten von Niere 6 setze dich zwischen die Unterschenkel deiner Partnerin und lege ihren Fuß auf deinem Oberschenkel ab. Abb. 3

Lage

Unterhalb des Innenknöchels in einer Vertiefung.

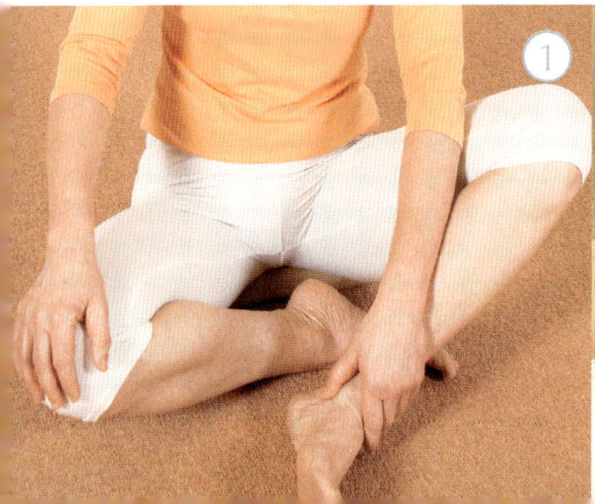

1

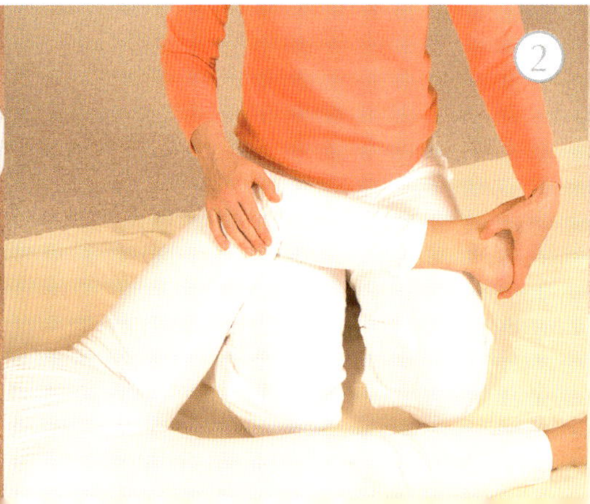

2

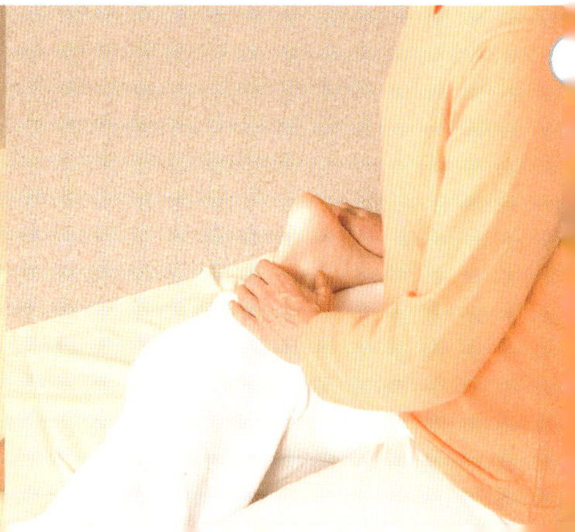

Besonderheit

Schlüsselpunkt des Yin-Fersengefäßes (Yin Qiao Mai)

Wirkung	hilfreich
hilft zu entspannen und zur Ruhe zu kommen, beruhigt den Geist, klärt das Denken, fördert den Schlaf, nährt das Yin	bei Unruhe, Nervosität, Schreckhaftigkeit, Schlaflosigkeit, Erschöpfung durch Schlafmangel, Müdigkeit
bringt Licht bei seelischer Dunkelheit (»Leuchtendes Meer«), gibt neue Hoffnung	bei depressiver Verstimmung, Angst, Leistungsängsten, Lampenfieber
stärkt das Vertrauen in die eigenen Fähigkeiten	bei Selbstzweifeln
intensiviert das sexuelle Erleben, stärkt die Gebärmutter	bei sexueller Unlust oder Anspannung, Urogenitalbeschwerden
befreit den Hals (der innere Verlauf des Nierenmeridians energetisiert den lymphatischen Rachenring)	bei Entzündungen des Rachens

Gut in Kombination mit

Blase 52: gibt Klarheit und Licht für den Lebensweg, schenkt Mut und Vertrauen in schwierigen Lebensphasen oder bei depressiver Stimmungslage, besonders unterstützend für Frauen (S. 119)
Blase 53: unterstützt die Menstruation, steigert das sexuelle Erleben
Blase 62: beruhigt bei »schwachen Nerven«, hilfreich bei Unruhe und Schlafstörungen
Niere 11: nährt die Yin-Kraft der Nieren, entspannt und beruhigt den Geist, wärmt den Unterbauch und die Beckenorgane (S. 166)
Herz 7: sehr beruhigende Kombination; verbessert die Schlafbereitschaft, hilft Menschen, die schreckhaft und ängstlich sind, fördert die Kommunikation zwischen Herz und Nieren (Energieschicht des Shao Yin) Abb. 4
Gallenblase 25: aktiviert das in den Nieren gespeicherte Potenzial und gibt Kraft für die Umsetzung unserer Pläne Abb. 5
Lunge 7: die Kombination der Schlüsselpunkte des Yin-Fersengefäßes und des Konzeptionsgefäßes wirkt auf die Yin-Energie: hilfreich bei Schlafstörungen, Unruhe, sorgenvollem Gedankenkreisen (S. 148)
Konzeptionsgefäß 4: nährt das Yin der Niere, kräftigt die Ursprungsenergie und stärkt dadurch die körperliche und seelische Kraft, beruhigt den Geist bei Übererregung und Ängstlichkeit Abb. 6

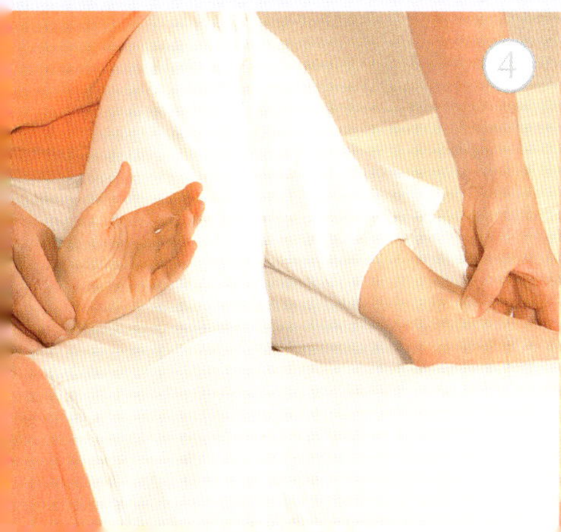

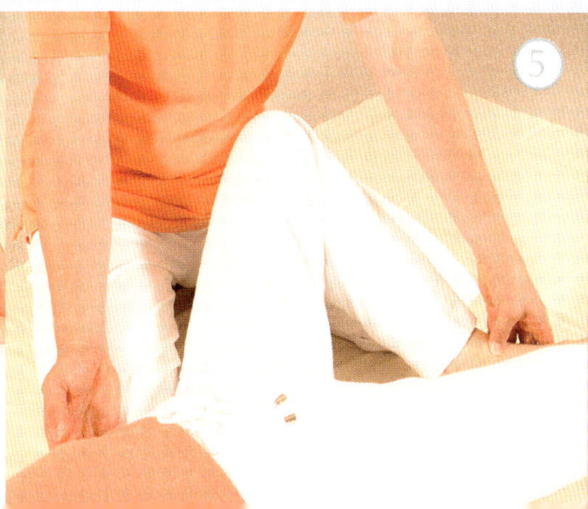

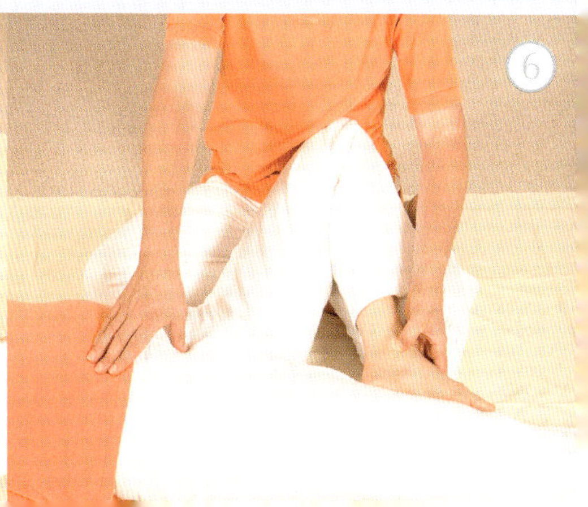

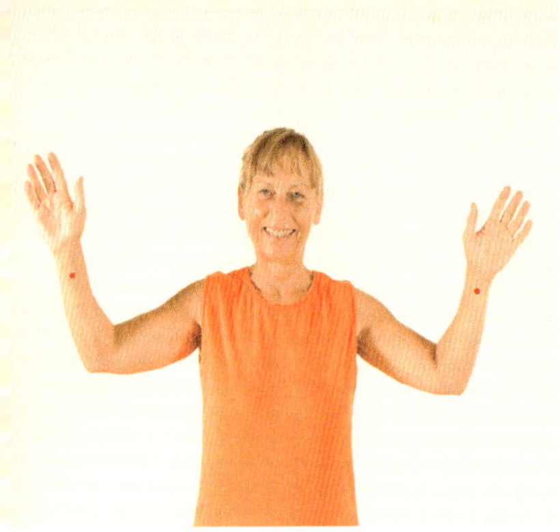

PERIKARD 6

TOR NACH INNEN

Beiname: BEWAHRER DES YIN

Selbstbehandlung

Lege die Hände in deinen Schoß und halte den Punkt mit dem Daumen. Abb. 1

In Apotheken wird bei Reisekrankheit und morgendlicher Übelkeit in der Schwangerschaft ein Magnetband empfohlen, das man oberhalb des Handgelenks tragen kann, um diesen Punkt zu stimulieren.

Partnerbehandlung

Rückenlage: Halte Perikard 6 mit dem Daumen.

Seitenlage: Sitze hinter dem Rücken deiner Partnerin, lege ihren Arm mit der Innenseite nach oben über deine Oberschenkel und halte den Punkt. In dieser Position wird der Perikardmeridian gedehnt. Abb. 2

Seitenlage: Knie hinter deiner Partnerin, strecke ihren Arm nach oben und halte Perikard 6. Auch in dieser Position wird der Perikardmeridian gedehnt. Abb. 3

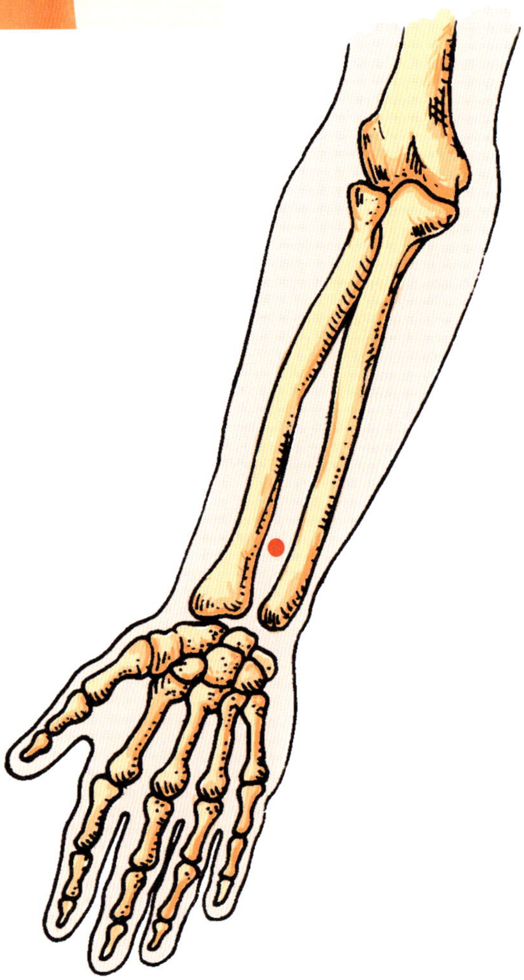

Lage

An der Innenseite des Unterarms, zwei Daumenbreit oberhalb der Handgelenksfalte in der Mitte zwischen den Sehnen.

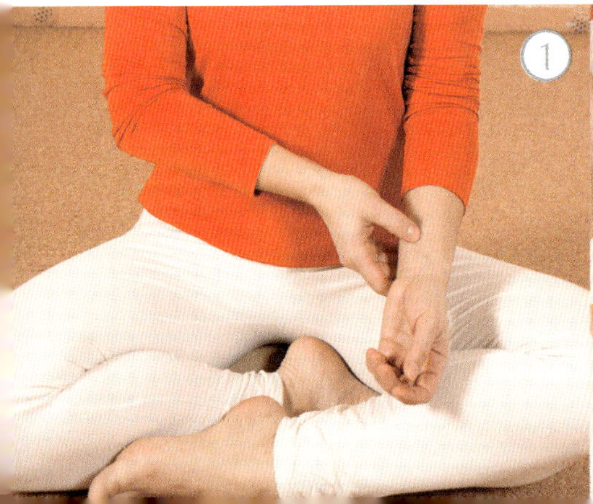
1

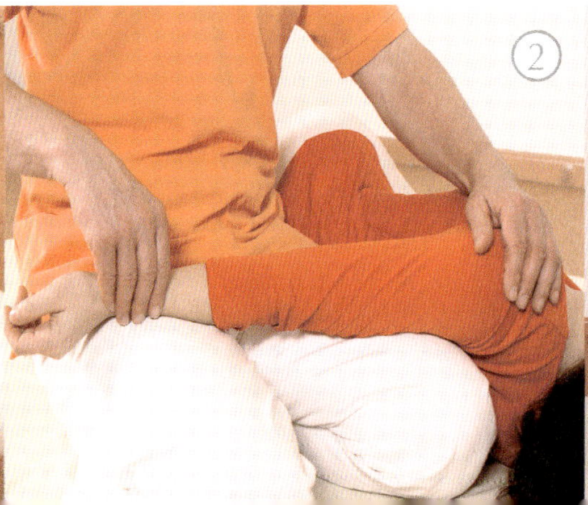
2

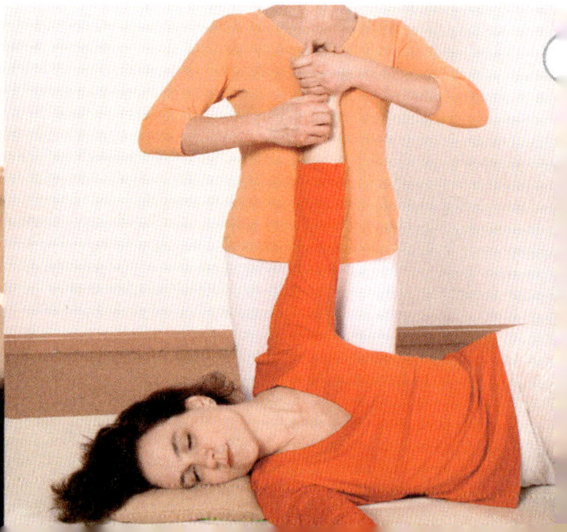

Besonderheit

Schlüsselpunkt des Bewahrers des Yin (Yin Wei Mai)
Perikard 6 gleicht die Energie aller Yin-Organe untereinander aus.
Meisterpunkt des Oberbauches

Wirkung	hilfreich
sehr ausgleichend, harmonisierend, bringt die innere Welt wieder ins Gleichgewicht, entspannt bei emotionaler Erregung	bei Stimmungsschwankungen, depressiver Verstimmung, Ängstlichkeit, Sorge, Prüfungsangst, Panikgefühlen
beruhigt das Herz und den Geist	bei Unruhe, Nervosität, Schlafstörungen, Herzklopfen
stellt den Kontakt nach innen zum Fühlen und inneren Erleben wieder her	bei fehlendem Zugang zu den eigenen Gefühlen, Erstarrung, Schock, Trauma
besänftigt und harmonisiert den Magen, entspannt den Oberbauch und das Zwerchfell	bei Druckgefühl im Oberbauch, Übelkeit und Erbrechen, auch in der Schwangerschaft oder bei See- oder Reisekrankheit
öffnet und befreit die Brust, vertieft die Atmung	bei Engegefühl und Schmerzen in der Brust, die mit einem Gefühl der Hoffnungslosigkeit verbunden sein können

Gut in Kombination mit

Perikard 1: Abb. 4 (S. 167), **Dreifacher Erwärmer 5:** (S. 131)
Leber 3: sehr ausgleichende Kombination; hilfreich bei starker körperlicher oder emotionaler Anspannung, bei Stagnation der Leberenergie, besonders wenn die gestaute Energie zu Spannungen im Oberbauch oder zu Verdauungsstörungen führt Abb. 5
Lunge 1: befreit den oberen Rücken und die Brust
Lunge 7: bewahrt die Yin-Kräfte, bewegt die Energie im Oberbauch (S. 148)
Milz 4: (S. 97)
Blase 43: nährt das Yin und wirkt aufbauend, entspannt den oberen Rücken und den Brustbereich
Konzeptionsgefäß 14: besänftigt starke Emotionen, beruhigt den Magen, entspannt den Oberbauch
Konzeptionsgefäß 17: wirkt beruhigend bei emotionaler Erregung
Lenkergefäß 20: beruhigt und harmonisiert den Geist, verbindet mit den »segensreichen Energien« des Himmels Abb. 6

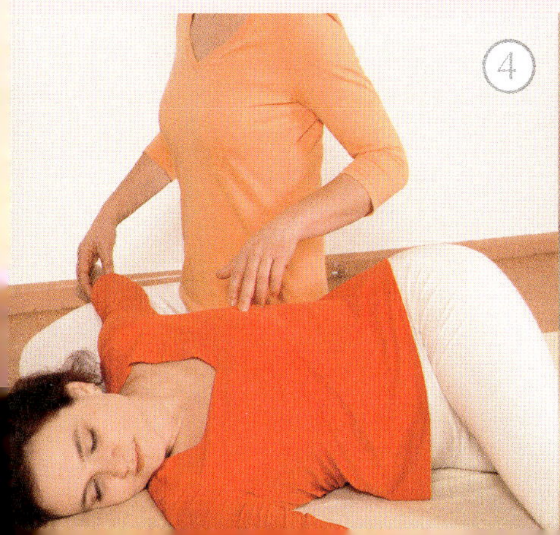

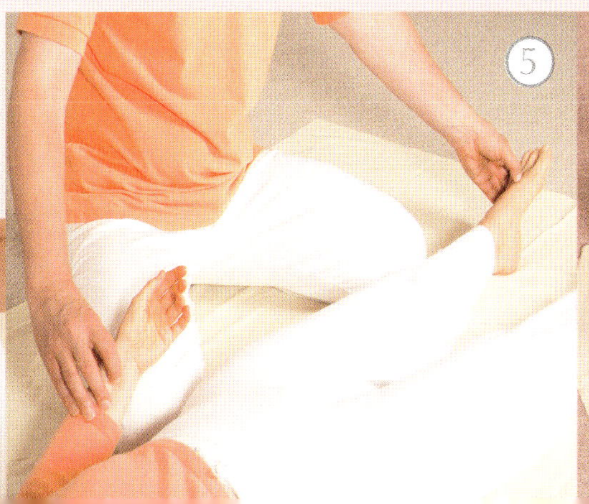

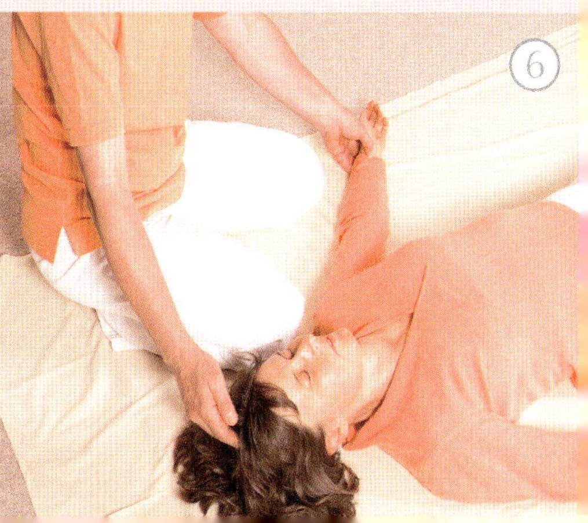

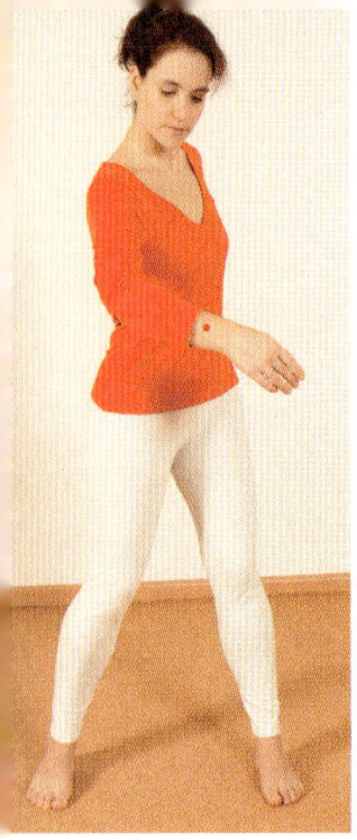

DREIFACHER ERWÄRMER 5 TOR NACH AUSSEN

Beiname: BEWAHRER DES YANG

Selbstbehandlung

Lege die Hände in deinen Schoß und halte den Punkt mit dem Daumen oder Mittelfinger. Abb.1

Partnerbehandlung

Rückenlage: Knie in Torbogenstellung neben deiner Partnerin und ziehe ihren gegenüberliegenden Arm zu dir herüber, sodass er bis zur Schulter gedehnt wird. Halte dabei den Punkt Dreifacher Erwärmer 5. Abb. 2

Seitenlage: Halte den Punkt, während du mit der anderen Hand die Schulter in Richtung Füße dehnst. Abb. 3

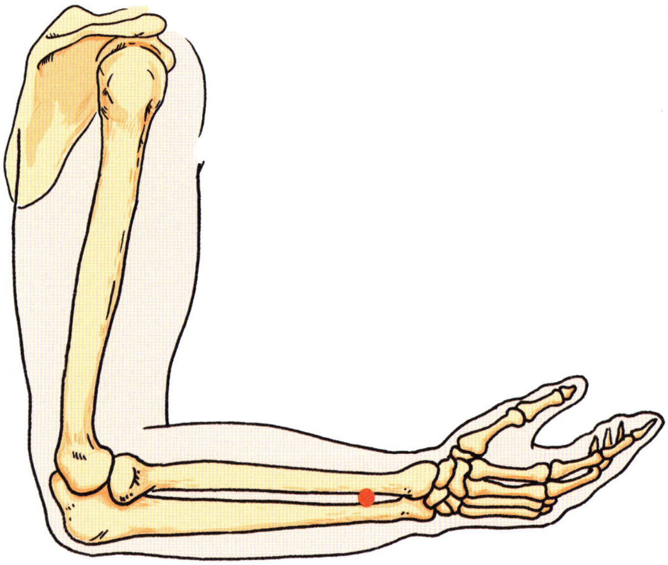

Lage

An der Außenseite des Unterarms, zwei Daumenbreit oberhalb der Handgelenksfalte in der Mitte zwischen den Unterarmknochen Elle und Speiche.

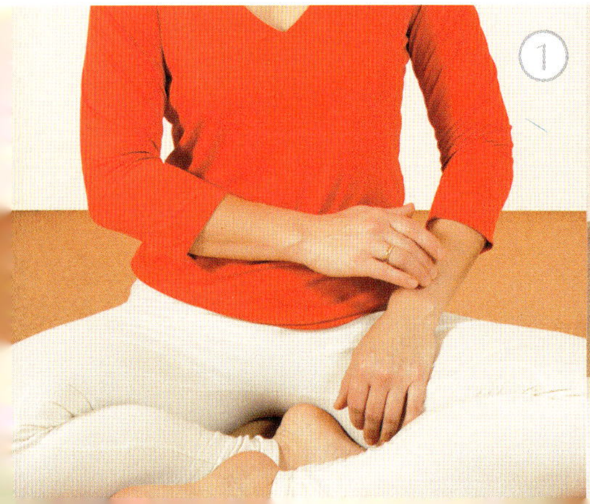

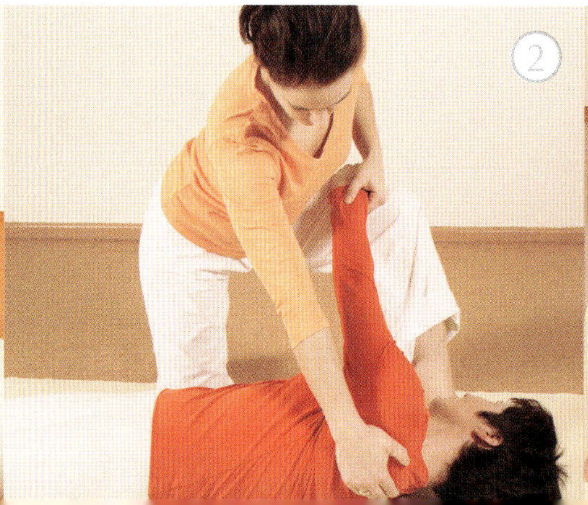

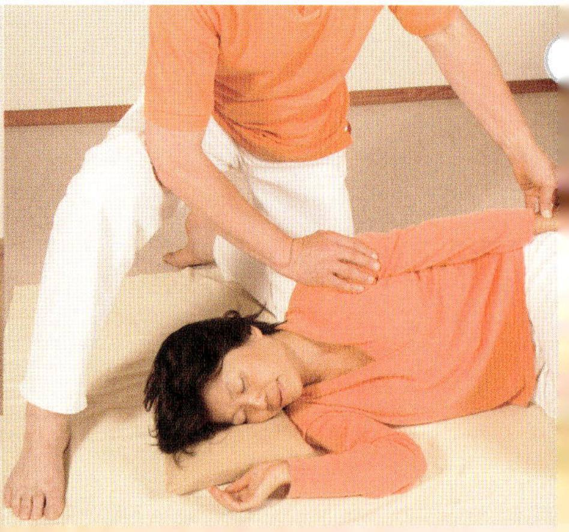

Besonderheit

Schlüsselpunkt des Bewahrers des Yang (Yang Wei Mai)
Dreifacher Erwärmer 5 gleicht die Energie aller Yang-Organe untereinander aus.

Wirkung	hilfreich
reguliert als »Tor nach Außen« die Abwehrenergie, stärkt die energetische Schutzhülle des Körpers und erhöht so die Widerstandskraft	bei Immunschwäche, akuten Erkältungen und anderen Erkrankungen der oberen Atemwege
kräftigt und reguliert den ganzen Körper	bei allgemeiner Schwäche, Mangel an Vitalität
leitet Hitze aus	bei Fieber
verbessert die Fähigkeit, sich der Außenwelt gegenüber zu öffnen und mit ihr zu kommunizieren	
fördert das Vermögen, sich zu schützen	bei übergroßer Verletzlichkeit und der Schwierigkeit, Grenzen zu setzen
energetisiert und befreit den Meridianverlauf des Dreifachen Erwärmers	bei Schmerzen und Bewegungseinschränkung der Hand, des Arms und der Schulter, Ohrerkrankungen, Kopfschmerzen

Gut in Kombination mit

Perikard 6: öffnet für die eigenen Herzensgefühle (»Tor nach Innen«) und ermöglicht diese nach außen zu kommunizieren (»Tor nach Außen«)
Dreifacher Erwärmer 15: (S. 133)
Gallenblase 41: (S. 175) Abb. 4
Dickdarm 11: erleichtert das »Anpacken« von schwierigen Aufgaben (S. 107), **Magen 36:** (S. 95)
Konzeptionsgefäß 4: belebt bei geistiger und körperlicher Erschöpfung, stärkt die Ursprungsenergie Abb. 5
Lenkergefäß 14: (S. 182) Abb. 6
Verbinde Dreifacher Erwärmer 5 nacheinander mit **Gallenblase 20**, **Blase 10**, **Gallenblase 21** und **Lenkergefäß 14** Abb. 6: wirkt sehr entspannend für Nacken und Schultern
Halte Dreifacher Erwärmer 5 und lege die andere Hand nacheinander auf das **Brustbein**, den **Ober**- und den **Unterbauch** (Oberer, Mittlerer und Unterer Erwärmer): reguliert die Wärmeverteilung, gleicht aus

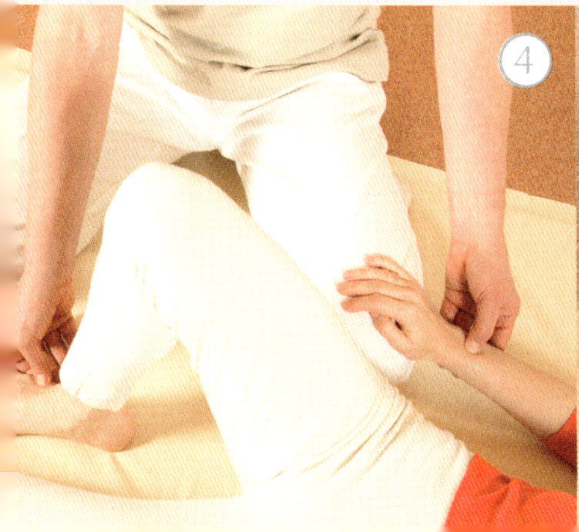

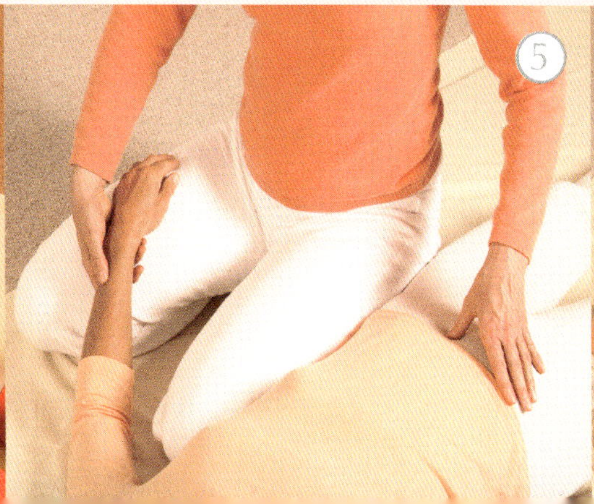

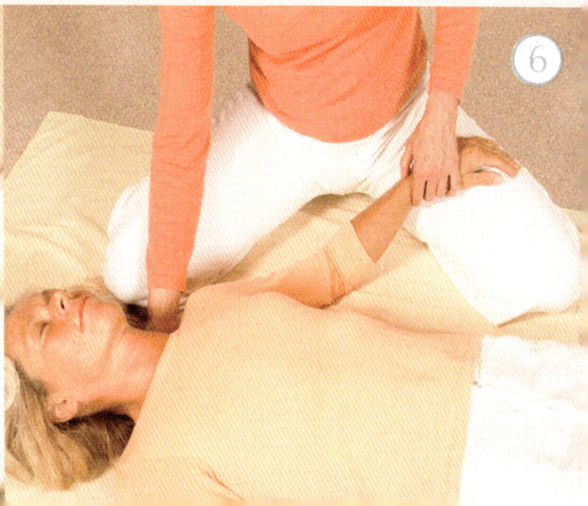

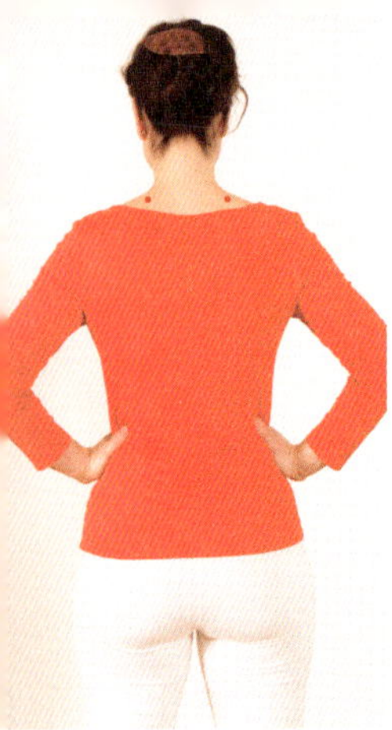

DREIFACHER ERWÄRMER 15 HIMMLISCHE GRUBE

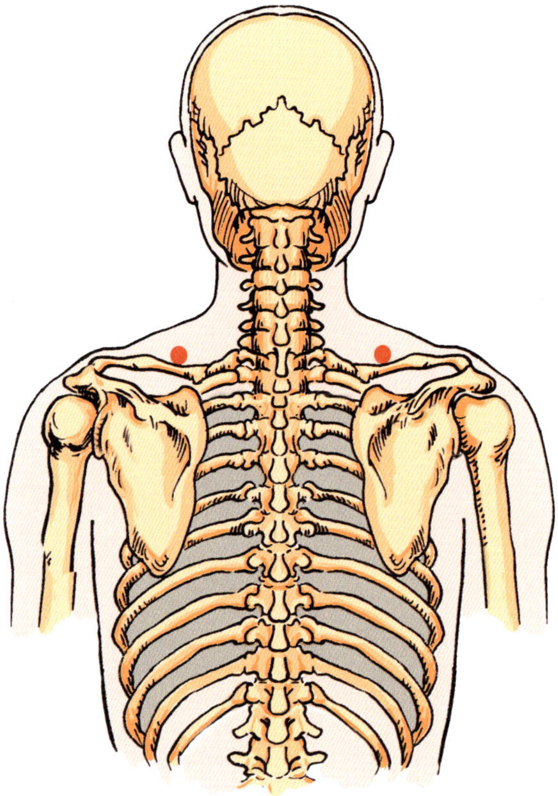

Lage

Auf der Schulter am oberen Rand des Trapezmuskels, ein Daumenbreit hinter Gallenblase 21. Zusammen bilden diese beiden Punkte eine Zone, die häufig sehr verspannt ist.

Selbstbehandlung

Greife mit den Fingerspitzen auf der gegenüberliegenden Schulter hinter den Muskelkamm. Halte den Punkt eine Weile und streiche dann kräftig nach vorne über die Schulter hin aus. Wiederhole das gleiche auf der anderen Seite. Abb. 1

Lege dich mit angewinkelten Knien auf den Rücken, die Füße sind aufgestellt. Hebe mit dem Einatmen das Becken an und strecke die Arme hinter den Kopf, sodass sich dein Gewicht auf die Schultern verlagert. Mit dem Ausatmen gehe zurück in die Ausgangsposition. Wiederhole dies einige Male. Abb. 2

Lege dich auf den Rücken, lege einen Tennisball unter den Punkt und strecke den Arm angewinkelt hinter den Kopf. Lass den Atem tief fließen und richte deine Aufmerksamkeit auf den Punkt Dreifacher Erwärmer 15. Abb. 3

Partnerbehandlung

Sitzposition: Knie dich hinter deine Partnerin und lege die Hände auf ihre Schultern. Suche mit den Daumen harte, verspannte Bereiche oberhalb der Schulterblätter und halte sie eine Weile. Abb. 4

Rückenlage: Setze dich ans Kopfende und halte die Punkte mit den Fingerspitzen. Abb. 5

Bauchlage: Halte vom Kopfende aus Dreifacher Erwärmer 15 mit den Daumen.

Seitenlage: Sitze hinter deiner Partnerin und halte den Punkt mit den Fingerspitzen. Die andere Hand stützt die Schulter. Abb. 6

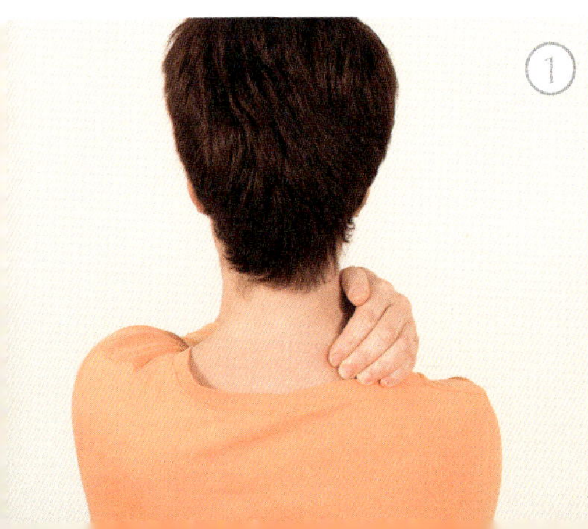
1

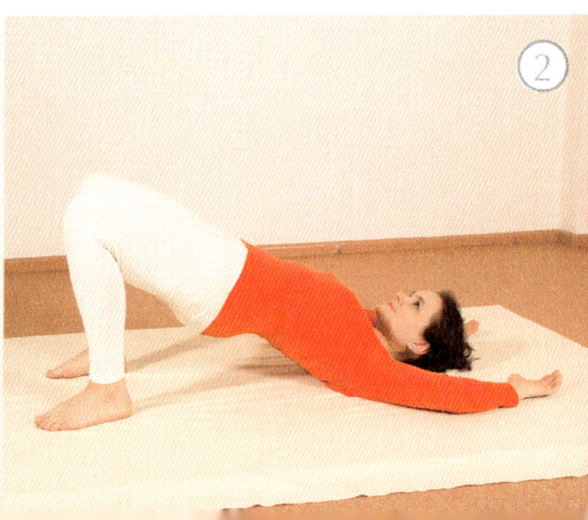
2

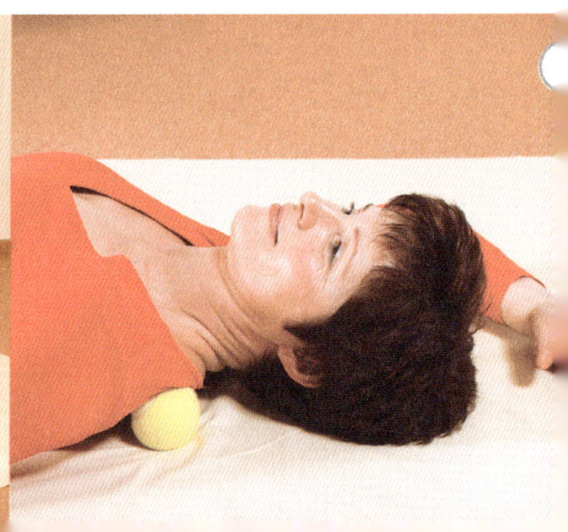

Besonderheit

Vereinigungspunkt mit dem Bewahrer des Yang (Yang Wei Mai)

Wirkung	hilfreich
allgemein entspannend, beruhigt die Nerven,	bei nervöser Anspannung, Sorgen
emotional ausgleichend, stimmungsaufhellend	bei Niedergeschlagenheit
entspannt Nacken und Schultern, verbessert den Energiefluss und die Blutzirkulation	bei chronischen Schulterverspannungen, durch die die Muskeln zusammengezogen werden und eine Einschränkung der Beweglichkeit entsteht, einem steifen und schmerzenden Nacken, Spannungskopfschmerzen
	bei Erschöpfung, die durch chronische Anspannung entstanden ist
stärkt die Abwehrenergie	bei Wind- und Wetterfühligkeit, Erkältungskrankheiten

Gut in Kombination mit

Dreifacher Erwärmer 5: verbessert die Widerstandskraft gegenüber Erkältungen und Grippe, entspannt Nacken und Schultern
Dickdarm 11: unterstützt die Abwehrenergie (S. 93)
Dickdarm 14: wirkt befreiend auf die Schultern (S. 151)
Konzeptionsgefäß 5 (»Steinernes Tor«, liegt auf der Mittellinie des Unterbauches, zwei Daumenbreit unterhalb der Nabelmitte, drei Daumenbreit oberhalb der Schambeinoberkante; keinen festen Druck bei Schwangeren anwenden! Alarmpunkt des Dreifachen Erwärmers): hilft loszulassen, wenn die Schulter- und Nackenregion durch das »Tragen einer Last« oder durch das Gefühl, für alles verantwortlich zu sein, überlastet ist, entspannt den Oberkörper, stärkt und wärmt das Hara, wodurch gestaute Energie nach unten abfließen kann

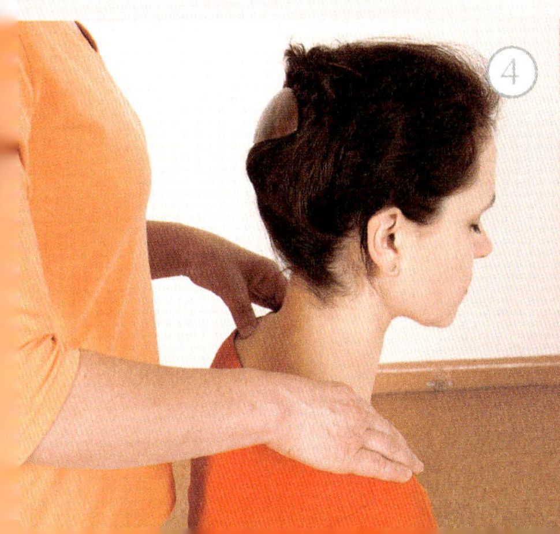

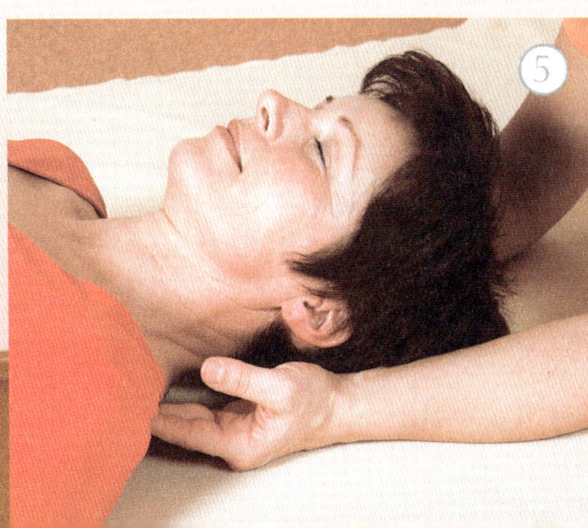

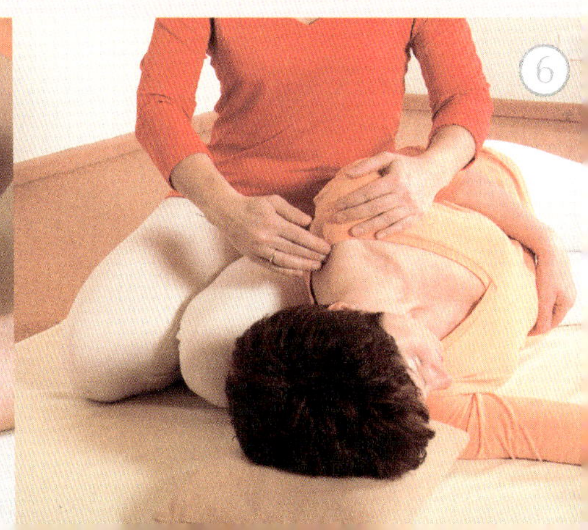

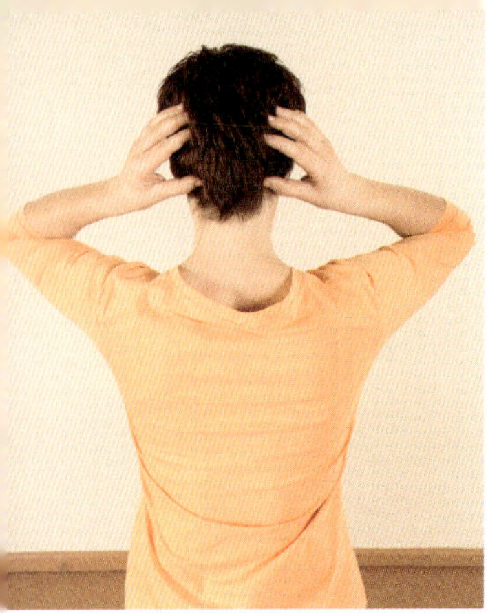

GALLENBLASE 20 TEICH DES WINDES

Beiname: TOR DES BEWUSSTSEINS

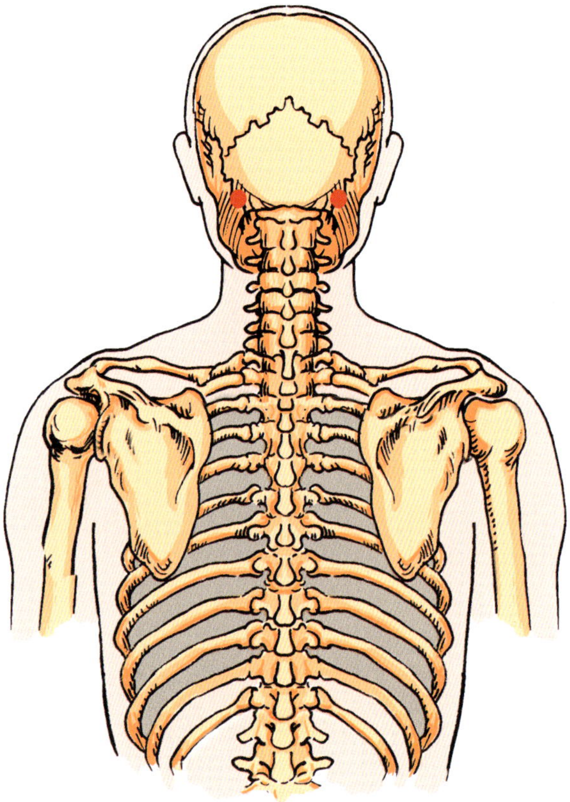

Lage

Am unteren Schädelrand in einer Vertiefung zwischen den Ansätzen der beiden Nackenmuskeln, des Trapez- und des Kopfwendermuskels. Drücke die Punkte in Richtung Stirn. Lange halten!

Selbstbehandlung

Stecke zwei Tennisbälle in einen Strumpf und verknote ihn, damit die Bälle nicht verrutschen. Lege dich auf eine weiche Unterlage und lege dir die Tennisbälle unter den Nacken. Finde eine Position, in der es sich angenehm anfühlt, und entspanne dich. **Nicht bei einer Schädigung der Halswirbelsäule anwenden!** Abb. 1

Stelle in Rückenlage die Füße auf und bringe die verschränkten Hände so unter den Hinterkopf, dass du mit den Daumen Gallenblase 20 stimulieren kannst. Atme tief ein und neige mit dem Ausatmen die angewinkelten Beine zur Seite. Verweile ein paar Atemzüge lang in dieser Position, die den Gallenblasenmeridian in seinem Verlauf vom Kopf über die Flanke, die Hüfte und Beine dehnt. Richte dann die Knie wieder auf und dehne zur anderen Seite. Abb. 2

Partnerbehandlung

Sitzposition: Halte die Punkte im Nacken mit Daumen und Zeige- oder Mittelfinger, während du mit der anderen Hand die Stirn stützt. Dehne den Kopf deiner Partnerin dabei leicht nach hinten. Dadurch wird die Nackenmuskulatur entspannt und deine Finger können tiefer einsinken. Anschließend neige ihren Kopf langsam nach vorne, sodass die Nackenmuskulatur sanft gedehnt wird. Dann führe den Kopf zurück in die Ausgangsposition. Abb. 3

Rückenlage: Bringe deine Fingerspitzen unter den Schädelrand auf die Punkte. Der Kopf kann dabei auf deinen Händen ruhen. Stelle die Finger behutsam auf und neige den Kopf deiner Partnerin dabei leicht nach hinten. Abb. 4

Seitenlage: Halte Gallenblase 20 mit dem Mittelfinger, die andere Hand stützt die Stirn oder hält Gallenblase 14. Abb. 5

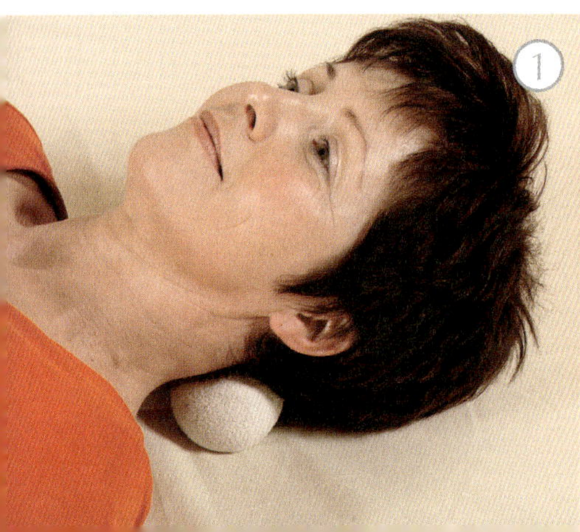

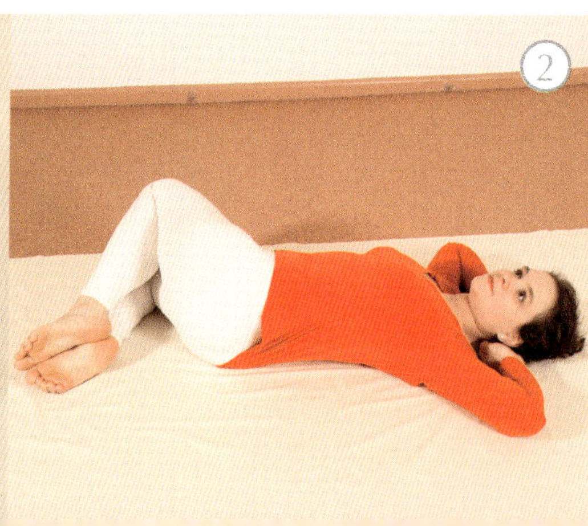

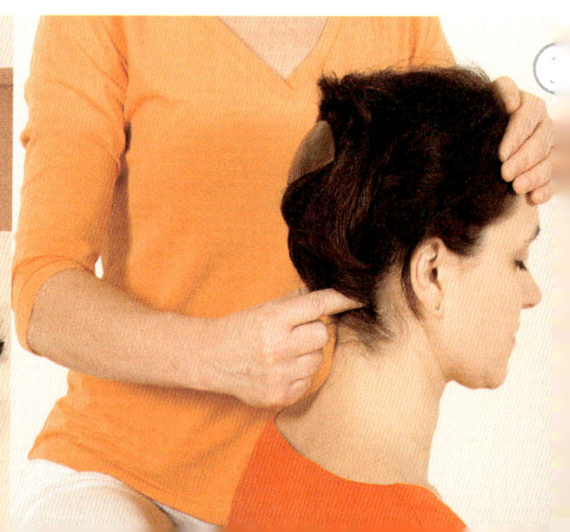

Besonderheit

Vereinigungspunkt mit dem Bewahrer des Yang (Yang Wei Mai) und dem Yang-Fersengefäß (Yang Qiao Mai)
Fenster-zum-Himmel-Punkt

Wirkung	hilfreich
klärt den Geist, befreit von belastenden Gedanken, verbessert eine bewusste Wahrnehmung	bei zwanghaften Gedankenmustern, trübem, verschwommenem Denken
unterstützt die Kommunikation zwischen Kopf/Verstand und Körper (»Fenster zum Himmel«), fördert den Energiefluss und die Durchblutung des Gehirns	wenn wir zu sehr »im Kopf« sind, bei geistig-mentaler Anspannung, Kopfschmerzen
lässt tief entspannen	bei Nervosität, Schlafstörungen
befreit den Nacken	bei Nackenverspannungen und -steifigkeit
besänftigt und harmonisiert die Emotionen, wirkt stimmungsaufhellend, fördert das Fühlen	bei Frustration, Reizbarkeit, Ärger, depressiver Verstimmung, Trauma, Schock
vertreibt »Wind« (hier tritt nach Auffassung der Traditionellen Chinesischen Medizin schädliche Windenergie in den Körper ein)	bei durch Zugluft entstandenen Symptomen, wie verstopfter Nase, Erkältungskrankheiten, steifem Nacken
stärkt die Augen	bei müden, überanstrengten Augen

Gut in Kombination mit

Gallenblase 14: stärkt das innere Gewahrsein, besänftigt einen übermäßigen Gedankenfluss Abb. 5; diese Punkteverbindung kann auch diagonal gehalten werden Abb. 6
Dünndarm 10: (S. 105)
Extrapunkt Tai Yang (»Sonnenlicht«, liegt an der Schläfe in einer Vertiefung; nur sanft halten!): entspannt den Kopf und die Augen; halte anschließend Tai Yang auf beiden Seiten und verbinde dann **Yin Tang** und **Lenkergefäß 16:** klärt den Geist, fördert die innere Wahrnehmung
Verbinde Gallenblase 20 nacheinander mit **Dickdarm 4** und **Lunge 7:** befreit die Atemwege
Verbinde Gallenblase 20 nacheinander mit **Magen 3**, **Magen 13** (»Tür der Lebensenergie«, liegt unterhalb der Mitte des Schlüsselbeins in einer Vertiefung), **Magen 16:** entspannt das Gesicht, lindert Anspannung und Sorgen; diese Punkteverbindungen können auch diagonal gehalten werden

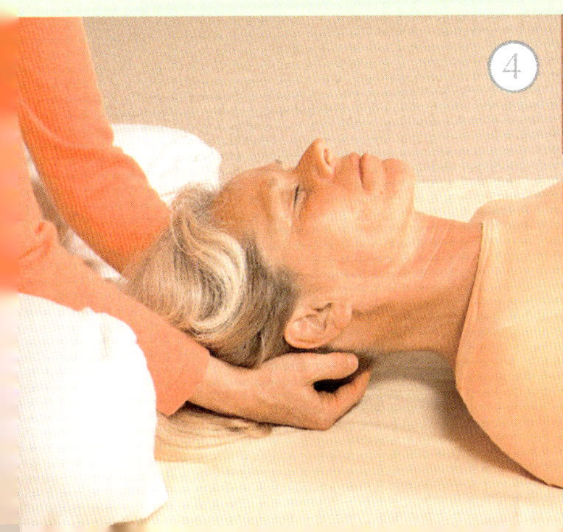

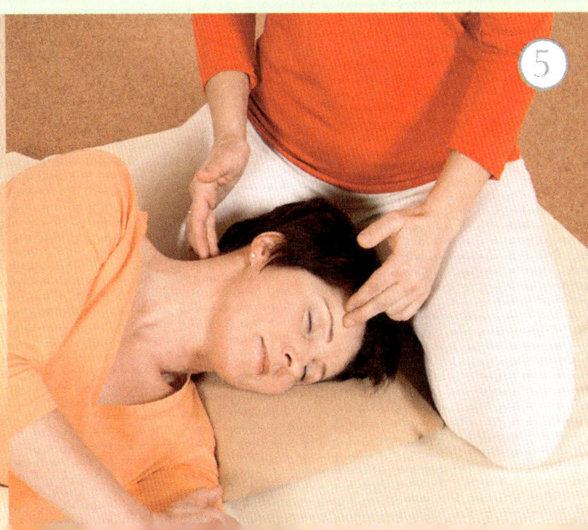

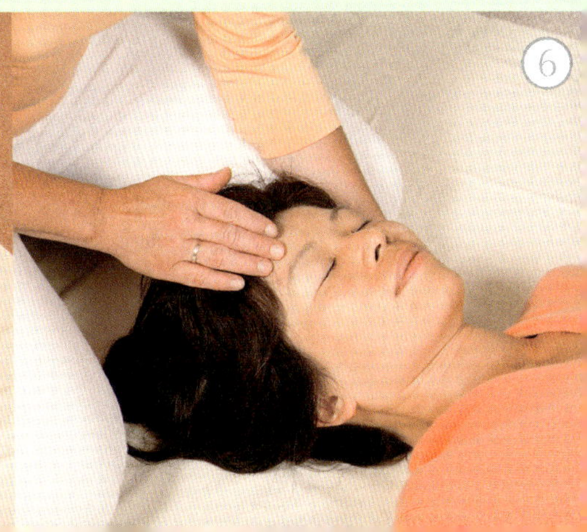

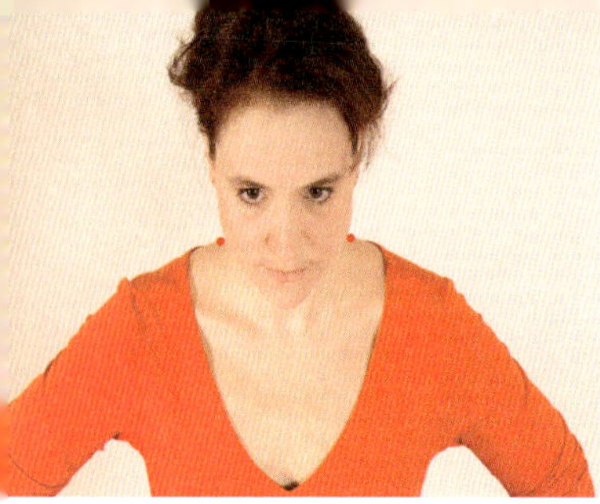

GALLENBLASE 21 BRUNNEN DER SCHULTER

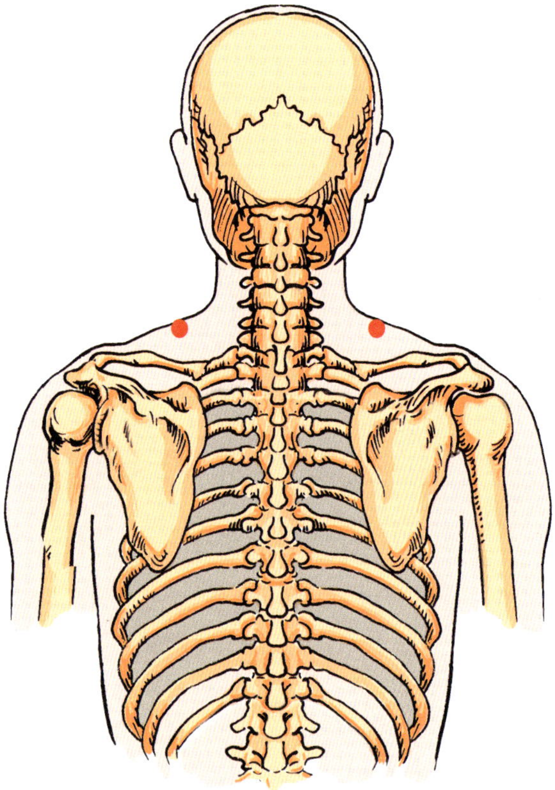

Lage
Oben auf der Schulter, auf dem höchsten Punkt des Schultermuskels, zwei Fingerbreit neben dem Nackenansatz, auf halbem Weg zwischen dem siebten Halswirbel und dem äußeren Ende der Schulterblattgräte. Der Punkt liegt in einer Yang-geprägten, muskulären Körperregion und ist oft sehr verspannt. Wende einen bestimmten, aber nicht zu kräftigen Druck (»Wohlweh«) an!

Selbstbehandlung
Greife mit den Fingerspitzen einer Hand in die gegenüberliegende Schultermuskulatur. Der angewinkelte Arm kann dabei entspannt nach unten sinken, sodass sein Gewicht auf den Punkt wirkt. Abb. 1

Partnerbehandlung
Sitzposition: Deine Partnerin sitzt bequem und aufrecht auf einem Kissen oder einem Stuhl. Knie oder stelle dich dahinter und halte Gallenblase 21 auf beiden Seiten mit den Daumen oder stütze dich dort mit den Ellenbogen auf. Bitte deine Partnerin, bis hoch in die Lungenspitzen zu atmen. Wenn sich über dem Punkt eine Muskelpanzerung aufgebaut hat, kannst du die ganze Zone zunächst etwas kneten und massieren. Abb. 2
Rückenlage: Sitze hinter dem Kopf deiner Partnerin und lege die Handinnenflächen flach über ihre Ohren. Dort wo die Mittelfinger auf den Schultern auftreffen, liegen die Punkte. Übe dann mit den Daumen einen angemessenen Druck aus. Abb. 3
Bauchlage: Hier kannst du vom Kopfende aus in der gleichen Weise wie in der Rückenlage verfahren. Abb. 4
Seitenlage: Sitze hinter deiner Partnerin und dehne die Schulter in Richtung Füße, während du Gallenblase 21 hältst. Abb. 5

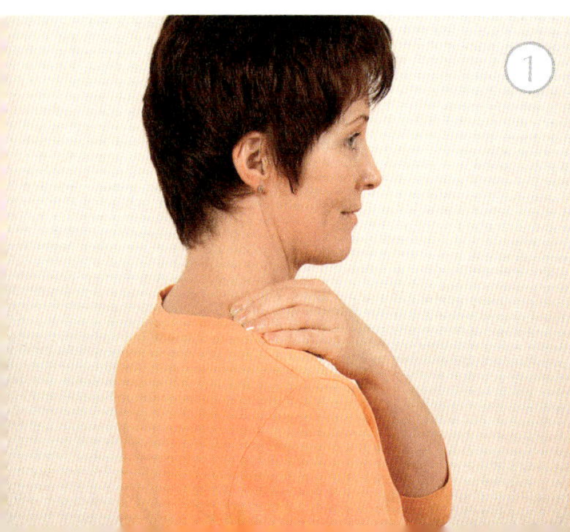

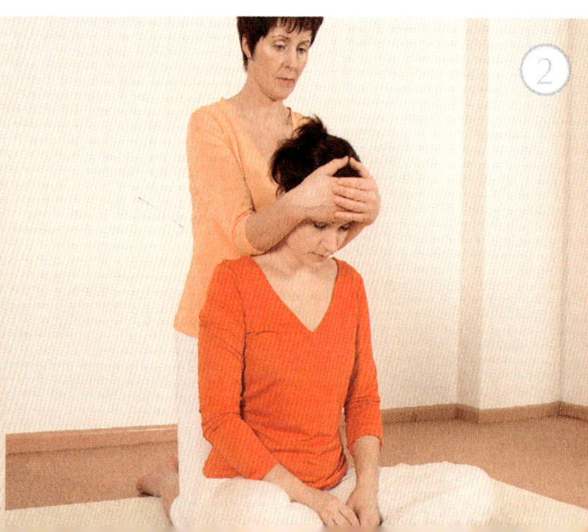

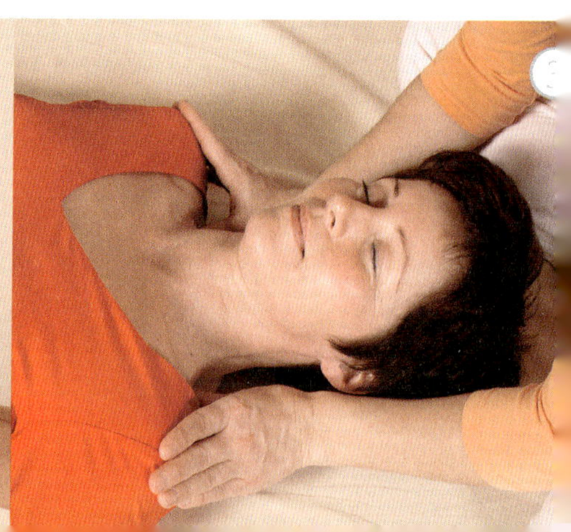

Besonderheit

Vereinigungspunkt mit dem Bewahrer des Yang (Yang Wei Mai) und dem Yang-Fersengefäß (Yang Qiao Mai)
»Testpunkt« der Gallenblase: Es ist ein Zeichen von Entspannung, wenn dieser Punkt frei und durchlässig ist. Häufig liegt hier aber das Zentrum der Schulterverspannungen.

Wirkung	hilfreich
lockert die Schultermuskulatur, entspannt den Nacken, befreit von Belastendem, leitet die Energie vom Kopf und von den Schultern nach unten ab	bei Schulterverspannungen und Schmerzen, auch wenn sie durch zu viel Verantwortung, die auf den Schultern lastet, verursacht wurden, bei einem Gefühl von Überforderung, ängstlich hochgezogenen Schultern
verbessert die Kommunikation zwischen Kopf und Körper, klärt die Gedanken	wenn sich der Kopf voll und benommen anfühlt, bei Kopfschmerzen
wirkt allgemein entspannend	bei chronischer Anspannung, Stress, Nervosität, Angst
befreit festgehaltene Emotionen	bei Reizbarkeit, Frustration, Ärger, Überspanntheit
löst Energiestagnation auf	bei prämenstruellem Syndrom mit schmerzenden Brüsten
unterstützt eine entspannte Sexualität	bei sexueller Verkrampfung

Gut in Kombination mit

Gallenblase 24: befreit von der Last auf den Schultern, löst Anspannung im Oberkörper (S. 170)
Gallenblase 30: löst Energiestagnation in Schulter- und Hüftgelenk Abb. 6
Konzeptionsgefäß 14: befreit stagnierendes Qi von Nacken und Schultern, baut Spannungen ab, die durch festgehaltene Emotionen wie Reizbarkeit und Ärger entstehen, unterstützt bei nervöser Anspannung (S. 180)

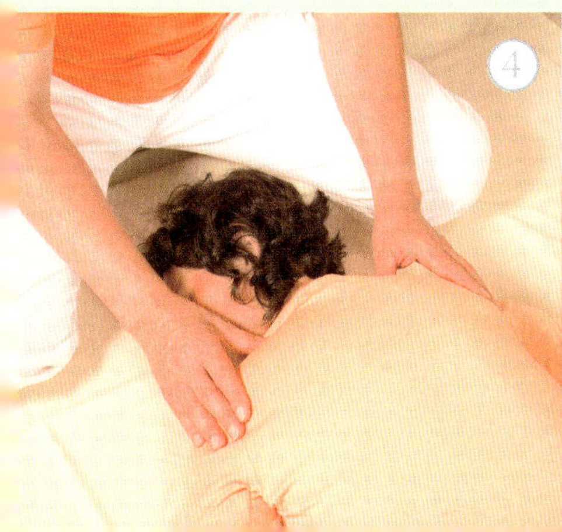

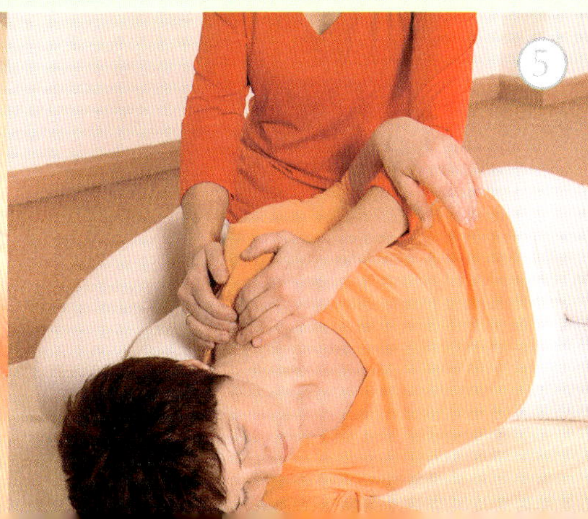

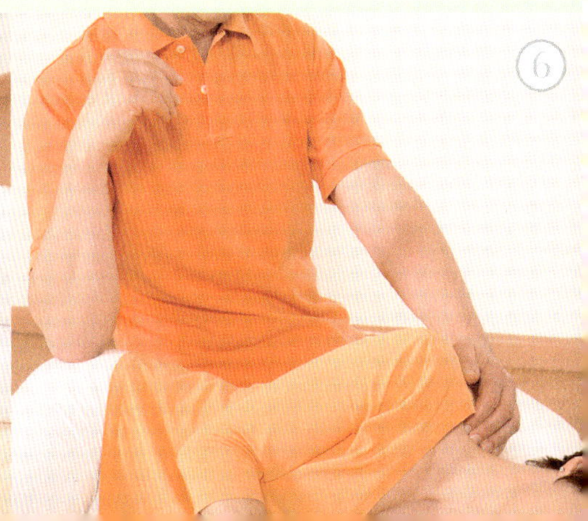

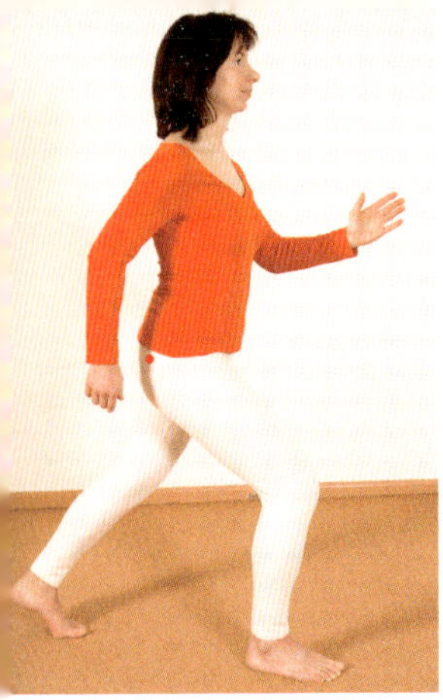

GALLENBLASE 30

IM KREISE SPRINGEN

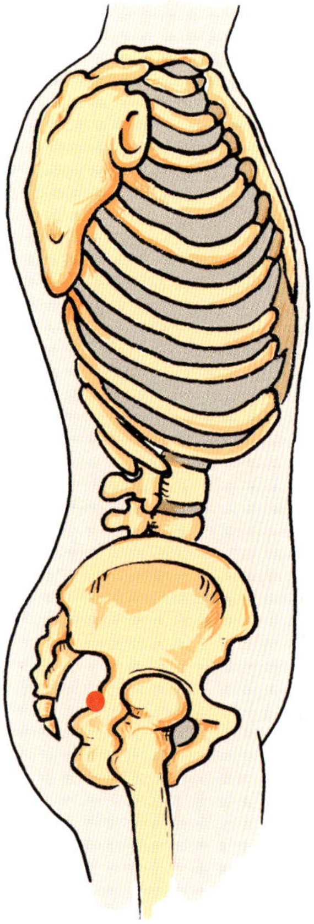

Lage

An der Außenseite des Gesäßes in der größten Vertiefung. Stelle dir eine Verbindungslinie vom großen Rollhügel bis zum oberen Ansatz der Gesäßfalte vor. Gallenblase 30 liegt auf dieser Linie etwa ein Drittel vom Rollhügel entfernt. Wenn du in Seitenlage bei einem gebeugten Hüftgelenk den Oberschenkel aufwärts streichst, findest du den Punkt hinter dem Rollhügel.
Gallenblase 30 ist oft sehr druckempfindlich; gehe langsam in die Tiefe!

Selbstbehandlung

Lege dich auf den Rücken und stelle die Füße auf. Lege je einen Tennisball auf beiden Seiten unter die Punkte und öffne dann langsam die Knie, sodass das Gewicht deiner Beine auf Gallenblase 30 drückt. Lass den Atem tief fließen und richte die Aufmerksamkeit auf deine Hüfte. Abb. 1
Stelle in Rückenlage die Füße auf und neige die Knie zur Seite, während du den Kopf zur anderen Seite drehst. In dieser Position wird der Gallenblasenmeridian gedehnt. Du liegst dabei auf Gallenblase 30 und kannst den gegenüberliegenden Punkt zusätzlich von oben halten. Abb. 2
Als Variante strecke das untere Bein aus und dehne das andere Bein angewinkelt darüber.

Partnerbehandlung

Seitenlage: Das oben liegende Bein deiner Partnerin ist angewinkelt. Stimuliere den Punkt mit Handballen, Daumen oder Ellenbogen. Streiche das Bein anschließend über die Seite im Verlauf des Gallenblasenmeridians aus oder klopfe es ab. Abb. 3
Bauchlage: Halte Gallenblase 30 mit dem Daumen, Ellenbogen oder Handballen. Abb. 4

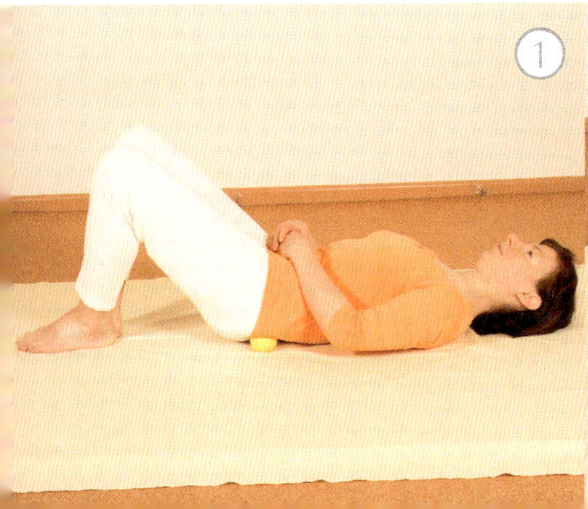
1

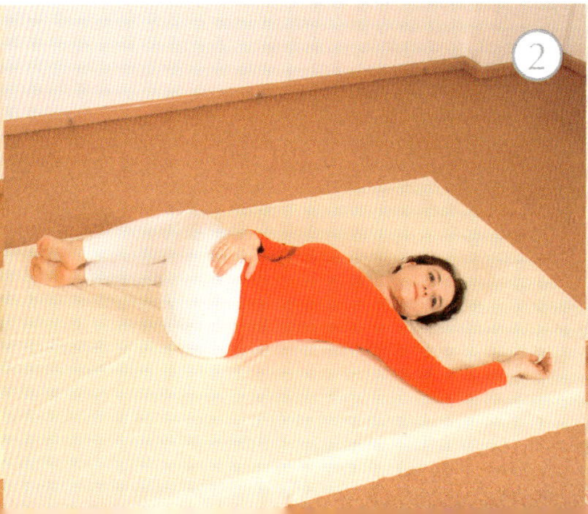
2

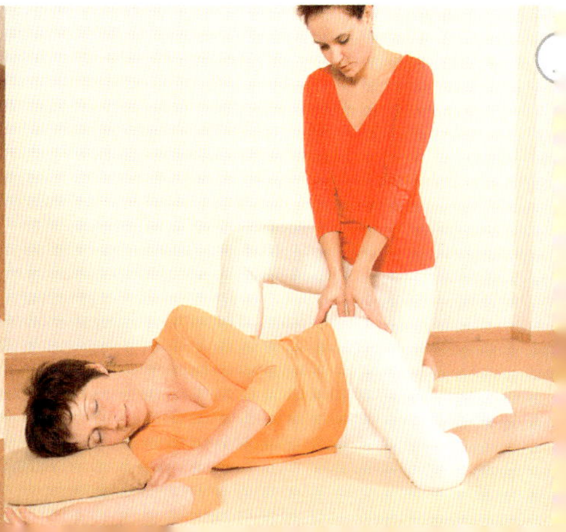

Besonderheit

In der Hüfte im Bereich von Gallenblase 30 werden Impulse in Bewegung (Beine) und Pläne in Aktion umgesetzt.

Wirkung	hilfreich
allgemein kräftigend, motiviert, regt an, setzt in Bewegung und verhilft zu tatkräftigen, nach vorne ausgerichteten Aktionen	bei ungenügender Bewegung, fehlender Perspektive oder mangelnder Entschlossenheit, Entscheidungsschwäche, Schwierigkeiten, den »nächsten Schritt« zu tun oder »aus der Hüfte zu kommen«, kann »Feuer unter dem Hintern machen«
unterstützt den Ausdruck von Gefühlen	bei Gereiztheit, Ungeduld, Wut, Frustration, gehemmter Spontaneität
gibt einen größeren Bewegungsspielraum	bei dem Gefühl, eingeengt oder machtlos zu sein
energetisiert den unteren Rücken und die Beine, befreit den Übergang von der Hüfte zu den Beinen	bei Bewegungseinschränkung des Hüftgelenks, Kreuzschmerzen, Hüftschmerzen, Ischias

Gut in Kombination mit

Gallenblase 21: löst Energiestagnation im Schulter- und Hüftgelenk (S. 137)
Gallenblase 34: wichtige Kombination, um Energie zu bewegen; kann unterdrückte Gefühle an die Oberfläche bringen, hilfreich bei Frustration und Ärger, fördert Standfestigkeit und Erdung Abb. 5
Gallenblase 40: stärkt die Fähigkeit, sein Ziel wieder klarer zu sehen, fördert die Entscheidungskraft (S. 174)
Dünndarm 11: unterstützt den Energiefluss in den großen Gelenken (Schulter und Hüfte), fördert ihre Beweglichkeit, hilft bei emotionaler Anspannung durch Frustration, Ärger und Enttäuschung Abb. 6
Blase 52: stärkt bei Kraftlosigkeit und Kältegefühl im unteren Rücken
Blase 60: löst Anspannung in Becken und Gesäß, lässt gestaute Energie nach unten abfließen, gibt einen »festen Stand«, wenn die lebendige Holzenergie, die oft in der Hüftregion festgehalten ist, freigesetzt wird, wärmt und belebt bei Kälte, Steifheit und Schmerzen in den Beinen
Lenkergefäß 4: bringt Kraft, Wärme und Festigkeit in den unteren Rücken, gibt Schwung und stärkt das Vertrauen in sich selbst

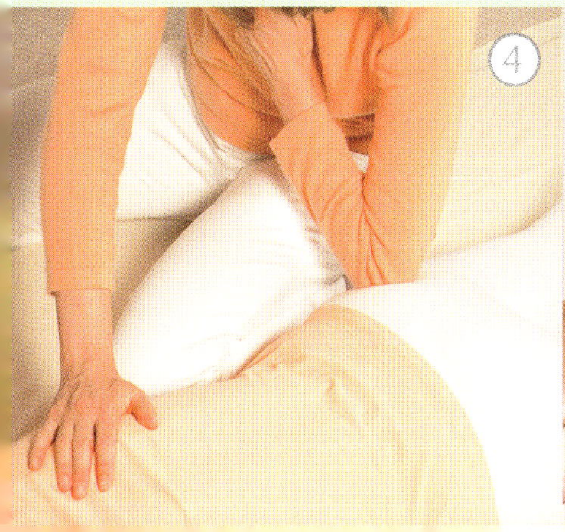
4

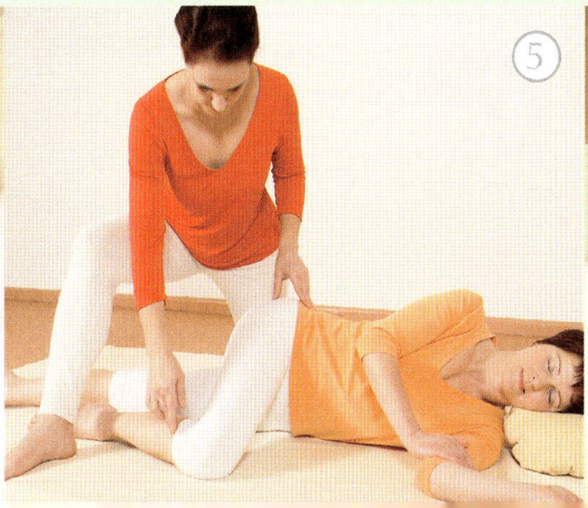
5

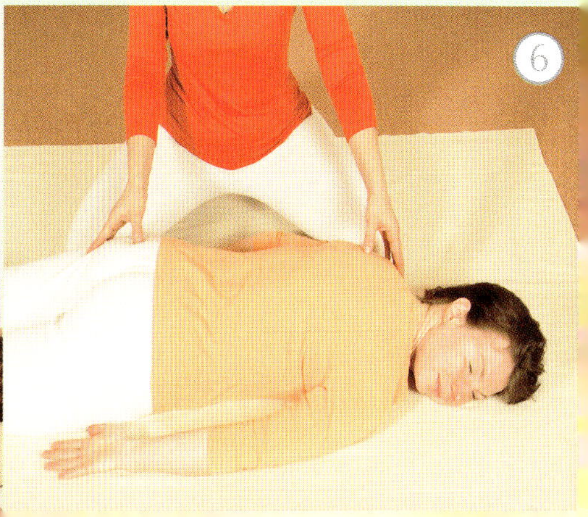
6

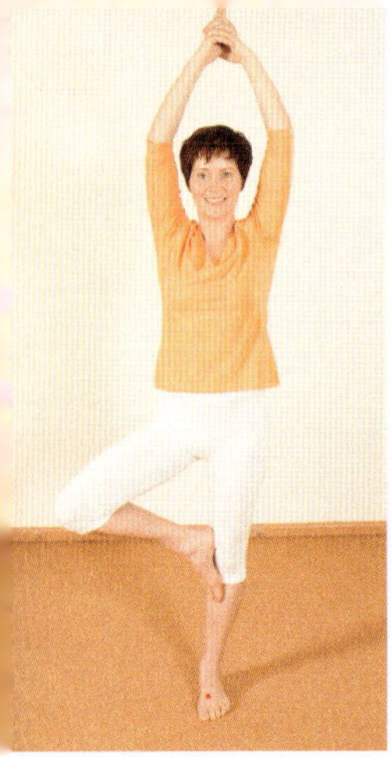

LEBER 3

MÄCHTIGER ANSTURM

Beiname: GROSSE BERUHIGUNG

Selbstbehandlung

»Schmetterling«: Sitze aufrecht mit geöffneten Knien, die Fußsohlen berühren sich. Halte den Punkt auf beiden Seiten mit den Daumen. Abb. 1

Fersenmassage: Sitze auf einem Stuhl. Reibe den Punkt mit der Ferse des anderen Fußes. Abb. 2

Partnerbehandlung

Rückenlage: Lege den Unterschenkel deiner Partnerin über deine Oberschenkel, sodass Knie und Ferse gestützt werden. Halte Leber 3 mit dem Daumen, die andere Hand stützt das Knie. Abb. 3

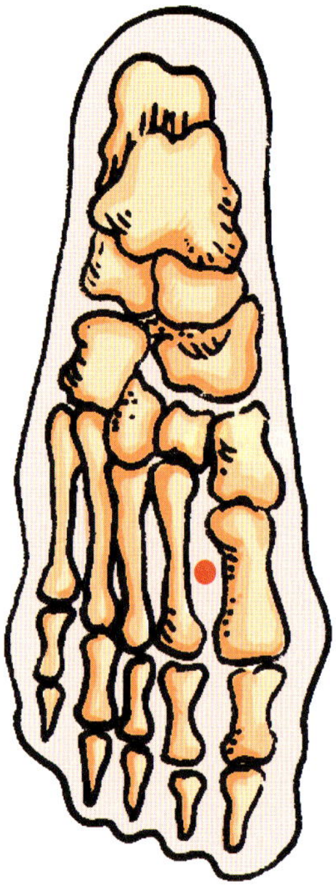

Lage

Auf dem Fußrücken in einer Vertiefung im Winkel zwischen dem ersten und zweiten Mittelfußknochen, ein Daumenbreit oberhalb des Grundgelenks der großen Zehe. Leber 3 ist oft druckempfindlich.

In der Schwangerschaft nur sanft halten!

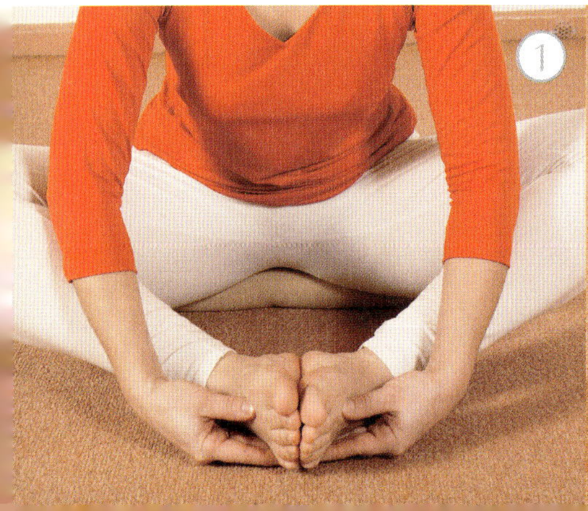

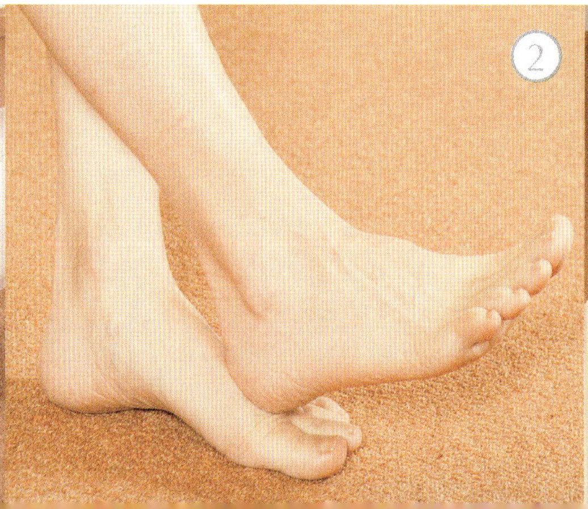

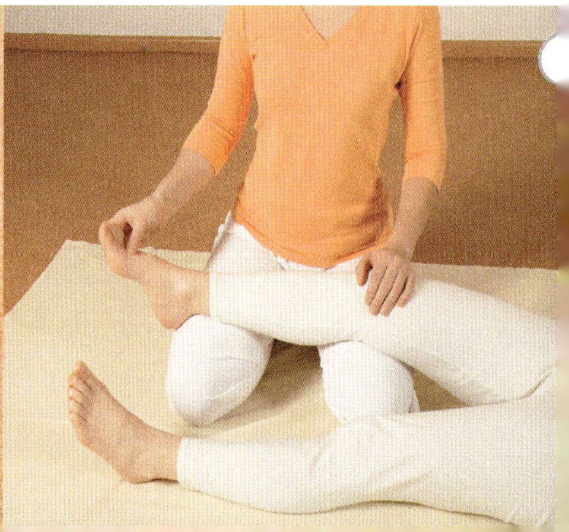

Besonderheit

Quellpunkt
Wichtigster Punkt bei Stagnation der Energie und der Emotionen

Wirkung	hilfreich
wirkt ausgleichend, fördert den gleichmäßigen Fluss des Qi und des Blutes im ganzen Körper	bei innerer Anspannung, körperlichen und seelischen Blockierungen, prämenstruellen Spannungen
harmonisiert und besänftigt starke Emotionen, entspannt und beruhigt eine ungestüme Holzenergie (Erdpunkt), beruhigt den Geist	bei dem Gefühl, beengt oder schwach zu sein, aufgestauten Emotionen wie unterdrückter Wut, Ungeduld, Frustration, emotionalem Stress, Stimmungsschwankungen
lindert Stauungen und Schmerzen, beruhigt und unterstützt die Leber	bei Menstruationsstörungen, Schmerzen und Krämpfen im Unterbauch, Kopfschmerzen
entspannt und nährt Sehnen, Bänder und Muskeln	bei Spannungen und Spasmen, verkrampfter Muskulatur
vertreibt inneren Wind	bei Muskelzuckungen
Fernpunkt für die Augen	bei roten, brennenden Augen, verschwommener Sicht

Gut in Kombination mit

Leber 12 (»Drängender Puls«, liegt in der Leistenbeuge, zweieinhalb Daumenbreit seitlich der Mittellinie, ein Daumenbreit unterhalb der Schambeinoberkante; nur sanft halten!): entspannt Unterbauch und Becken, hilfreich bei sexueller Anspannung oder Kälte
Leber 14: harmonisiert die dynamische, manchmal überschießende Leberenergie, gibt Kraft, gewohnte Verhaltensmuster fallenzulassen, unterstützt das Schmieden von Plänen Abb. 4
Gallenblase 34: (S. 173)
Dickdarm 4: (S. 91)
Perikard 6: ausgleichende Kombination; hilfreich bei starker körperlicher oder emotionaler Anspannung, bei Stagnation der Leberenergie, besonders wenn die gestaute Energie zu Spannungen im Oberbauch oder zu Verdauungsstörungen führt (S. 129) Abb. 5
Blase 47: (S. 117)
Solarplexus: in diesem Bereich unterhalb des Brustkorbs staut sich die Energie, wenn Emotionen festgehalten und nicht gelebt werden; lege hier eine Hand auf Abb. 6

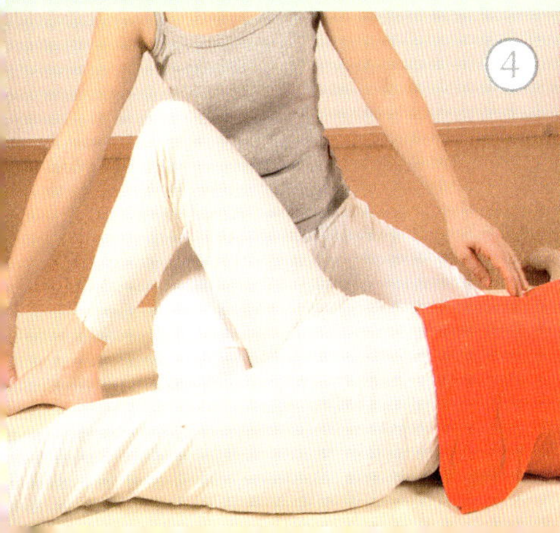

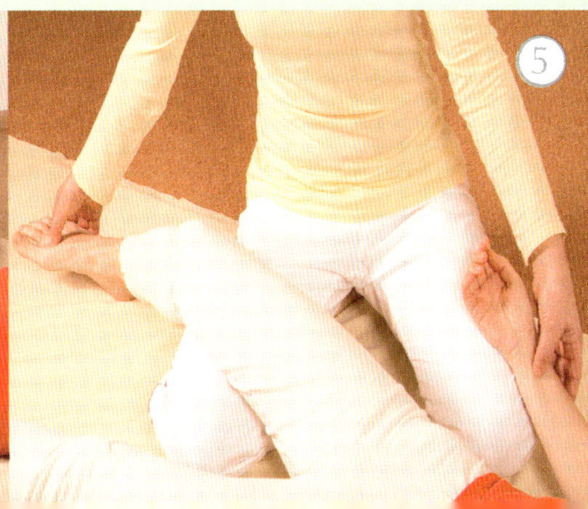

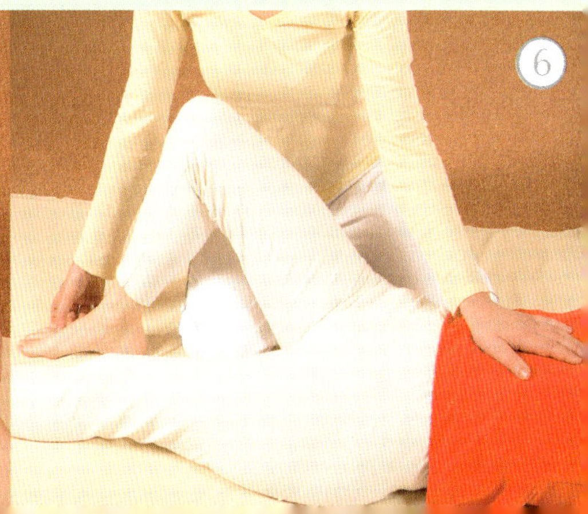

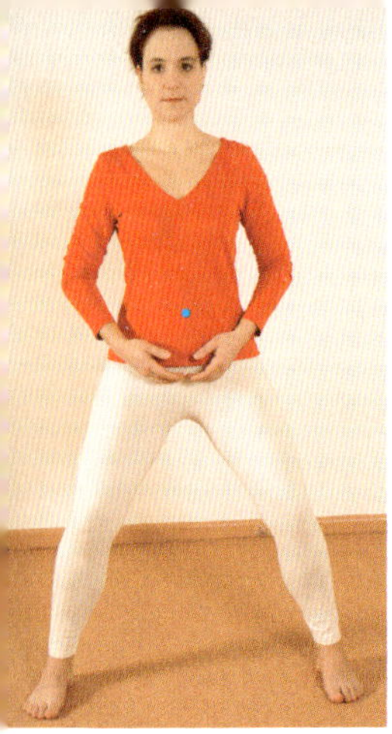

KONZEPTIONSGEFÄSS 6 MEER DER LEBENSENERGIE

Beiname: QUELLE DES LEBENS

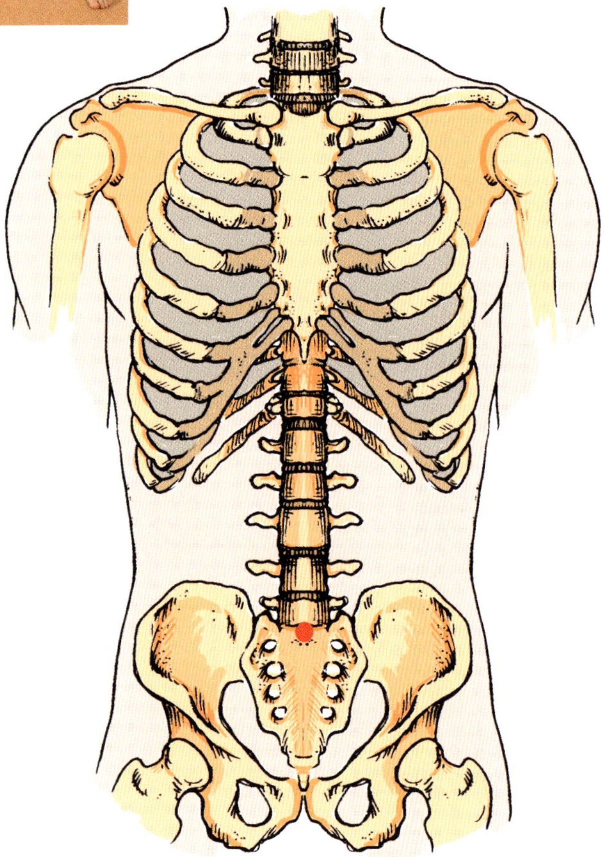

Selbstbehandlung

Lege dich auf den Rücken und bringe die Fingerspitzen einer Hand auf Konzeptionsgefäß 6. Die andere Hand kannst du darüber legen. Abb. 1

Partnerbehandlung

Rückenlage mit Knierolle oder aufgestellten Füßen: Halte den Punkt eine Weile mit Daumen oder Fingerspitzen. Gehe behutsam in die Tiefe, während deine Partnerin gegen den Druck einatmet. Gehe langsam aus dem Punkt wieder heraus. Abb. 2

Konzeptionsgefäß 6 ist auch unter dem chinesischen Namen »Dantien« bekannt. Das Dantien dient in der Meditation, im Qigong, Taiji und Shiatsu als ein Ort der inneren Sammlung.

Lage

Auf der Mittellinie des Bauches zwischen Nabel und Schambein, zwei bis drei Fingerbreit unterhalb der Nabelmitte, zwei bis vier Zentimeter tief im Bauch. Gehe langsam in die Tiefe!

In der Schwangerschaft nur sanft halten!

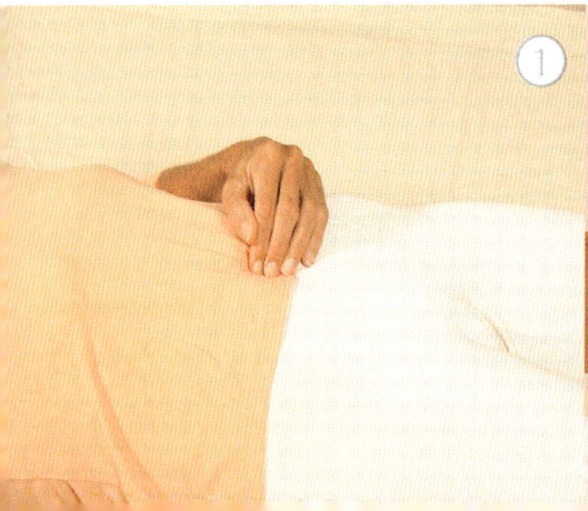

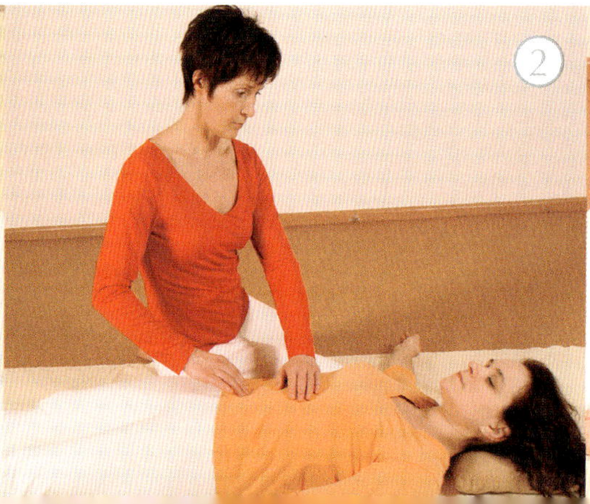

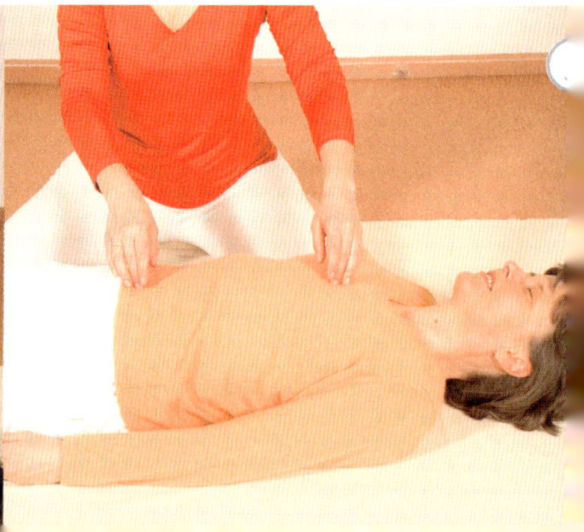

Besonderheit

Alarmpunkt des Hara (Niere)
Zentrum der Schwerkraft im Körper
Kraftzentrum: Konzeptionsgefäß 6 ist der wichtigste Punkt zur Entwicklung von Energie und körperlicher Kraft. Die asiatischen Kampfkünste lehren, sich auf diesen Punkt zu konzentrieren.

Wirkung	hilfreich
unterstützt das körperliche Wohlbefinden, fördert die Regeneration	bei allgemeiner Schwäche, Erschöpfung, schwacher Konstitution
fördert Vitalität und Stärke, gibt innere Balance, bringt in die Mitte, verbessert die emotionale Stabilität,	bei psychischer und mentaler Erschöpfung, Verwirrung
wichtiger Punkt in der Traumaheilung	bei Schock
wirkt tief entspannend	bei Übererregung, Nervosität
stärkt die Unterbauch- und Beckenorgane	bei Verdauungsbeschwerden, Menstruationsstörungen
stärkt die Nieren und entfacht das »Feuer«, verbessert die Qi-Zirkulation	bei Kälte und Energiemangel, kalten Füßen, sexueller Unlust
stärkt die Willenskraft und das Selbstwertgefühl	bei Verzagtheit, Willensschwäche

Gut in Kombination mit

Konzeptionsgefäß 17: gibt neuen Lebensmut und Zuversicht Abb. 3
Lenkergefäß 20: (S. 183) Abb. 4
Extrapunkt Yin Tang: als oberes und unteres Energiezentrum (Dantien) verbindet diese Kombination Verstand und Bauch, Intelligenz und Vision mit Intuition
Magen 36: (S. 95)
Milz 4: unterstützt den Aufbau und die Speicherung von Energie, **Milz 6:** (S. 99)
Blase 23: wichtige Kombination zur Stärkung der Vitalität und Abwehrenergie; aktiviert das Yang, hilfreich bei Energiemangel und Konzentrationsschwäche Abb. 5
Blase 52: stärkt die Lebensenergie, fördert die Willens- und Durchsetzungskraft und hilft bei Antriebslosigkeit und Resignation Abb. 5, **Blase 53:** (S. 163)
Niere 3: belebt und reguliert sowohl die Yin- als auch die Yang-Energie, gibt Kraft bei Erschöpfung und Müdigkeit und beruhigt bei Nervosität und Schlafstörungen, wärmt die Beckenzone, gibt Vertrauen Abb. 6

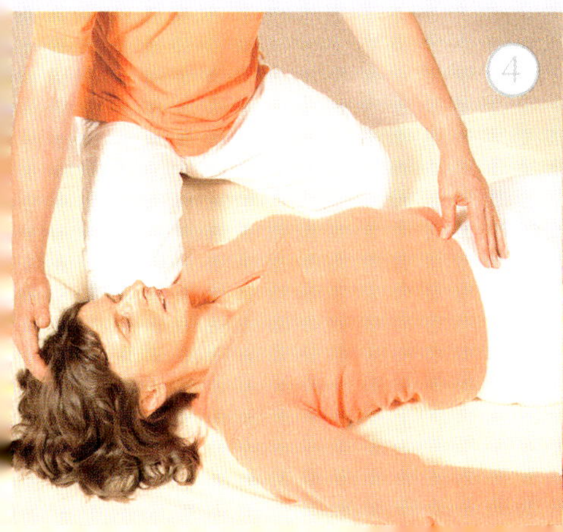

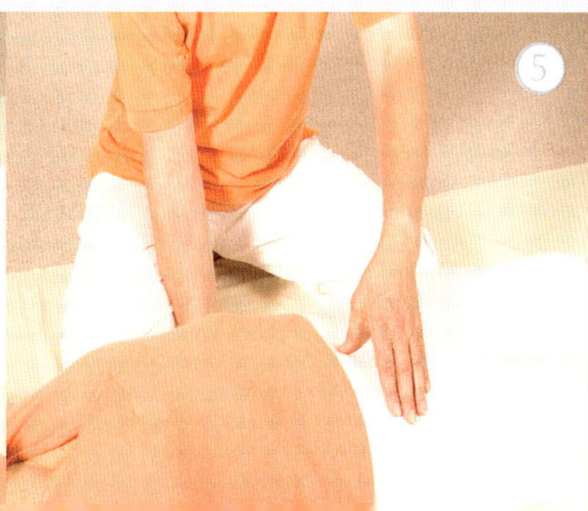

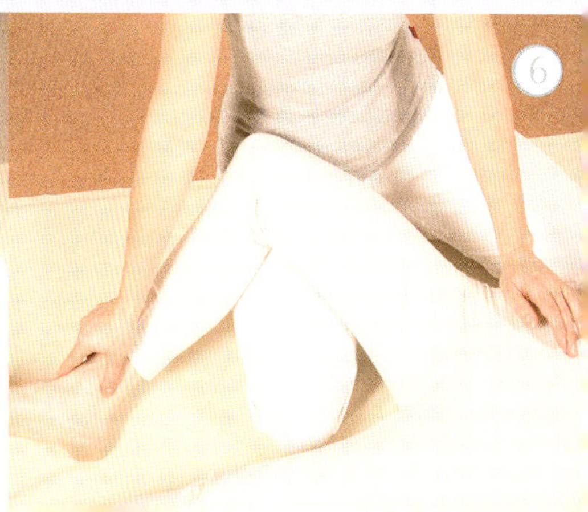

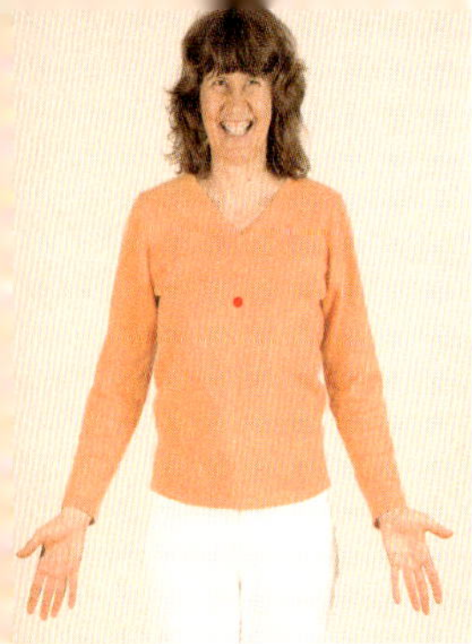

KONZEPTIONSGEFÄSS 17 MITTE DER BRUST

Beiname: MEER DER RUHE

Selbstbehandlung

Halte Konzeptionsgefäß 17 und atme langsam und tief in dein Herzzentrum.
Lege die Handflächen in Gebetshaltung vor der Mitte des Brustbeins zusammen, die Daumenballen berühren den Punkt. Abb. 1

Partnerbehandlung

Rückenlage: Halte den Punkt sanft mit den Fingerspitzen. Abb. 2

Bei Sterbenden kann Konzeptionsgefäß 17 ganz behutsam gehalten werden, um den Prozess des Loslassens und Annehmens zu unterstützen. Du kannst auch einen Tropfen Rosenöl (nur reines ätherisches Öl) auf dem Punkt sanft verreiben.

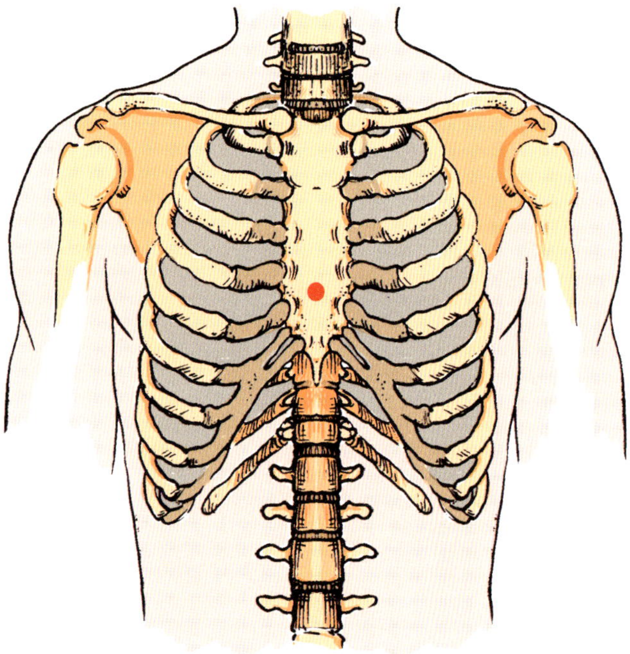

Lage

Auf dem Brustbein, genau zwischen den Brustspitzen bzw. in Höhe des vierten Zwischenrippenraums in einer Vertiefung.
Nur sanft halten!

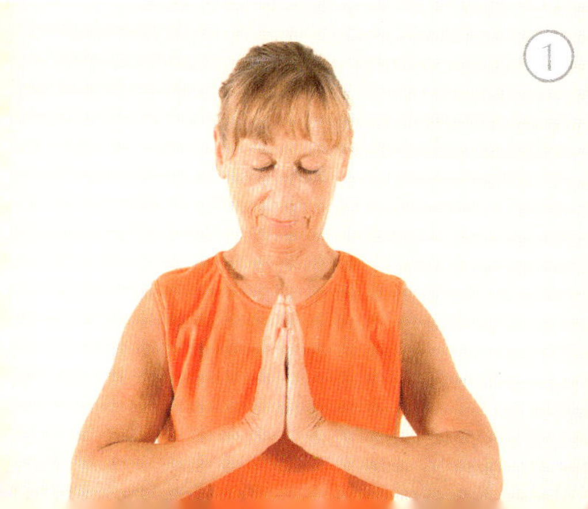

1

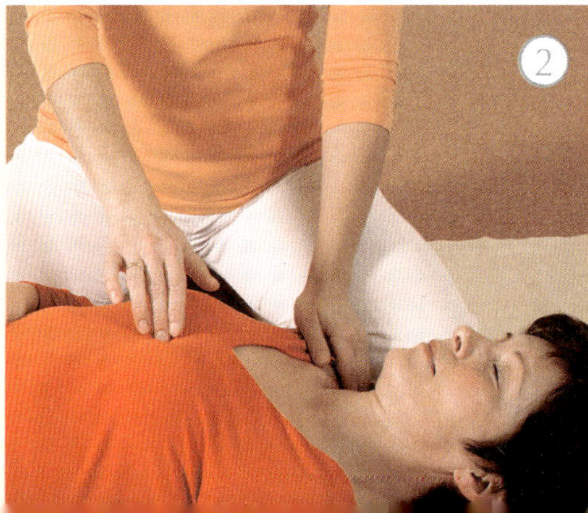

2

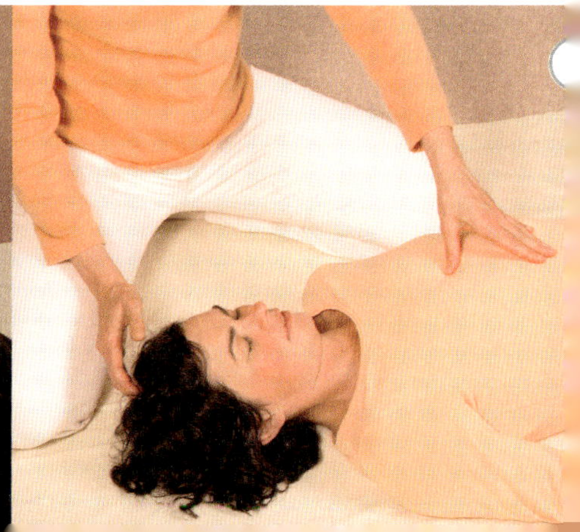

Besonderheit

Alarmpunkt des Perikards
Meisterpunkt der Atemwege

A M

Wirkung	hilfreich
beruhigt, entspannt, gibt inneren Frieden	bei Nervosität, Übererregung, Angst
öffnet das Energiezentrum des Herzens, harmonisiert die Emotionen	bei Verschlossenheit, emotionaler Anspannung, schlechter Laune, Bedrücktheit, Traurigkeit, Melancholie, depressiver Verstimmung
verstärkt die innere Freude und emotionale Vertrautheit, fördert das Gefühl von Intimität und Nähe	bei Unvermögen, Gefühle wahrzunehmen, emotionalen Verletzungen, Trauma
beruhigt und entspannt den ganzen Körper	
besänftigt und beruhigt das Herz, weitet und befreit den Brustraum und erleichtert so eine tiefe, gleichmäßige Atmung, baut Spannungen im Brustkorb ab	bei Herzschmerzen, Herzklopfen, Beklemmungs- oder Schweregefühlen, Schmerzen in der Brust, einem unregelmäßigen, nervösen Atemrhythmus, Atembeschwerden wie Asthma, Bronchitis, Husten
stärkt die Abwehrenergie, aktiviert die Thymusdrüse	

Gut in Kombination mit

Konzeptionsgefäß 6: gibt neuen Lebensmut und Zuversicht (S. 143)
Lenkergefäß 14: (S. 182)
Lenkergefäß 16: (S. 147)
Lenkergefäß 20: spirituelle Kombination; klärt Gefühle und Gedanken, fördert die Verbindung von Kopf und Herz; gute Kombination zum Abschluss einer Behandlung Abb. 3
Blase 10: löst Konflikte zwischen Denken und Fühlen (S. 109)
Blase 43: lässt die Verletzungen des Herzens fühlen, löst sanft die Mauer, die sich um das Herz gelegt und zu Brustenge und Melancholie geführt hat, fördert Akzeptanz und Leichtigkeit (S. 115)
Blase 47: befreit festgehaltene Emotionen, unterstützt die Fähigkeit zu fühlen (S. 117)
Perikard 6: wirkt sehr beruhigend bei emotionaler Erregung Abb. 4
Perikard 8: öffnet das Herz und verbindet es mit den Händen (S. 168)
Herz 7: klärt den Geist und unterstützt Weisheit und Erkenntnis Abb. 5
Lunge 1: vertieft die Atmung und hilft die Emotionen bewusst zu machen, die die Atmung flach gehalten haben Abb. 6
Milz 13: verbindet Sexualität mit Liebe (S. 101)

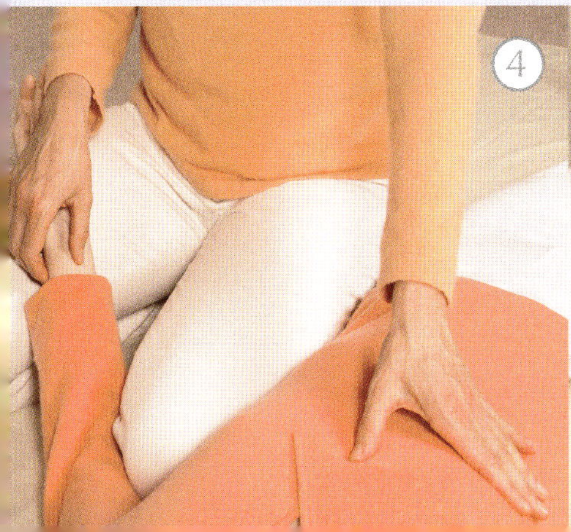

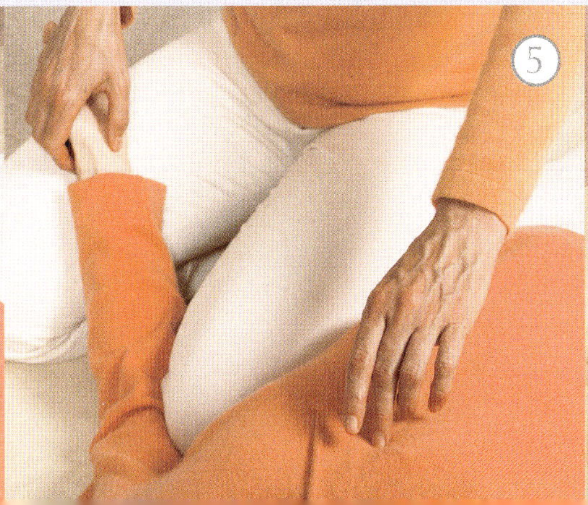

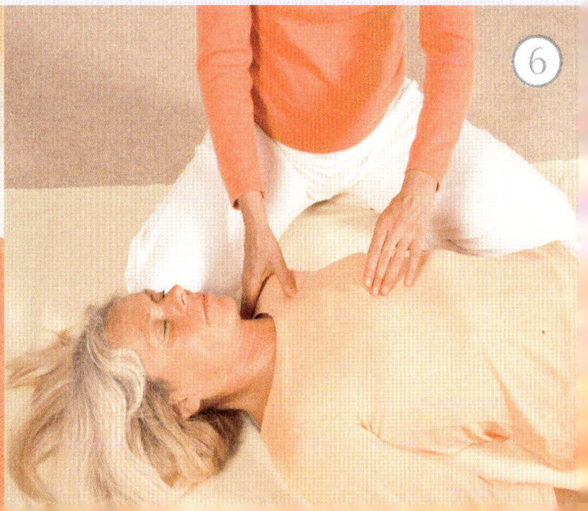

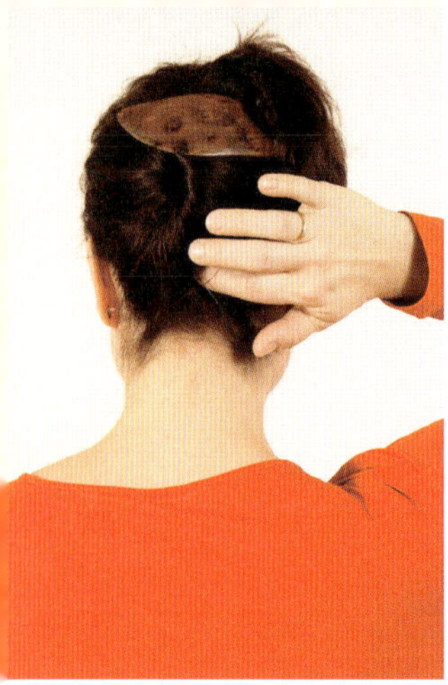

LENKERGEFÄSS 16 PALAST DES WINDES

Beiname: JADETOR

Selbstbehandlung

Lege dich auf den Rücken und halte Lenkergefäß 16 mit dem Mittelfinger. Die andere Hand kannst du auf das Brustbein legen. Abb. 1

Partnerbehandlung

Sitzposition: Halte den Punkt mit dem Daumen oder Mittelfinger, während die andere Hand die Stirn stützt. Neige den Kopf deiner Partnerin dabei leicht nach hinten, um den Nacken zu entspannen. Abb. 2
Seitenlage: Deine Partnerin kann zur Öffnung der Wirbelsäule beide Beine anwinkeln. Sitze am Kopfende und halte Lenkergefäß 16 mit dem Mittelfinger, während die andere Hand die Stirn stützt. Abb. 3
Rückenlage: Halte den Punkt vom Kopfende aus mit dem Mittelfinger. Neige den Kopf deiner Partnerin dabei ganz leicht nach hinten. Die andere Handfläche liegt auf der Stirn. Abb. 4

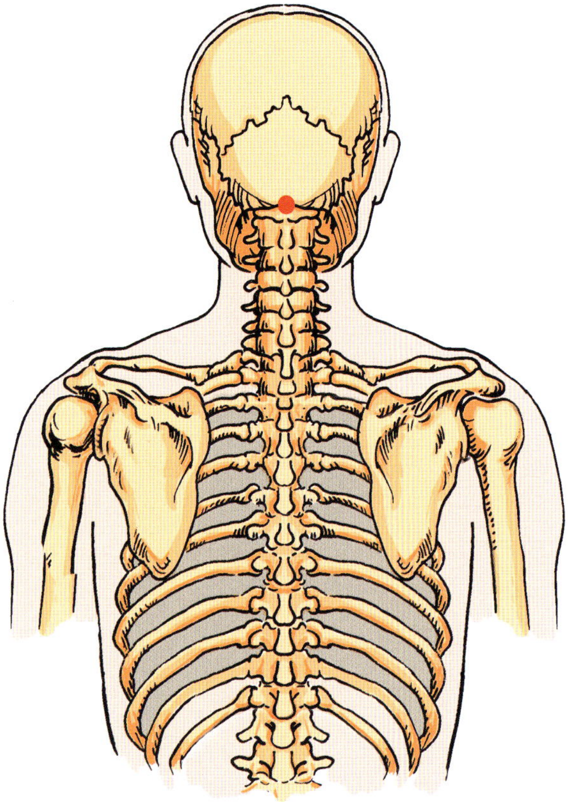

Lage

An der Schädelbasis am Übergang vom Kopf zum Hals in der großen Vertiefung genau in der Mitte des Hinterkopfes.
Nur sanft halten!

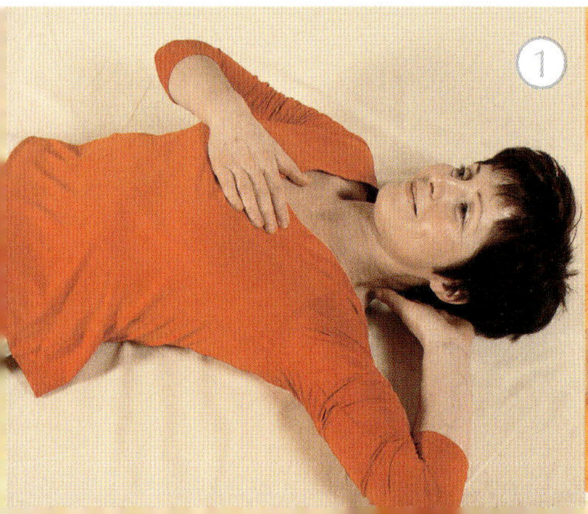

1

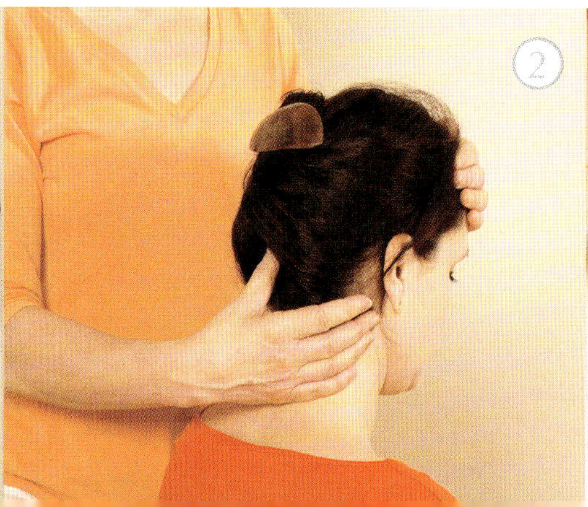

2

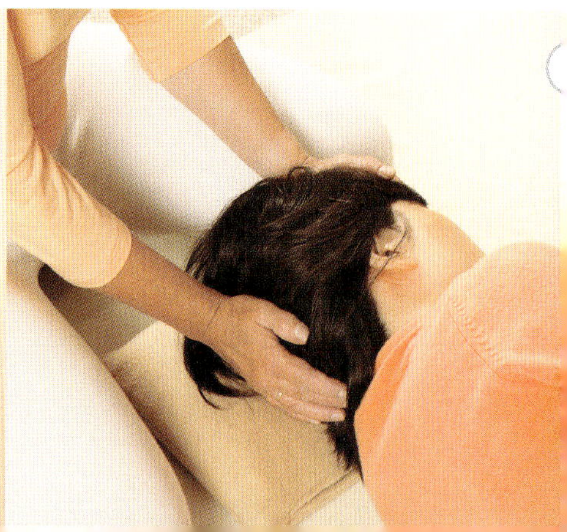

Besonderheit

Fenster-zum-Himmel-Punkt
Lenkergefäß 16 wirkt auf das »Dritte Auge«.

Wirkung	hilfreich
fördert und klärt die Sinneswahrnehmung, vor allem die der Augen, kann zu einer neuen Sichtweise führen	bei geschwächter oder stumpfer Sinneswahrnehmung, geröteten Augen
klärt und beruhigt den Geist, erhellt das Bewusstsein	bei Gedankenfülle, Besorgtheit, zwanghaften Gedanken
fördert eine tiefe Entspannung	bei geistiger Überanstrengung, Übererregung, Schlafstörungen
unterstützt die Verbindung von Gefühl und Verstand, wichtiger Punkt in der Traumaheilung	bei depressiver Verstimmung, Schock, Angst, Taubheit, Benommenheit
entspannt Kopf und Nacken	bei Nackenschmerzen, steifem Hals, auch wenn sie durch »Wind« verursacht wurden, Blutandrang zum Kopf, Kopfschmerzen

Gut in Kombination mit

Konzeptionsgefäß 12: entspannt bei übergroßer Sorge (S. 179)
Konzeptionsgefäß 17: richtet die Aufmerksamkeit auf die Gefühle des Herzens, vertieft die Atmung, bringt Einsamkeit, Ängstlichkeit und Kummer ins Bewusstsein und fördert das Loslassen von alten Lasten Abb. 5
Extrapunkt Yin Tang: regt den Energiefluss im Kopf an, klärt die Gedanken (S. 184)
Verbinde Lenkergefäß 16 nacheinander mit **Yin Tang**, **Lenkergefäß 4** und dem **Kreuzbein:** gibt ein Gefühl von Verbundenheit und Ganzheit, verbindet oben und unten, Kopf und Bauch; deine Partnerin liegt dabei mit angewinkelten Beinen in Seitenlage Abb. 6
Verbinde Lenkergefäß 16 nacheinander mit **Konzeptionsgefäß 17** und **Konzeptionsgefäß 12** oder **Milz 16:** verbindet Denken und Fühlen, entspannt bei übergroßer Sorge

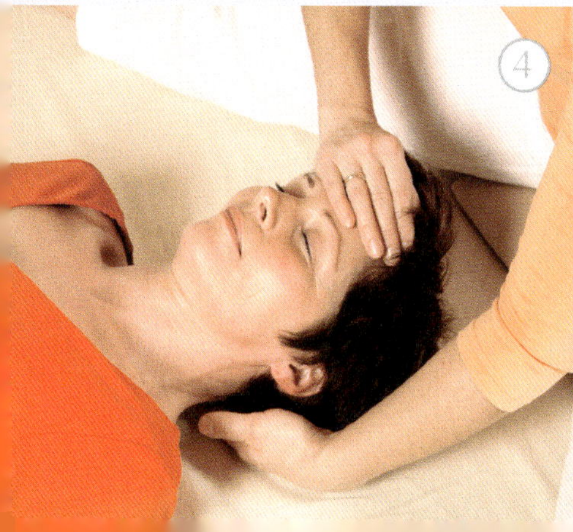

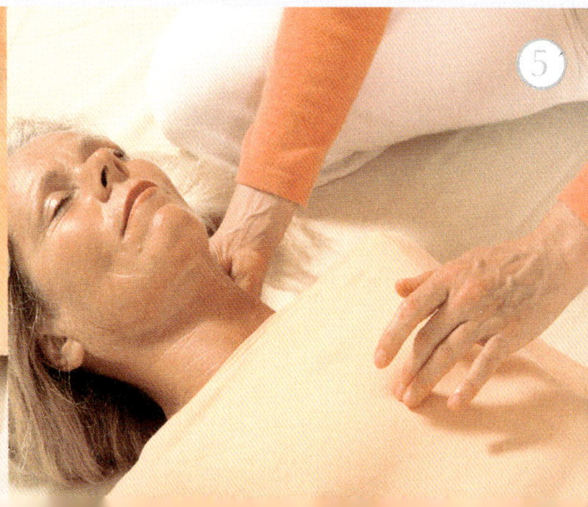

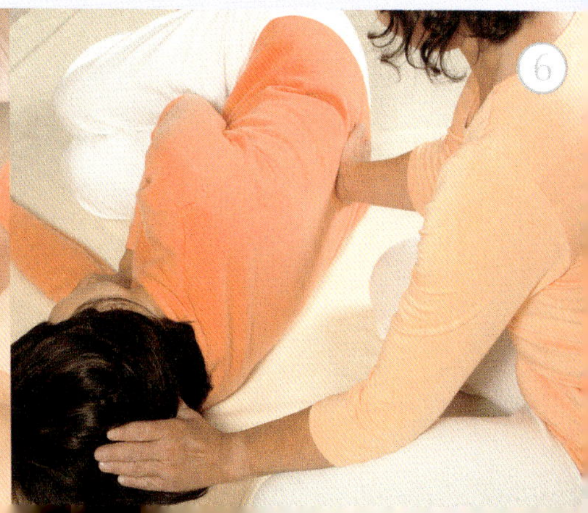

LUNGE 7

UNTERBROCHENE REIHENFOLGE

W

M

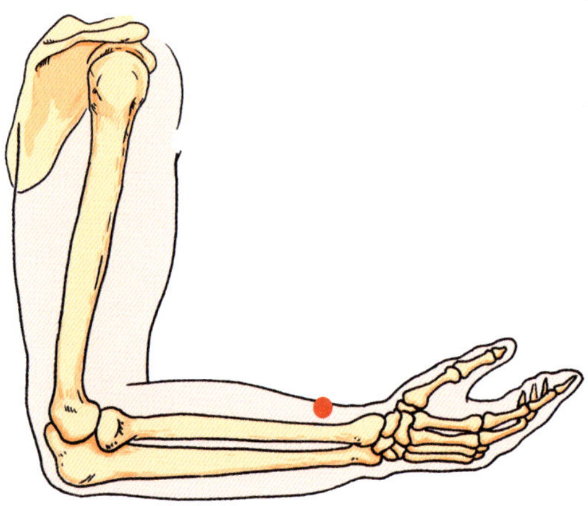

Lage

Zwei Fingerbreit oberhalb des Handgelenks auf der Speichenkante zwischen zwei kleinen Sehnen, am Übergang zwischen Beuge- und Streckseite des Unterarms. Wenn du Zeigefinger und Daumen beider Hände (die »Tigermäuler«) ineinander verschränkst, zeigt die Spitze des Zeigefingers auf Lunge 7.
Nur sanft halten, hier ist keine muskuläre Anspannung!

Besonderheit

Schlüsselpunkt des Konzeptionsgefäßes (Ren Mai)
Meisterpunkt von Nacken und Hinterkopf

Wirkung	hilfreich
entspannt Schulter und Nacken und die Muskulatur zwischen den Rippen	bei Nacken- und Schulterverspannungen, die auch die Atmung behindern können
löst festgehaltene Emotionen und Tränen	bei Trauer, einem bedrückenden Gefühl in der Brust
unterstützt und vertieft die Atmung	bei Husten, Erkältungskrankheiten

Gut in Kombination mit

Lunge 1: erleichtert die Atmung, vertieft das Vertrauen Abb. 1
Niere 6: die Kombination der Schlüsselpunkte des Konzeptionsgefäßes und des Yin-Fersengefäßes wirkt auf die Yin-Energie: hilfreich bei Unruhe, Schlafstörungen, sorgenvollem Gedankenkreisen Abb. 2
Perikard 6: bewahrt die Yin-Kräfte, hilfreich bei Erschöpfung, die oft zu einer inneren Anspannung oder Gereiztheit führt, bewegt die Energie im Oberbauch
Verbinde Lunge 7 nacheinander mit **Konzeptionsgefäß 17** und **Blase 43:** gibt ein Gefühl von Weite und Raum in der Brust, befreit die Atmung

金

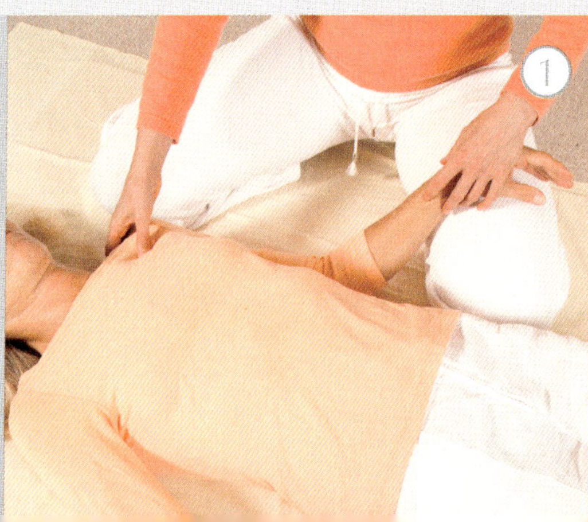

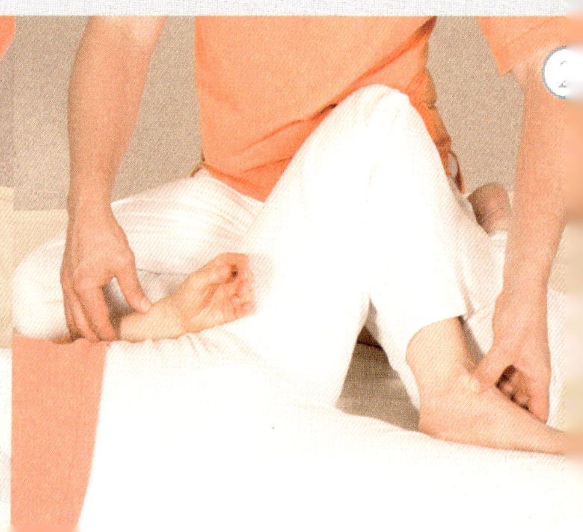

LUNGE 9

GROSSER WASSERSTRUDEL

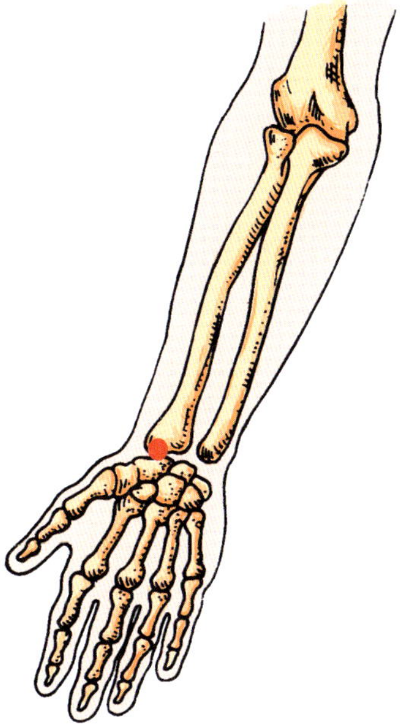

Lage
An der inneren Beugefalte des Handgelenks unterhalb des Daumens in einer Vertiefung. Hier kann der Puls gefühlt werden – nur leicht drücken!

Besonderheit
Quellpunkt
Meisterpunkt der Blutgefäße

Wirkung	hilfreich
stärkt die Lungenenergie, regt die Atmung an, unterstützt die Abwehrenergie	bei flacher Atmung, Atemstörungen, Husten, Neigung zu Erkältungskrankheiten
gibt ein Gefühl von Weite in der Brust	bei Engegefühl, Beklommenheit
fördert Zuversicht und Stärke	bei Antriebsschwäche, Kraftlosigkeit

Gut in Kombination mit
Lunge 1: erleichtert die Atmung, vertieft das Vertrauen
Niere 3: baut auf bei allgemeinem Energiemangel und schwacher Atmung, unterstützt die Regeneration
Verbinde Lunge 9 nacheinander mit **Blase 43** Abb. 1 und **Konzeptionsgefäß 17** Abb. 2: entspannt den oberen Rücken, öffnet die Brust, schafft Raum für eine tiefere Atmung

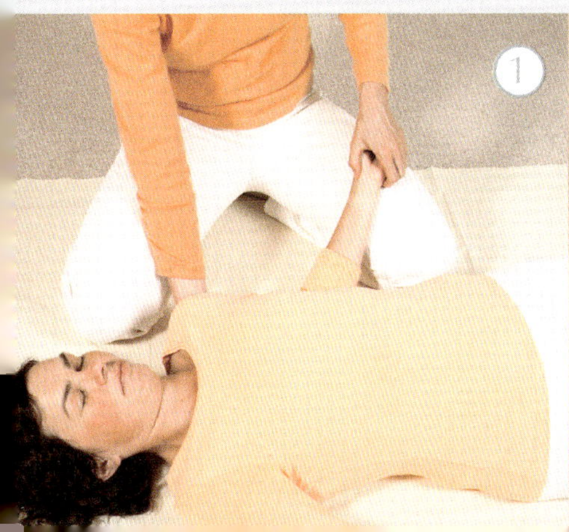
1

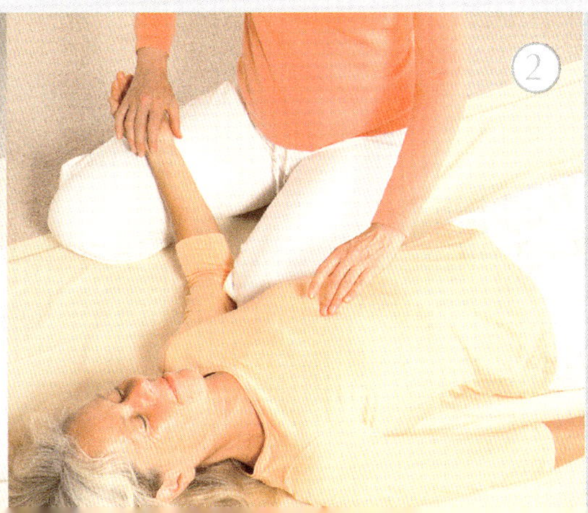
2

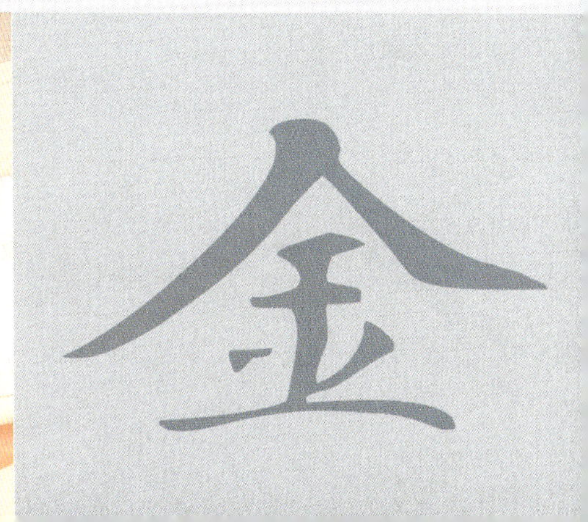

DICKDARM 10

DREI-MEILEN-ARM

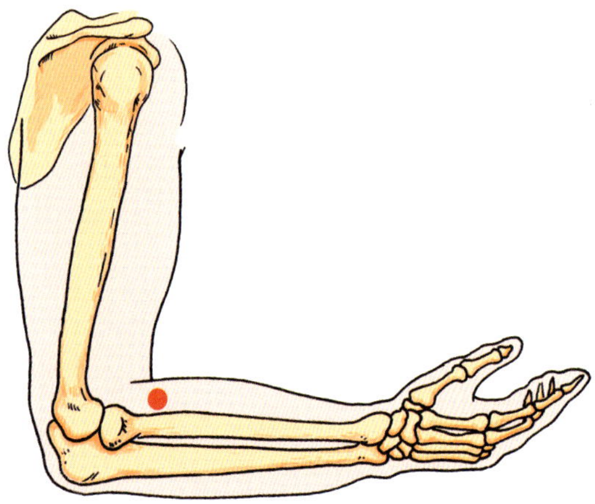

Lage

Auf der Außenseite des Unterarms, auf der Verbindungslinie vom Zeigefinger zu Dickdarm 11, zwei Daumenbreit vor Dickdarm 11.
Halte den Punkt bei angewinkeltem Arm. Abb. 1
Dickdarm 10 ist oft druckempfindlich!

Besonderheit

Dickdarm 10 hat mit seinem Namen und seiner Lokalisation Ähnlichkeit mit dem Punkt Magen 36, »Drei Meilen Bein«.
Beide Punkte wirken aufbauend und stärkend.

Wirkung	hilfreich
wirkt belebend und anregend, setzt körperliche und mentale Energiereserven frei	bei Müdigkeit, Erschöpfung, depressiver Verstimmung
unterstützt und befreit den Energiefluss in den Armen	bei Verspannungen und Schmerzen in Armen und Schultern

Gut in Kombination mit

Magen 25: unterstützt die Verdauung, steigert die Widerstandskraft, stärkt die Energieschicht von Magen und Dickdarm, das Yang Ming
Magen 36: stärkt die Muskeln, wirkt stabilisierend und kräftigend auf den ganzen Körper Abb. 2

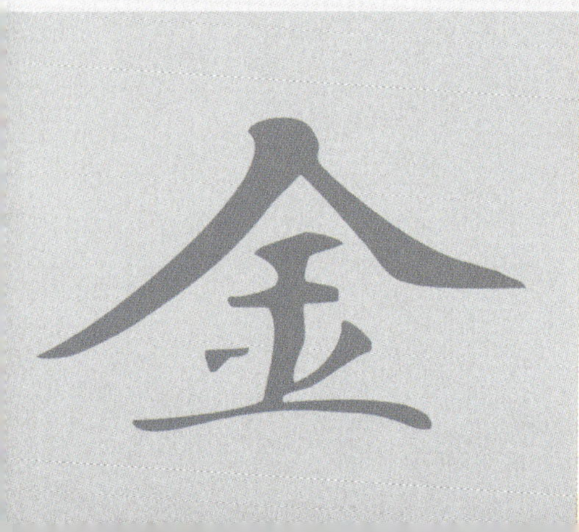

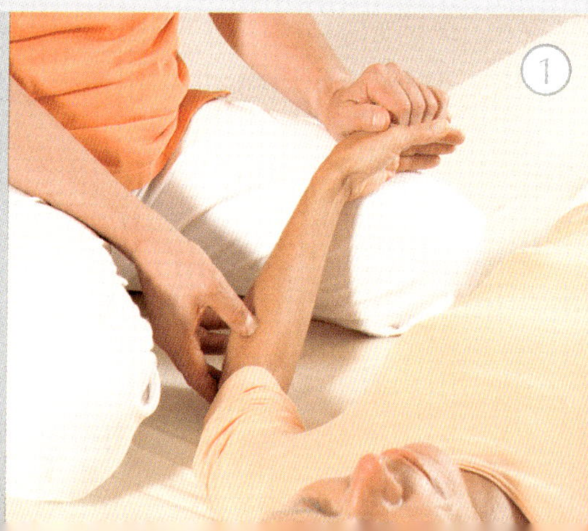

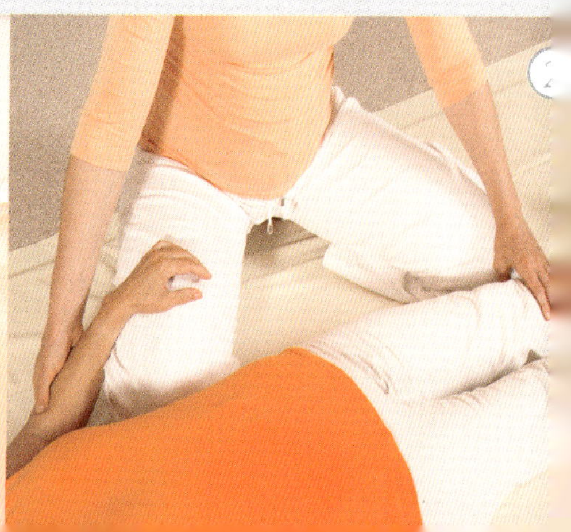

DICKDARM 14

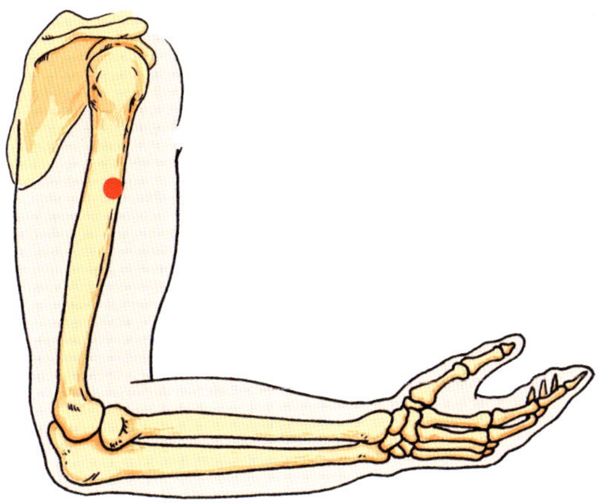

OBERARMMUSKEL

Lage
Auf der Außenseite des Oberarms, auf der Verbindungslinie von Dickdarm 11 zur Schulterhöhe, unter der Spitze des Deltamuskels. Winkle den Arm an und führe den Oberarm zu deiner Nasenspitze. Dickdarm 14 liegt dort, wo die Nasenspitze den Oberarm berührt.

Besonderheit
Vereinigungspunkt mit dem Bewahrer des Yang (Yang Wei Mai)

Wirkung	hilfreich
befreit Schultern, Arme und Nacken	bei Schulter- und Nackenverspannungen, Schulter-Arm-Syndrom
energetisiert die Arme und unterstützt so die Fähigkeit, zu handeln	bei Schwäche und Kraftlosigkeit in den Armen
klärt den Kopf	bei einem blockierten »verstopften Gefühl« im Kopf

Gut in Kombination mit
Dickdarm 4: fördert Durchsetzungskraft und Klarheit, unterstützt den Energiefluss in den Armen Abb. 1
Dünndarm 10: verbessert die energetische Verbindung von Schultern und Armen
Dreifacher Erwärmer 15: entspannt die Schultern Abb. 2

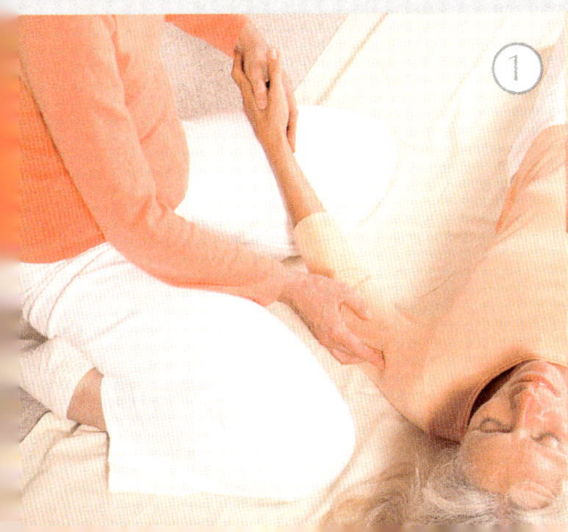
1

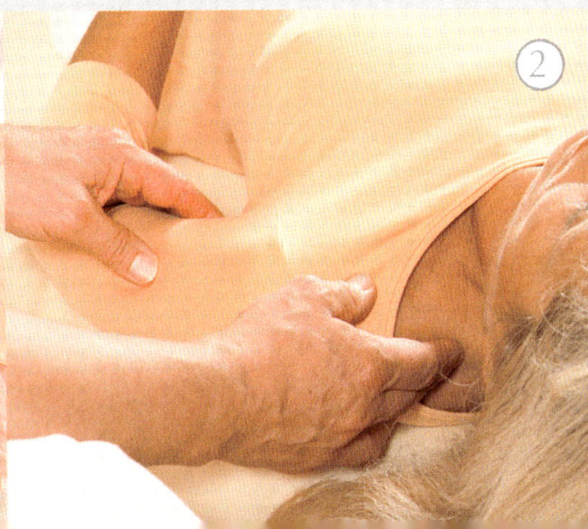
2

MAGEN 3

GROSSE KNOCHENHÖHLE

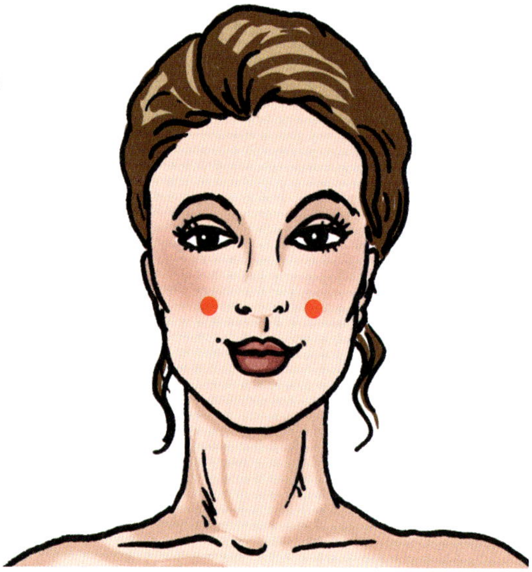

Lage

Unterhalb des Wangenknochens senkrecht unter dem Mittelpunkt des Auges.
Lege die Fingerspitzen unterhalb des Wangenknochens auf und drücke dann aufwärts gegen den Knochen.

Besonderheit

Vereinigungspunkt mit dem Yin-Fersengefäß (Yin Qiao Mai)

Wirkung	hilfreich
befreit Nase und Atemwege	bei Erkältung, verstopfter Nase und Nebenhöhlen
entspannt das Gesicht	bei Druckgefühl im Kopf
klärt den Geist, kann aufgestaute Tränen lösen	bei emotionaler Stagnation

Gut in Kombination mit

Magen 6 (»Wangenmechanik«, liegt bei fest geschlossenem Mund auf dem höchsten Punkt des Kaumuskels zwischen Ober- und Unterkiefer; bitte deine Partnerin, ihren Mund leicht zu öffnen, während du den Punkt hältst): sehr entspannend für das ganze Gesicht Abb. 1
Magen 13 (»Tür der Lebensenergie«, liegt unterhalb der Mitte des Schüsselbeins in einer Vertiefung; bitte deine Partnerin, bis in die Lungenspitzen zu atmen, während du den Punkt hältst): fördert den Energiefluss der Magenenergie vom Kopf zum Rumpf, unterstützt und vertieft die Atmung Abb. 2
Blase 10: fördert eine tiefe Entspannung, ist wohltuend bei Überanstrengung der Augen und in Phasen von intensiver Konzentration und geistig-mentaler Anspannung

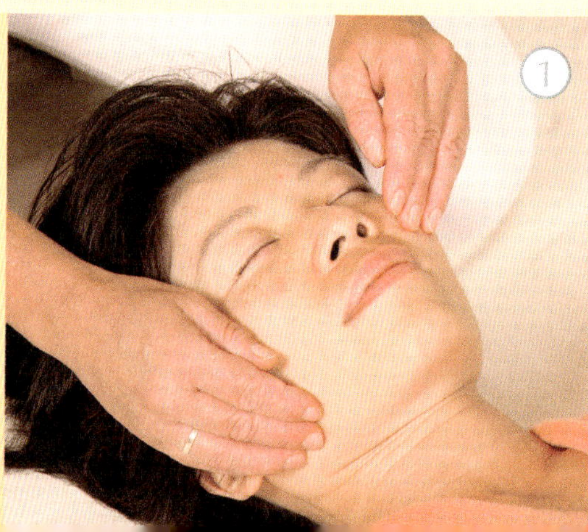

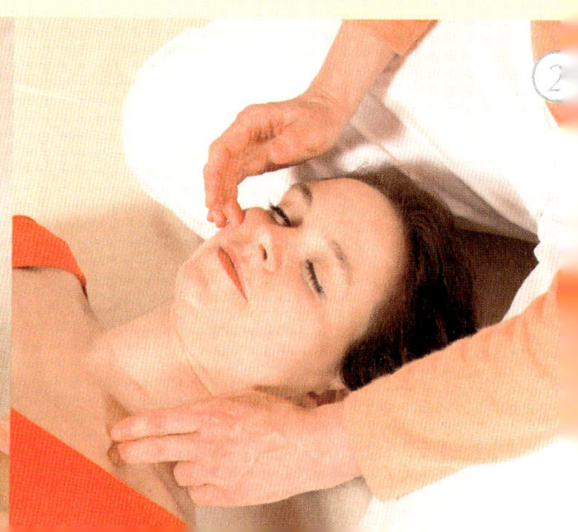

MAGEN 16

FENSTER DER BRUST

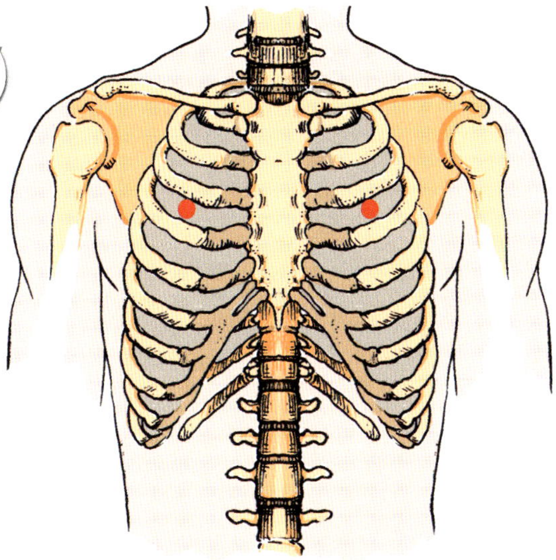

Lage
Auf dem Brustkorb in einer Linie mit der Brustspitze, ein Zwischenrippenraum oberhalb der Brustwarzen. Bei Frauen nur sanft halten!

Besonderheit
Vereinigungspunkt mit dem Bewahrer des Yin (Yin Wei Mai) und dem Yin-Fersengefäß (Yin Qiao Mai)

Wirkung	hilfreich
macht die Gefühle des Herzens bewusst, fördert Selbstliebe, hilft sich zu öffnen	bei einem verschlossenen Herzen, Hartherzigkeit, Schwierigkeiten, zu geben und zu empfangen
gibt Optimismus und Zuversicht	bei Melancholie, Mutlosigkeit
vertieft die Brustatmung, entspannt den Brustkorb, unterstützt den freien Fluss der Energie in der Brustregion	bei Druckgefühl in der Brust, Empfindlichkeit im Brustbereich, Brustspannung bei prämenstruellem Syndrom

Gut in Kombination mit
Blase 10: stärkt das Selbstvertrauen, baut auf bei Ängstlichkeit, Nervosität, Schüchternheit Abb. 1
Blase 43: befreit und vertieft die Atmung, entspannt den Brustkorb, öffnet das Herz für die Begegnung mit anderen Abb. 2

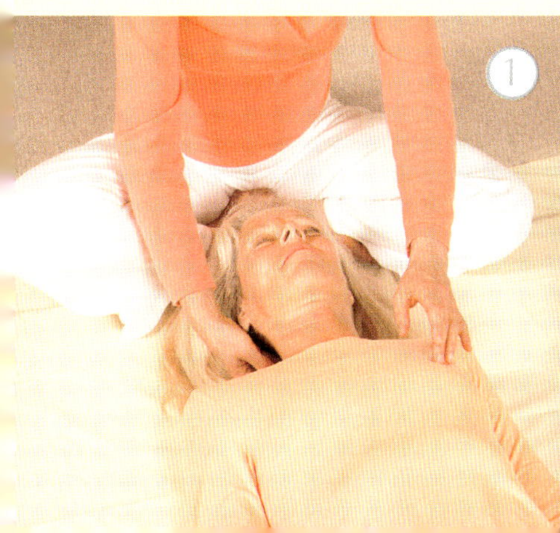

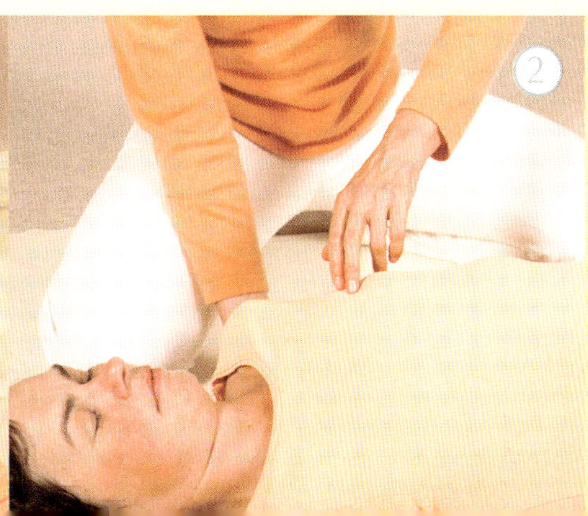

MAGEN 25

HIMMLISCHE ACHSE

A

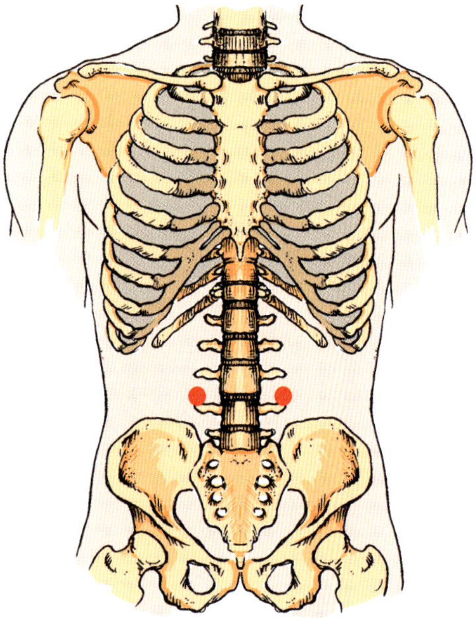

Lage
Zwei Daumenbreit seitlich der Nabelmitte.
Wenn der Bereich um den Nabel herum sehr angespannt ist, kannst du den Punkt auch mit langsam kreisenden Bewegungen im Uhrzeigersinn massieren.

Besonderheit
Alarmpunkt des Dickdarms

Wirkung	hilfreich
wirkt erdend und zentrierend	bei Kopflastigkeit, fehlender Bodenhaftung
fördert die Stabilität, gleicht aus, bringt die Energie vom Kopf in den Bauch	bei Stimmungsschwankungen, Labilität
regt die Verdauung und die Darmfunktion an	bei Verdauungsstörungen, Bauchschmerzen, Blähungen

Gut in Kombination mit
Magen 36: fördert die Verdauung, löst Stagnation im Verdauungstrakt, erdet bei Unsicherheit Abb. 1
Dickdarm 4: unterstützt die Verdauung, steigert die Widerstandskraft, aktiviert die Energieschicht von Magen und Dickdarm, das Yang Ming Abb. 2
Blase 23, **Blase 52:** wirkt stabilisierend und kräftigend
Verbinde Magen 25 nacheinander mit **Magen 36**, **Dickdarm 4**, **Dickdarm 11:** stärkt die Mitte, unterstützt Verdauung und Ausscheidung

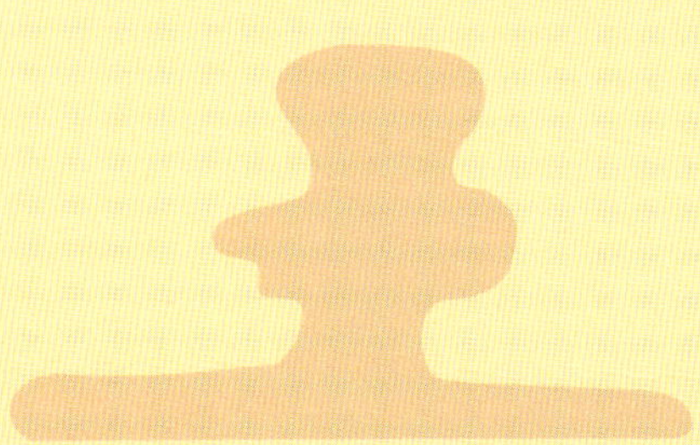

1

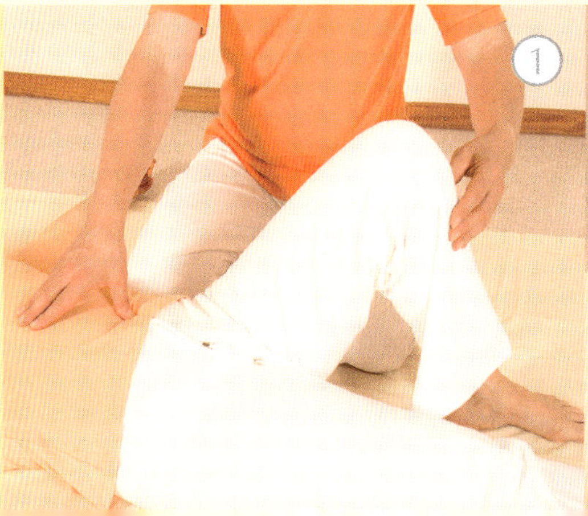

2

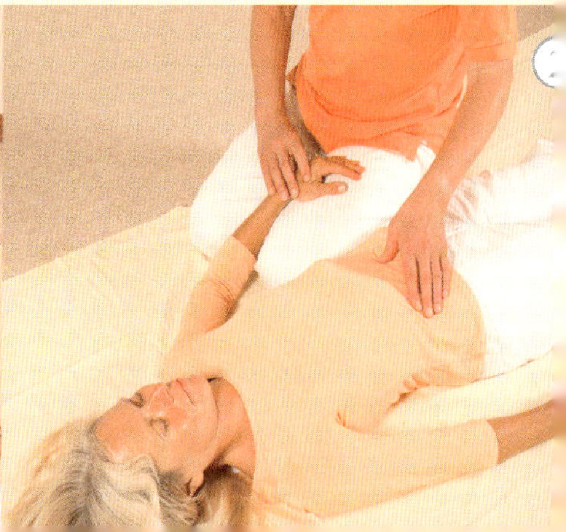

MAGEN 30

HAUPTSTRASSE DER LEBENSENERGIE

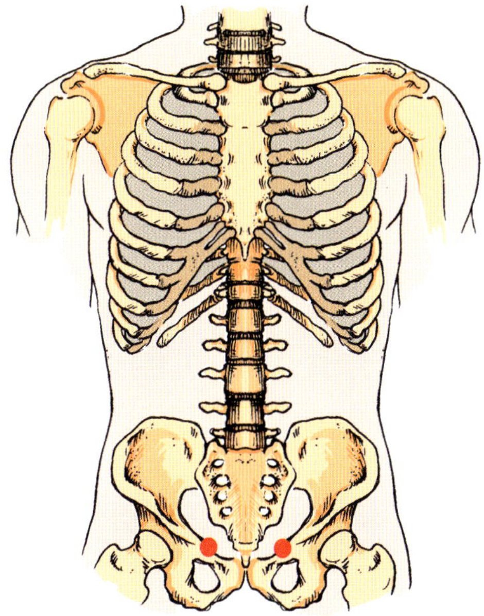

Lage
Am Oberrand des Schambeins, zwei Daumenbreit seitlich der Mittellinie.
Nur sanft halten!

Besonderheit
Vereinigungspunkt mit dem Durchdringungsgefäß (Chong Mai)
In Magen 30 gelangt der tiefe Ast des Magenmeridians wieder an die Oberfläche.

Wirkung

fördert den Energiefluss in Bauch und Becken, leitet die Energie vom Bauch in die Beine, durchblutet und wärmt den Unteren Erwärmer, wirkt entkrampfend auf die Sexualorgane

wirkt aufbauend, aktivierend und gleichzeitig entspannend

hilfreich

bei Stagnation der Energie im Unterbauch und in der Leiste, sexueller Anspannung und Kälte, Menstruationsstörungen

Gut in Kombination mit
Magen 36: unterstützt die energetische Verbindung von Becken und Beinen, wärmt den Unterbauch, wirkt kräftigend und belebend bei Schwäche und Energielosigkeit; die Punktekombination wird »Meer der Nahrung« genannt Abb. 1
Blase 53: bringt Wärme und Energie in den Unterbauch, löst Anspannung in Becken, Kreuzbein und Gesäß, fördert das Vertrauen und die Bereitschaft zur Hingabe in der Sexualität Abb. 2

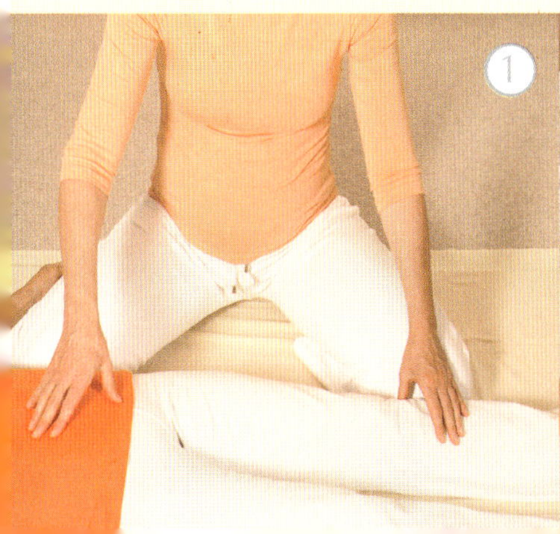

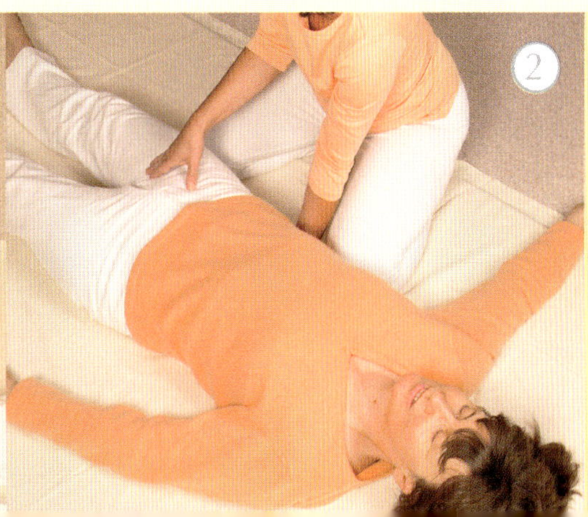

MILZ 3

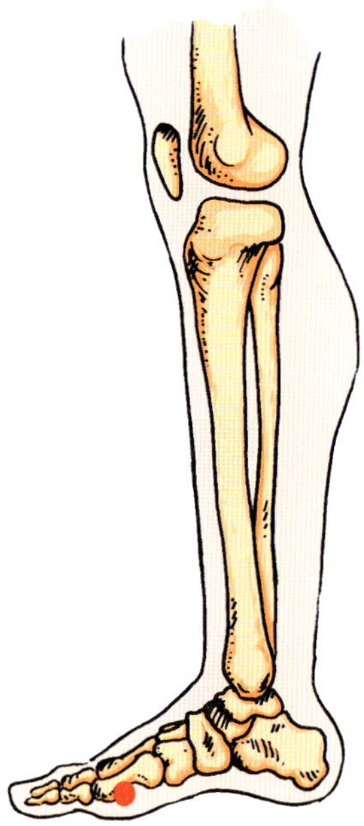

GROSSE HELLIGKEIT

Lage
Am Innenrand des Fußes hinter dem Grundgelenk der großen Zehe in einer Vertiefung. Abb. 1

Besonderheit
Quellpunkt

Wirkung	hilfreich
stärkt die Milz und unterstützt die Verdauung	bei Verdauungsstörungen wie Völlegefühl, Blähungen und Durchfall
wandelt Feuchtigkeit um	bei körperlicher und geistiger Trägheit, Schweregefühl
klärt und beruhigt den Geist	bei geistiger Ermüdung und unklarem Denken
stärkt die Erdung, unterstützt Gelassenheit und emotionale Stabilität (Erdpunkt)	bei starkem Grübeln und übermäßigen Sorgen

Gut in Kombination mit
Magen 36: stärkt die Mitte, unterstützt die nährende und stabilisierende Funktion der Erde Abb. 2
Milz 13: fördert »erdige Gefühle« wie Gelassenheit, Geborgenheit, innere Ruhe, lässt die Energie der Erde durch die Beine in den Bauch strömen; gute Kombination als Vorbereitung zur Meditation

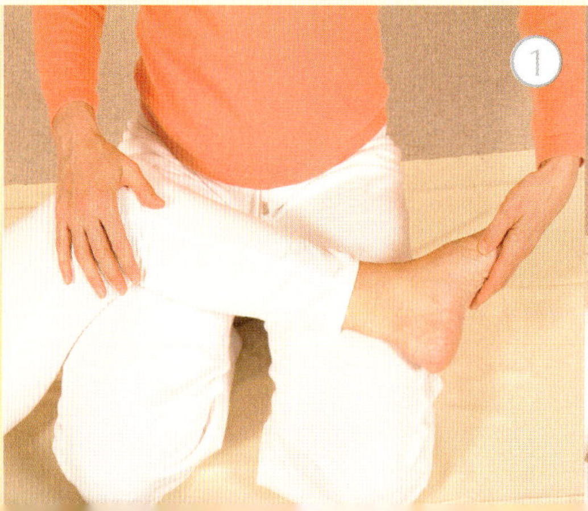

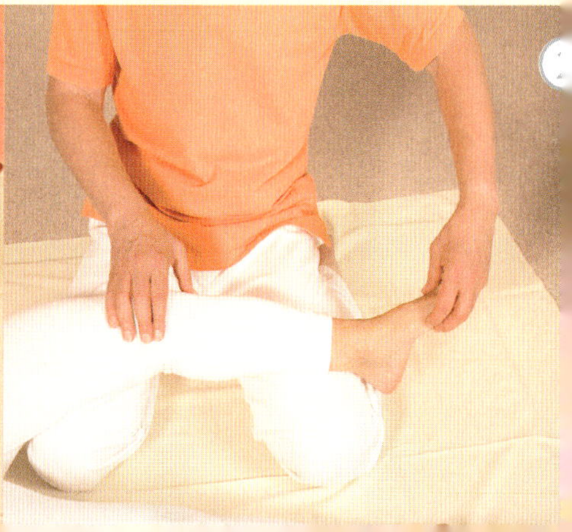

MILZ 9

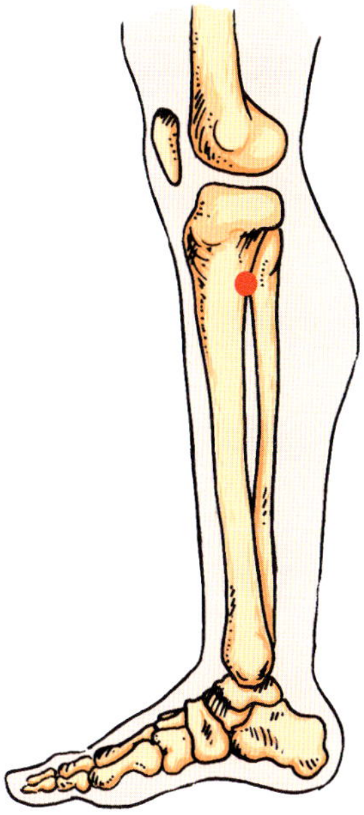

QUELLE AM YIN-HÜGEL

Lage

Unter dem Knie an der Innenseite des Unterschenkels unterhalb des Schienbeinkopfes.
Der Punkt kann während der Menstruation sehr druckempfindlich sein.

Besonderheit

Vereinigungspunkt mit dem Bewahrer des Yin (Yin Wei Mai)

Wirkung	hilfreich
unterstützt die Transformation und Ausleitung von Feuchtigkeit	bei einem Aufgetriebenheits- und Schweregefühl, Ödemen, besonders in den Knien, Durchfall
wirkt erdend und beruhigend	bei Unruhe, Nervosität, Gedankenflut
fördert den freien Fluss der Energie in Bauch und Becken	bei sexueller Anspannung, Menstruationsstörungen

Gut in Kombination mit

Milz 4: unterstützt die Menstruation, wirkt krampflösend auf die Beckenorgane
Milz 13: fördert innere Ruhe und Entspannung, stärkt das Yin Abb. 1
Blase 53: erleichtert den menstruellen Blutfluss, löst stagnierende Energie im Unterbauch und Becken Abb. 2

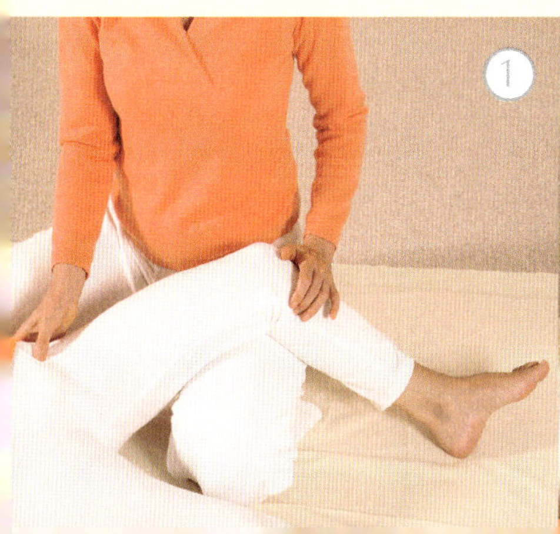

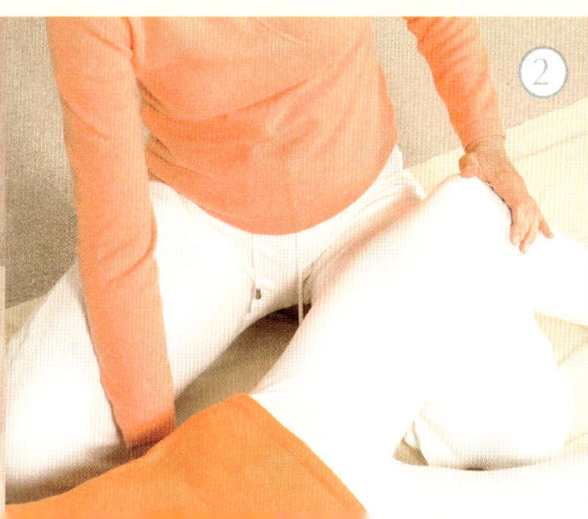

MILZ 10

MEER DES BLUTES

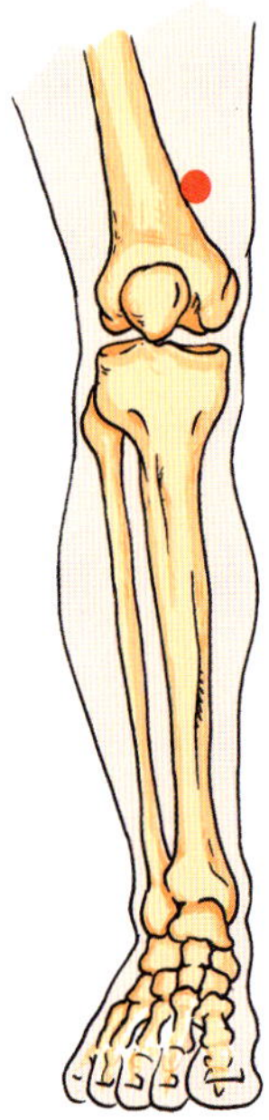

Lage
Bei gebeugtem Knie zwei Daumenbreit oberhalb des Oberrandes der Kniescheibe über ihrem Innenrand. Milz 10 ist oft druckempfindlich! Abb. 1

Besonderheit
Vereinigungspunkt mit dem Bewahrer des Yin (Yin Wei Mai)
Wichtiger Punkt zur Stärkung der Abwehrenergie

Wirkung	hilfreich
»Meer des Blutes«: nährt das Blut, kühlt das Blut	bei allgemeiner Schwäche, Mangel an Vitalität, juckender, trockener Haut, allergischen Hautreaktionen
bewegt das Blut	bei Menstruationsstörungen
stärkt die Abwehrenergie	bei Allergien

Gut in Kombination mit
Milz 13: entspannt und energetisiert Unterbauch und Becken, verbessert die Durchblutung der Leiste, unterstützt den Blutfluss während der Menstruation Abb. 2
Blase 40: wirkt unterstützend auf schwache Knie, die leicht einknicken, fördert einen »bewussten Stand« im Leben, stärkt das Blut und fördert dadurch die Fähigkeit, sich zu konzentrieren (S. 113)

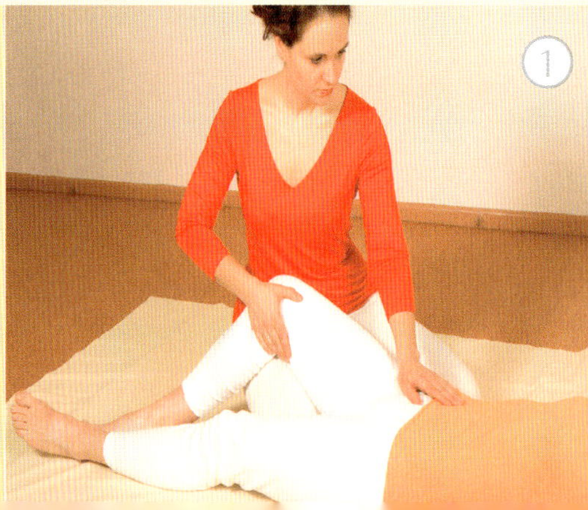
1

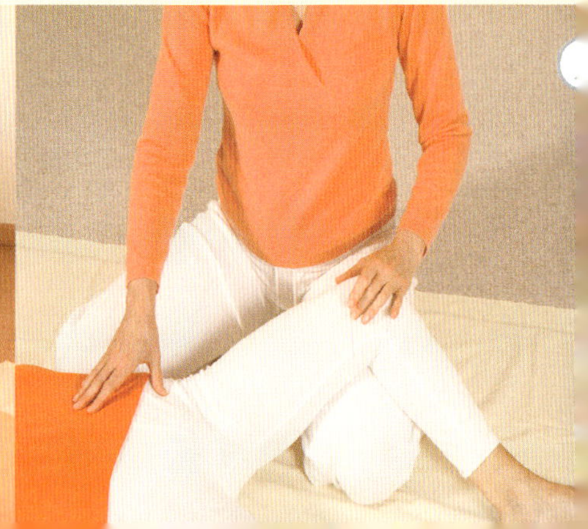

MILZ 16

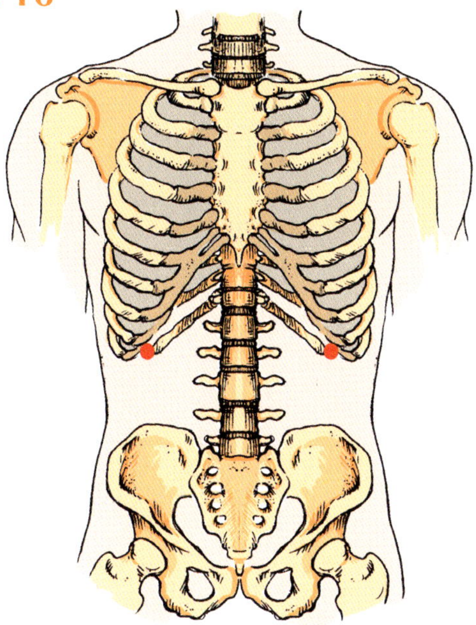

KUMMER IM BAUCH

Lage

Am unteren Rand des Brustkorbs, vier Fingerbreit oberhalb der Nabelmitte, vier Daumenbreit neben der Mittellinie. Je nach Form des Brustkorbs liegt Milz 16 entweder unterhalb des Rippenbogens oder am unteren Brustkorbrand.

Halte den Punkt auf beiden Seiten mit den Fingerspitzen oder Daumen und bitte deine Partnerin, dabei tief in den Bauch zu atmen. Abb. 1

Wirkung	hilfreich
löst Verspannungen im Zwerchfell und Bauch, die durch Emotionen verursacht wurden, stärkt das Selbstwertgefühl	bei Überbesorgtheit, Selbstzweifeln, schwachem Selbstbewusstsein, Trauer, Kummer, Verlassenheitsgefühl
entspannt den Oberbauch, reguliert den Appetit und die Verdauung	bei Seitenstechen, Schluckauf, Völlegefühl, Übelkeit, Verdauungsstörungen

Gut in Kombination mit

Milz 4: unterstützt die Verdauung, lindert Übelkeit und Appetitlosigkeit, gibt eine erdende Unterstützung und körperliche Entspannung Abb. 2

Blase 47: entspannt den Bauch, hilft bei emotional bedingten Verdauungsbeschwerden

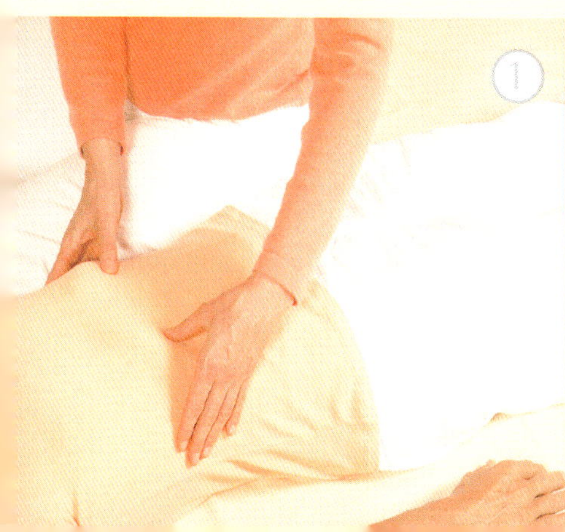

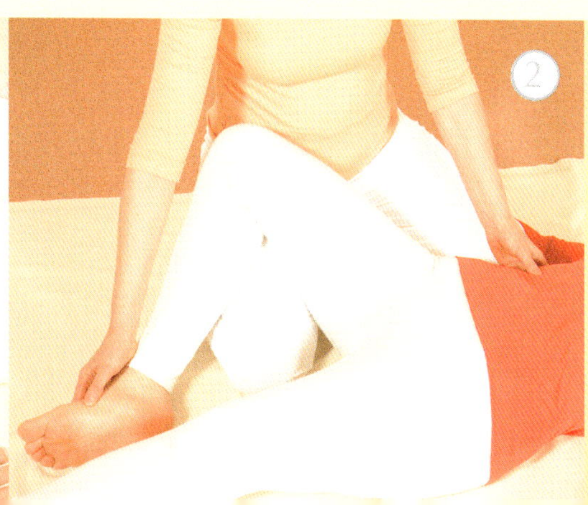

HERZ 1 — HÖCHSTE QUELLE

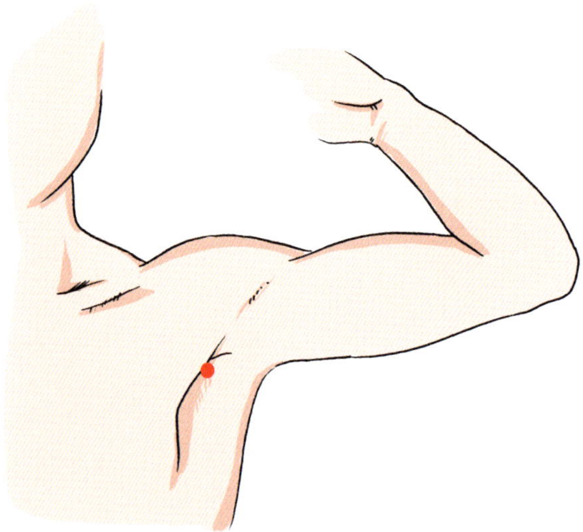

Lage

Im tiefsten Punkt der Achselhöhle.
Gehe vorsichtig in den Punkt hinein! Bitte deine Partnerin, dabei tief in die Brust zu atmen. Abb. 1

Wirkung	hilfreich
öffnet das Herz	bei fehlender Freude, gedrückter Stimmung, Traurigkeit
leitet die Energie von der Brust in die Arme, verbindet Herz und Hand	bei Engegefühl und Schmerzen in der Brust, kalten Armen und Händen
befreit die Brust, vertieft die Atmung	bei flacher Atmung
verbindet mit der »Höchsten Quelle«, dem Tao	bei Gefühlen des Abgetrenntseins und der Isolation

Gut in Kombination mit

Herz 7: beruhigt und bringt ins Gleichgewicht, lässt die Energie vom Herzen über die Arme in die Hände fließen, wodurch sich das Herz entspannt und die Hände warm werden, erwärmt bei emotionaler Kälte Abb. 2
Niere 1: (S. 165)
Milz 21 (»Große Umhüllung«, liegt auf der mittleren Achsellinie im sechsten Zwischenrippenraum): verbindet den Endpunkt des Milzmeridians mit dem Anfangspunkt des nachfolgenden Herzmeridians; entlastet die Brust und hilft bei flacher Atmung

火

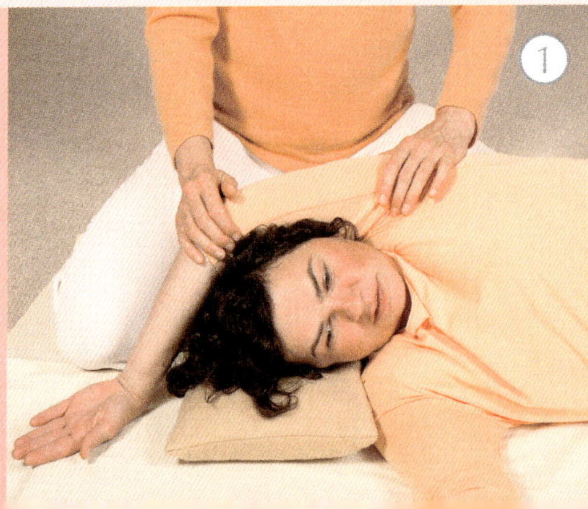

1

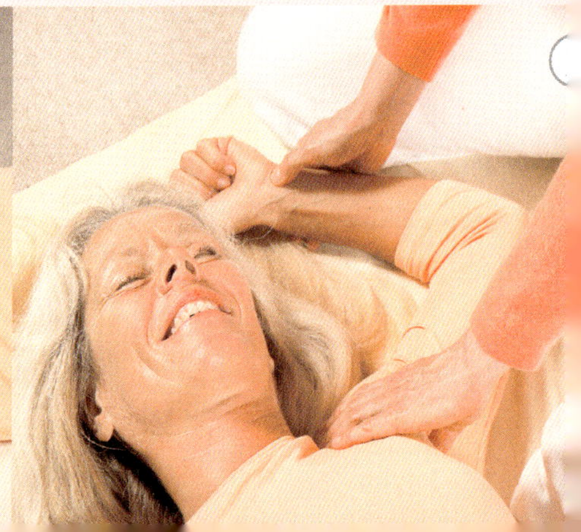

DÜNNDARM 3 – HINTERER BACH

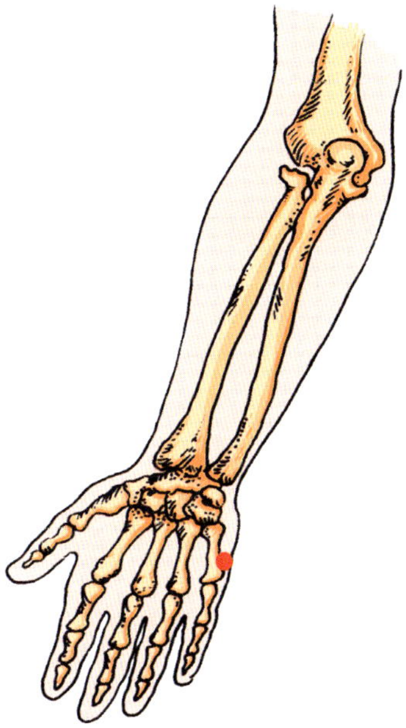

Lage
An der Handaußenkante. Bei loser Faust liegt der Punkt am Ende der quer verlaufenden Falte neben dem Knöchel des kleinen Fingers.

Besonderheit
Schlüsselpunkt des Lenkergefäßes (Du Mai)

Wirkung	hilfreich
regt den Energiefluss in der Wirbelsäule an, stärkt den Rücken auf allen Ebenen, richtet auf	bei Rückenverspannungen und -schmerzen, »fehlendem Rückgrat«, Nackenverspannung und -steifheit
kräftigt und vitalisiert, gibt Klarheit	bei schwachem Allgemeinzustand

Gut in Kombination mit
Dünndarm 10: entspannt die Schultern Abb. 1
Dünndarm 11: befreit den oberen Rücken, hilfreich bei Schulter- und Nackenverspannungen
Blase 62: die Kombination der Schlüsselpunkte des Lenkergefäßes und des Yang-Fersengefäßes stärkt und entspannt Rücken und Nacken, unterstützt die Yang-Energie: fördert eine entspannte Wachheit, hilfreich für Menschen mit sitzender Tätigkeit, die viel am Computer arbeiten, beugt Erschöpfung und Überforderung vor Abb. 2

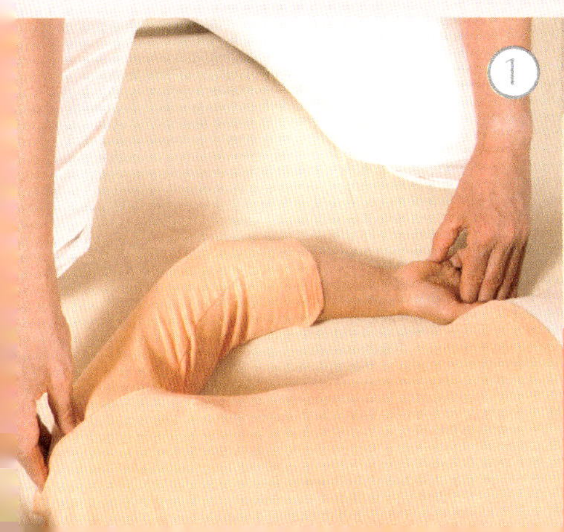

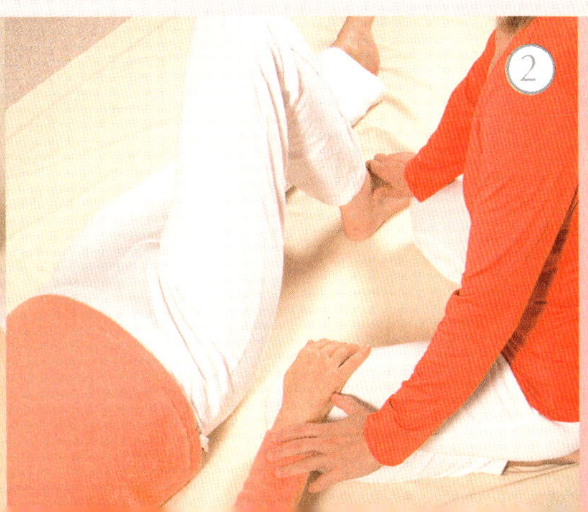

BLASE 1

LEUCHTENDE AUGEN

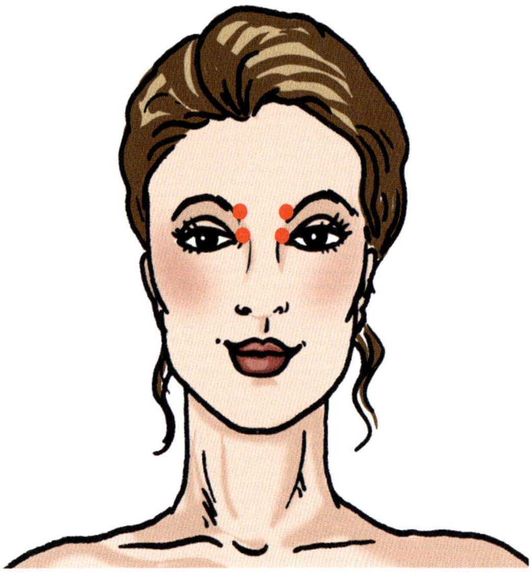

Lage
Im inneren Augenwinkel in einer Vertiefung am Nasenbein.
Halte den Punkt vorsichtig mit dem Zeigefinger!

Besonderheit
Vereinigungspunkt mit dem Yin-Fersengefäß (Yin Qiao Mai) und dem Yang-Fersengefäß (Yang Qiao Mai)

Blase 2 »Bambus sammeln«: liegt über Blase 1 am oberen Innenrand der Augenhöhle, wo Nasenrücken und Augenbraue zusammentreffen. Blase 2 wirkt wie Blase 1 sehr entspannend auf die Augen. Abb. 1

Wirkung	hilfreich
entspannt und energetisiert die Augen, klärt die Sicht	bei angestrengten, müden, schmerzenden Augen
wirkt ausgleichend auf die Hypophyse und dadurch stimmungsaufhellend	bei depressiver Verstimmung, Kopfschmerzen
reguliert den Schlafrhythmus, fördert einen erholsamen Schlaf bzw. macht wach (Wirkung des Yin- und Yang Qiao Mai)	sowohl bei Einschlaf- als auch bei Aufwachstörungen und Müdigkeit

Gut in Kombination mit
Blase 10: entlastet und stärkt die Augen, fördert eine tiefe Entspannung Abb. 2

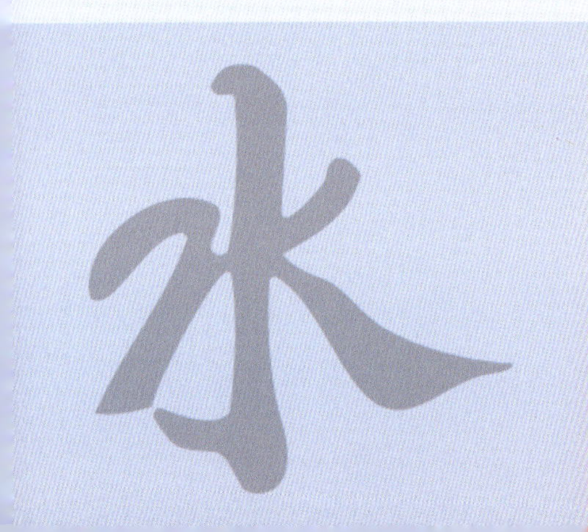

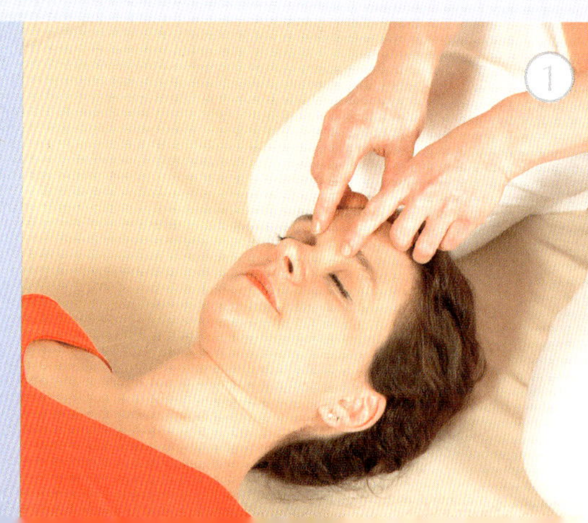

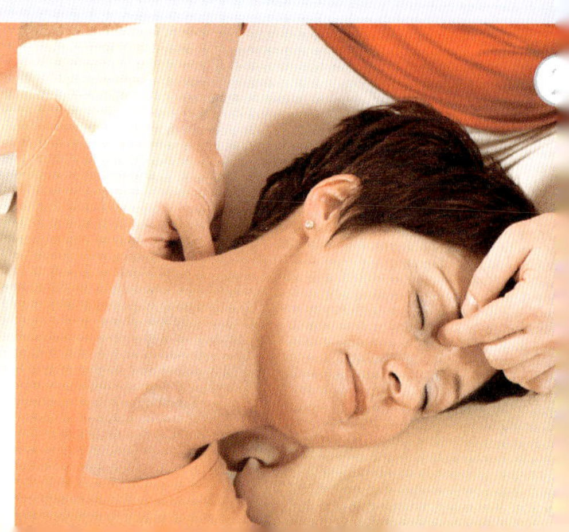

BLASE 53

HÜLLE DER VITALEN ZENTREN

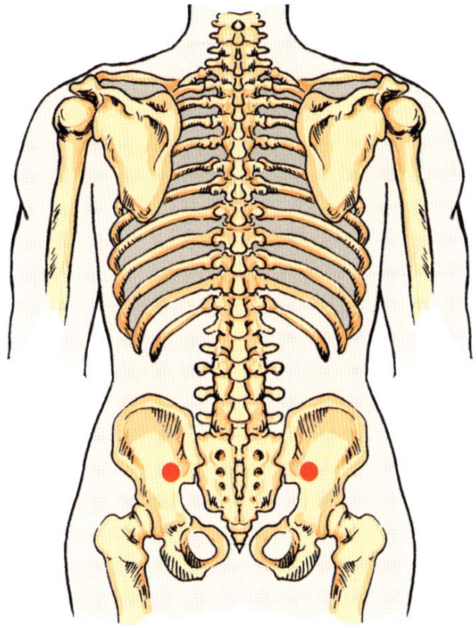

Lage

Außerhalb des Kreuzbeins, vier Fingerbreit neben der Mittellinie, in Höhe des zweiten Sakrallochs. Folge dem oberen Beckenknochen (Darmbeinkamm) von der Außenseite der Hüften bis zu der Stelle, wo er an das Kreuzbein grenzt. Gehe von hier etwa zwei Fingerbreit nach außen und einen Daumenbreit nach unten.

Die Muskulatur ist an dieser Stelle häufig sehr verspannt. Wende einen bestimmten, aber nicht zu kräftigen Druck an (»Wohlweh«)! Abb. 1

Besonderheit

Vereinigungspunkt mit dem Yang-Fersengefäß (Yang Qiao Mai)

Wirkung	hilfreich
bringt Wärme und Energie ins Becken, belebt die Sexualorgane	bei Verspannungen im Beckenbereich, besonders wenn sie durch Ängste oder andere Emotionen verursacht wurden, Kreuzschmerzen
unterstützt die Menstruation	bei Menstruationsstörungen

Gut in Kombination mit

Blase 43: bringt Energie in Brust und Becken, fördert die Freude an der Sexualität, hilfreich bei Kälte im Herzen und in der Gebärmutter Abb. 2
Blase 62, **Blase 67:** wirkt allgemein entspannend, lockert die Rückenmuskulatur
Niere 6: unterstützt die Menstruation, steigert das sexuelle Erleben
Magen 30: bringt Wärme und Energie in den Unterbauch, löst Anspannung in Becken, Kreuzbein und Gesäß, fördert das Vertrauen und die Bereitschaft zur Hingabe in der Sexualität
Milz 4, **Milz 6**, **Milz 9** (S. 157): energetisiert das Becken und in die Sexualorgane
Konzeptionsgefäß 6: wirkt erdend und stabilisierend, fördert Mut, Selbstsicherheit und Kraft

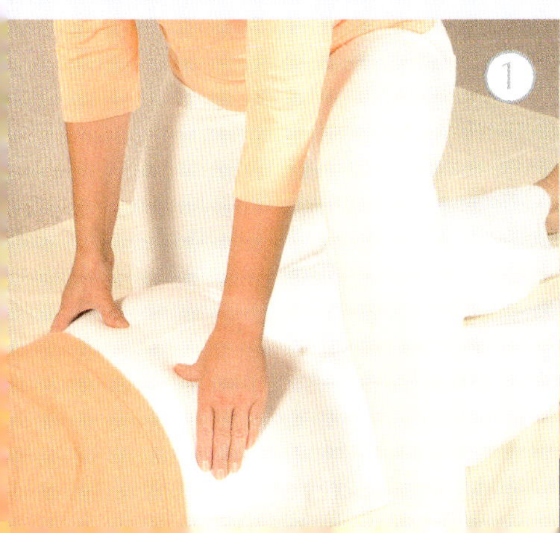

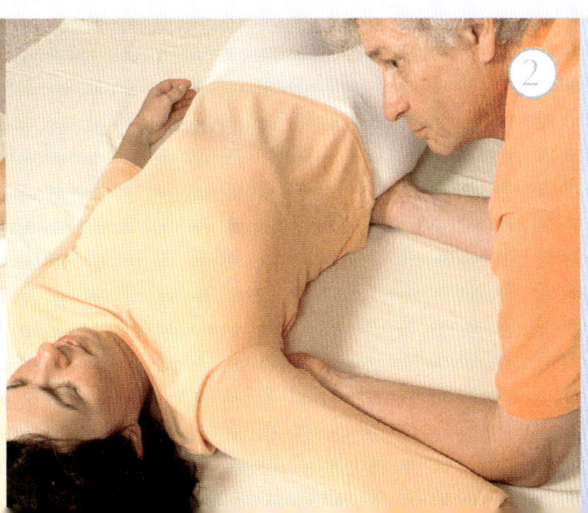

BLASE 67

ANKUNFT IM YIN

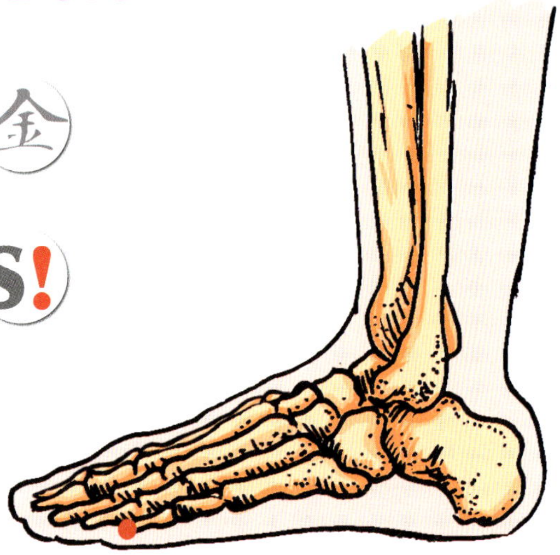

Lage

Am äußeren Nagelwinkel der kleinen Zehe.
Halte den Punkt mit dem Fingernagel. Abb. 1

Besonderheit

Hebammen stimulieren Blase 67 mit Moxa, um die Fruchtblasenflüssigkeit in Bewegung zu bringen. So wird ein Kind in Steißlage zur Drehung in die richtige Position angeregt.

Wirkung

Wendepunkt zum Yin (Übergangspunkt zum Nierenmeridian):
hilft, Anspannung und Kontrolle loszulassen und tief zu entspannen

hilfreich

bei Unruhe, allgemeiner Anspannung, Verspannungen und Schmerzen im Nacken, Kopfschmerzen

Gut in Kombination mit

Blase 53: wirkt allgemein entspannend, lockert die Rückenmuskulatur
Niere 1: wirkt tief entspannend, beruhigt bei Unruhe und Gedankenfülle und gibt Kraft; gute Punkteverbindung für den Abschluss einer Behandlung Abb. 2

水

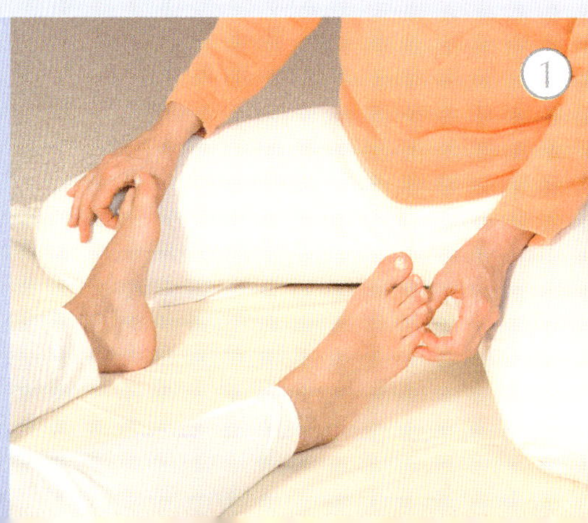

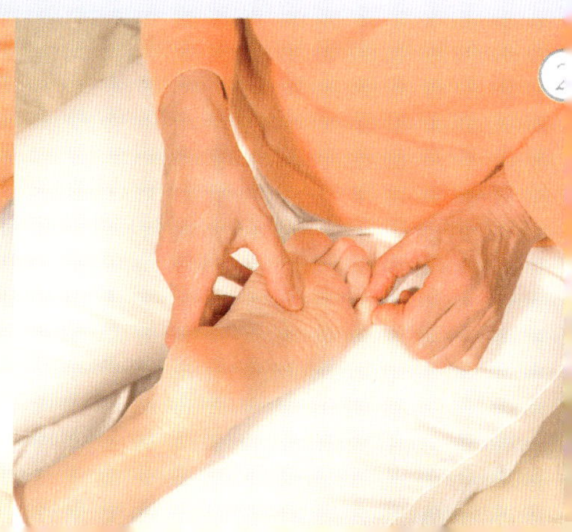

NIERE 1

SPRUDELNDE QUELLE

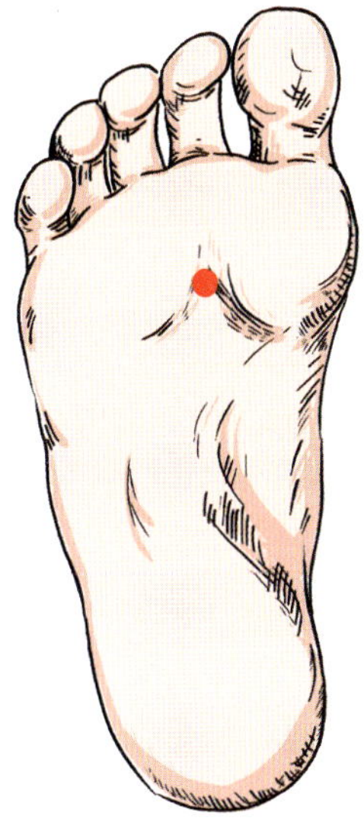

Lage

Auf der Fußsohle direkt unterhalb des Fußballens auf der Mittellinie.

Bevor du Niere 1 gezielt drückst, kannst du zur Vorbereitung die ganze Fußsohle Punkt für Punkt massieren.

Alternativ dazu kannst du mit dem Daumen auf Niere 1 eine Acht beschreiben. Das wirkt besonders entspannend.

Besonderheit

Tiefster Punkt des Körpers: wichtiger Erdungspunkt
Öffnet die Fußchakren

Wirkung	hilfreich
leitet die Energie vom Kopf nach unten ab, erdet, stabilisiert, regeneriert	bei Gedankenflut, Verwirrung, Ängstlichkeit, Schock
stärkt das Yin, besänftigt das Yang, beruhigt den Geist und das Herz, leitet Energie nach unten in die Füße	bei Hitze im Kopf, Sonnenstich, Anspannung, Unruhe, Herzklopfen
wirkt sowohl tief entspannend als auch belebend (»Sprudelnde Quelle«)	bei Energielosigkeit, Erschöpfung

Gut in Kombination mit

Blase 40: entspannt den Rücken, stärkt die Knie bei Ängstlichkeit (S. 113)
Blase 60/Niere 3: leitet die Energie in die Füße, bringt auf den Boden Abb. 1
Blase 67: (S. 164)
Perikard 8: öffnet die Energiezentren der Hände und Füße Abb. 2
Herz 1: »Höchste Quelle« und »Sprudelnde Quelle« sind die beiden wesentlichen Quellen des Menschen; stärkt die Energieschicht von Herz und Nieren, das Shao Yin; das Halten dieser Kombination ist nur auf einer Behandlungsliege möglich

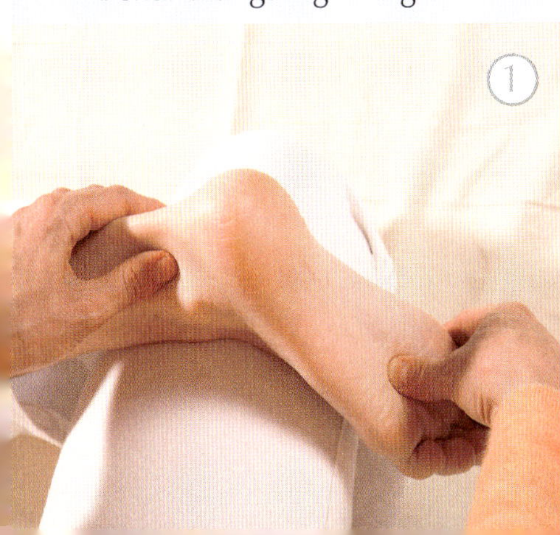

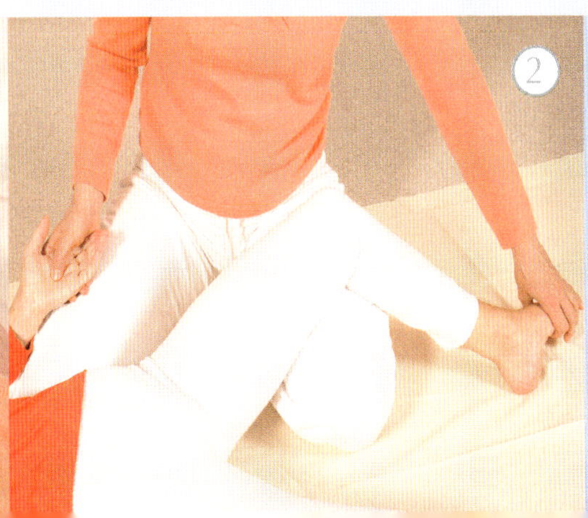

NIERE 11

QUERVERLAUFENDER KNOCHEN

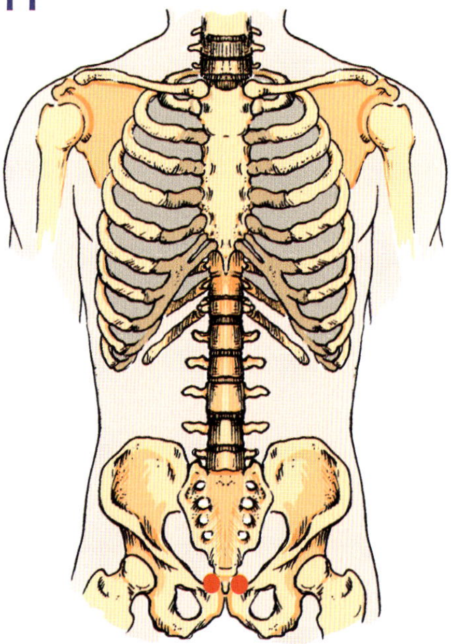

Lage

Am Oberrand des Schambeins, einen halben Daumenbreit seitlich der Mittellinie.
Nur sanft halten! Abb. 1

Besonderheit

Vereinigungspunkt mit dem Durchdringungsgefäß (Chong Mai)

Wirkung	hilfreich
energetisiert, wärmt und entspannt den Beckenbereich	bei Spannungen und Schmerzen im Unterbauch und unteren Rücken
belebt die Geschlechtsorgane, kann sexuelles Verlangen wecken	bei sexueller Lustlosigkeit

Gut in Kombination mit

Niere 3: bringt Energie ins Becken und in die Sexualorgane
Niere 6: nährt die Yin-Kraft der Nieren, entspannt und beruhigt den Geist bei Ruhelosigkeit, Angst und depressiver Verstimmung, wärmt den Unterbauch und die Beckenorgane Abb. 2

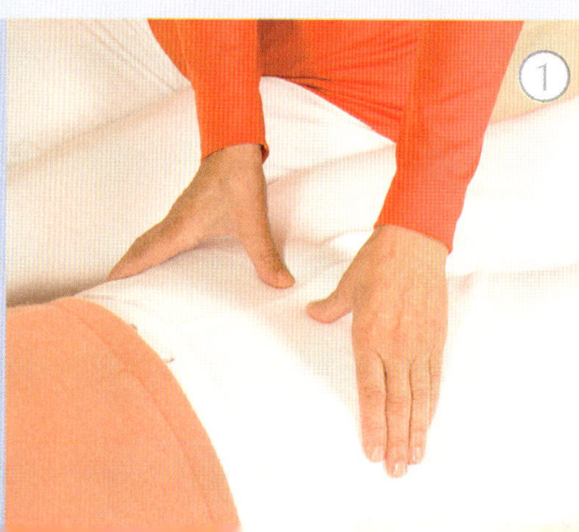

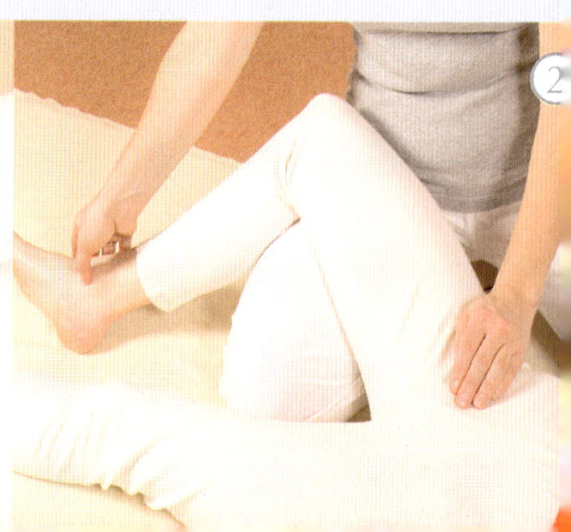

PERIKARD 1

HIMMLISCHER TEICH

F

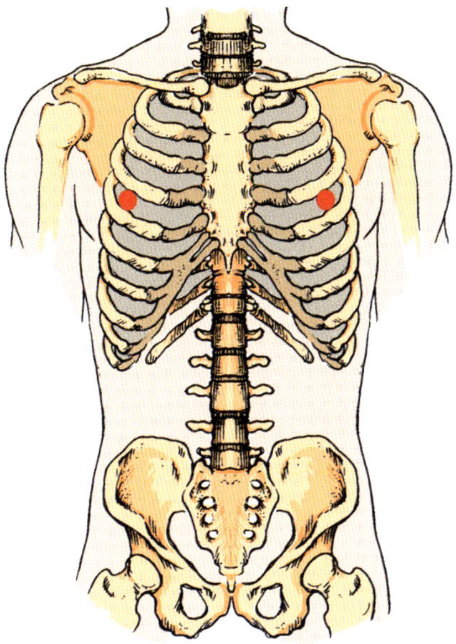

Lage
Einen Daumenbreit seitlich der Brustspitze.
Nur sanft halten!

Besonderheit
Fenster-zum-Himmel-Punkt

Wirkung	hilfreich
macht die Wunden des Herzens bewusst, löst sanft die Brustpanzerung, die durch ein gebrochenes Herz entstanden ist, öffnet das Herz	bei Abgetrenntsein von Empfindungen und Gefühlen durch seelische Verletzung und traumatische Erlebnisse
fördert Freundschaft, Intimität und Nähe	bei dem Gefühl der Einsamkeit
	bei Brustschmerzen vor und während der Menstruation

Gut in Kombination mit
Perikard 3 (»Gewundener Teich«, liegt in der Beugefalte des Ellenbogens in einer Vertiefung auf der Kleinfingerseite der großen Sehne): beruhigt den Geist, harmonisiert die Emotionen, kühlt bei Hitzezuständen (Wasserpunkt), lindert Unruhe und Nervosität, besänftigt heftige Emotionen
Perikard 6: wirkt beruhigend und harmonisierend auf die Emotionen, hilfreich bei Traurigkeit, Liebeskummer oder übergroßer Verletzlichkeit, wirkt stimmungsaufhellend Abb. 1
Leber 14: verbindet die Vision der Leber mit der Herzenswärme des Perikards, unterstützt die Energieschicht von Leber und Perikard, das Jue Yin
Blase 43: öffnet das Herz, macht die Gefühle des Herzens bewusst Abb. 2

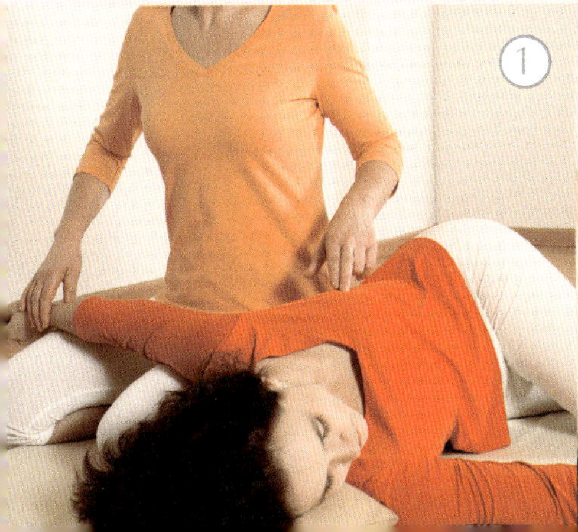
1

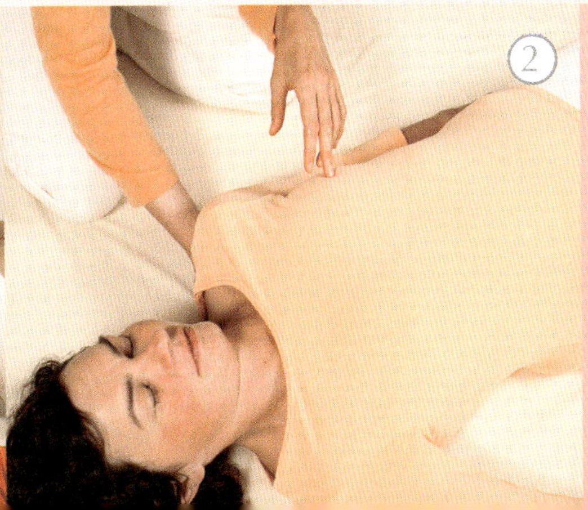
2

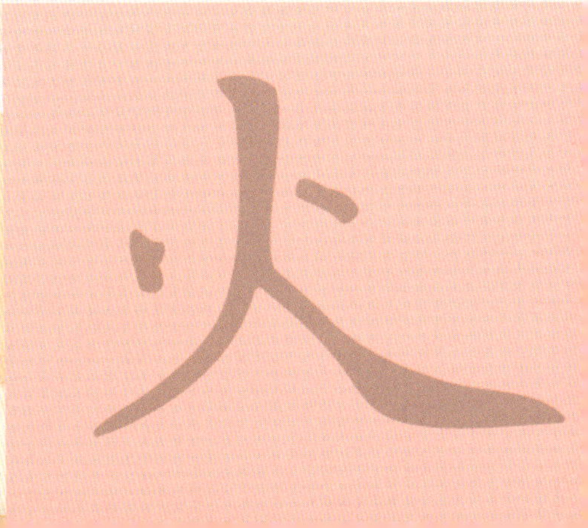

PERIKARD 8

火

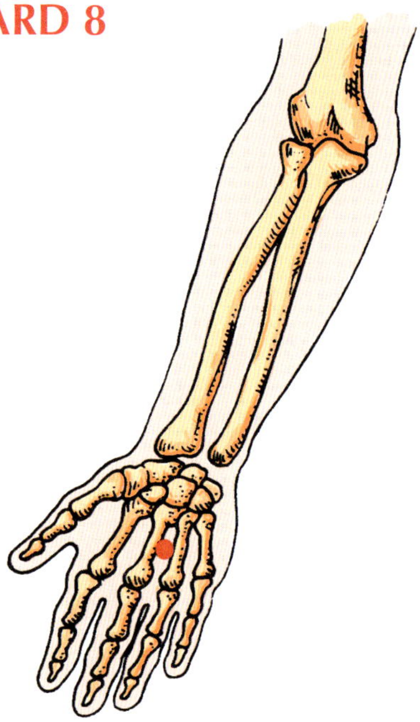

PALAST DER MÜHEN

Lage

Auf der Handinnenfläche, an der Stelle, wo bei geschlossener Faust die Spitze des Mittelfingers die Handfläche berührt.
Bevor du den Punkt hältst, kannst du die ganze Handinnenfläche mit dem Daumen massieren. Abb. 1

Besonderheit

Öffnet die Handchakren, die mit dem Herzen in Verbindung stehen

Wirkung	hilfreich
gibt als Feuerpunkt Lebensfreude, Begeisterung und Lebendigkeit	bei Freudlosigkeit, wenn wir zu viel arbeiten
fördert das Geben und Empfangen, harmonisiert die Emotionen	bei kalten Händen, emotionalem Stress

Gut in Kombination mit

Niere 1: öffnet die Energiezentren der Hände und Füße (S. 165)
Konzeptionsgefäß 17: öffnet das Herz und verbindet es mit den Händen Abb. 2

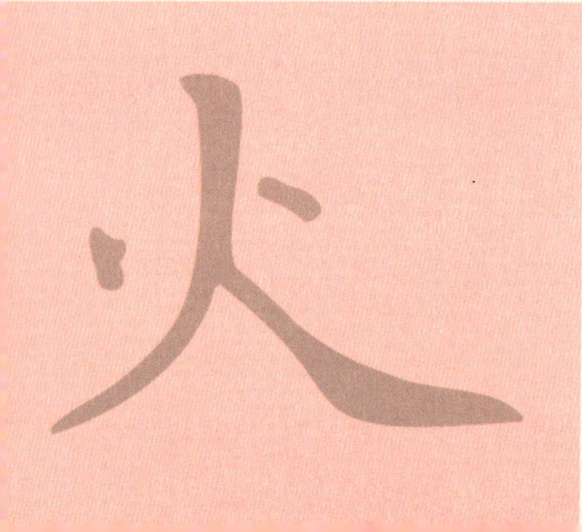

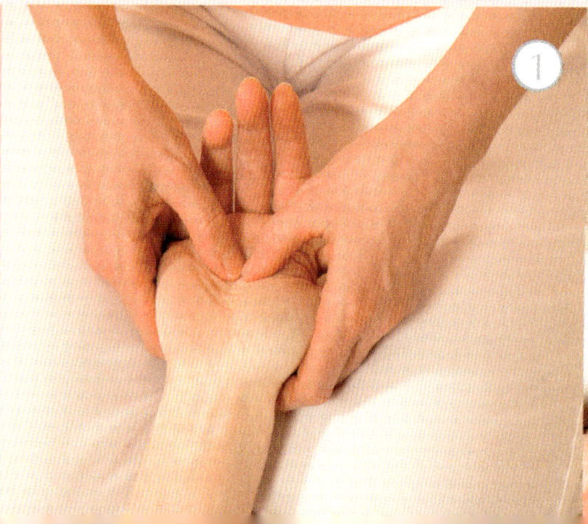

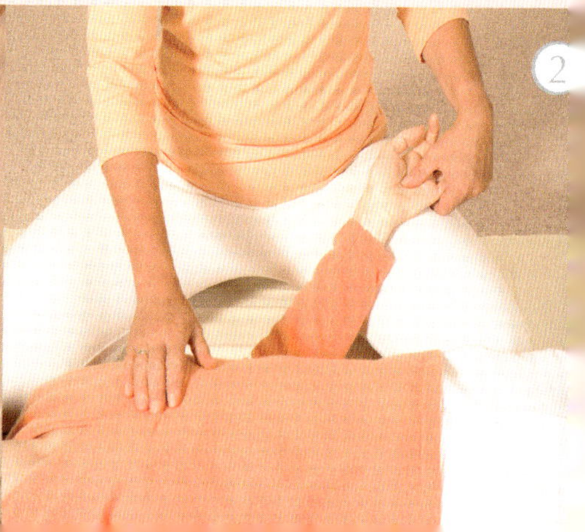

GALLENBLASE 14

HELLES YANG

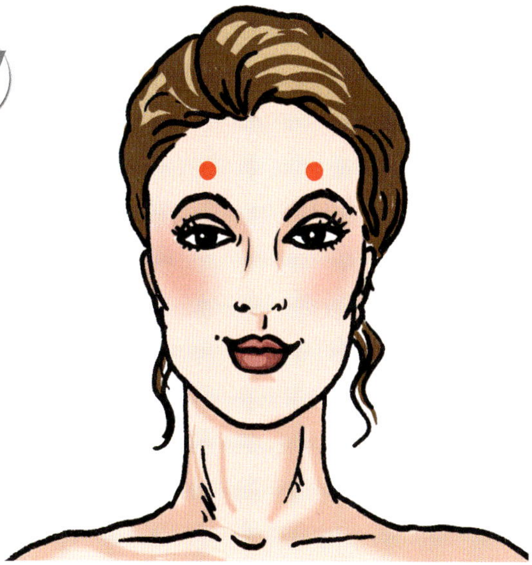

Lage

Auf der Stirn, ein Daumenbreit oberhalb der Mitte der Augenbraue.
Nur sanft halten, hier ist keine muskuläre Anspannung!

Besonderheit

Vereinigungspunkt mit dem
Bewahrer des Yang (Yang Wei Mai)
Bewahrer des Yin (Yin Wei Mai)
Yang-Fersengefäß (Yang Qiao Mai)
Yin-Fersengefäß (Yin Qiao Mai)

Wirkung	hilfreich
entspannt den Kopf, klärt den Geist, wirkt stimmungsaufhellend, fördert das positive Denken	bei Kopfschmerzen, verstopfter Nase, mentalem Stress, festgefahrenen Gedankenmustern
harmonisiert die Emotionen	bei Reizbarkeit, Ärger
erleichtert klare, bewusste Entscheidungen	
lässt die Augen strahlen, stärkt die geistige Sehkraft und das Visualisationsvermögen (»Helles Yang«)	bei überlasteten, müden, geröteten Augen, eingeschränktem Blickfeld

Gut in Kombination mit

Gallenblase 20: stärkt das innere Gewahrsein, besänftigt einen übermäßigen Gedankenfluss; diese Punkteverbindung kann auch diagonal gehalten werden Abb. 1
Blase 10: unterstützt bei Besorgtheit und Selbstzweifeln Abb. 2

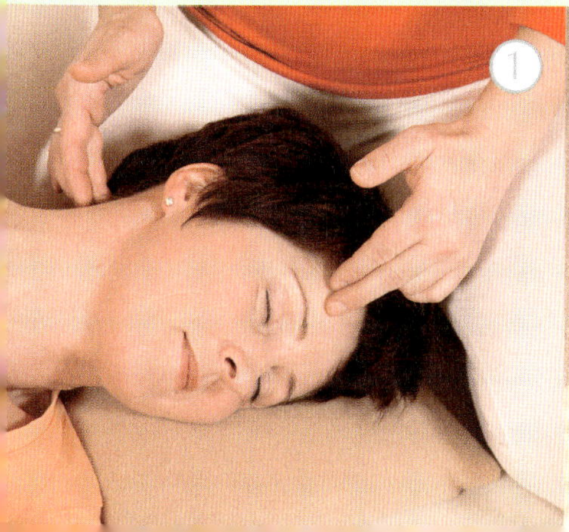

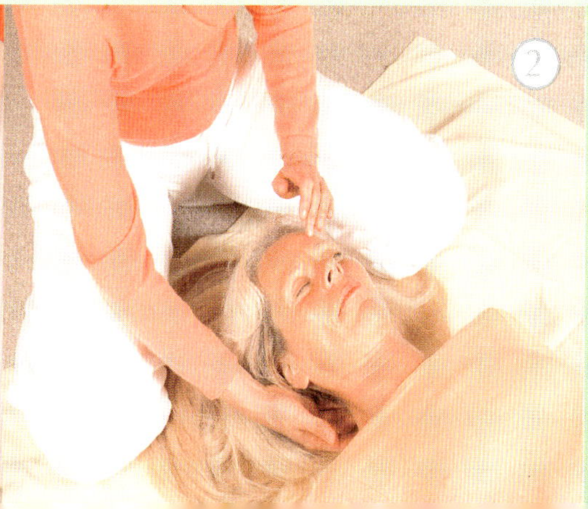

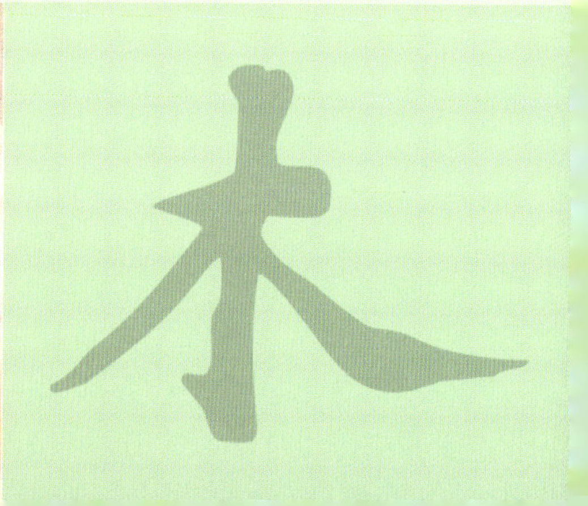

GALLENBLASE 24

A

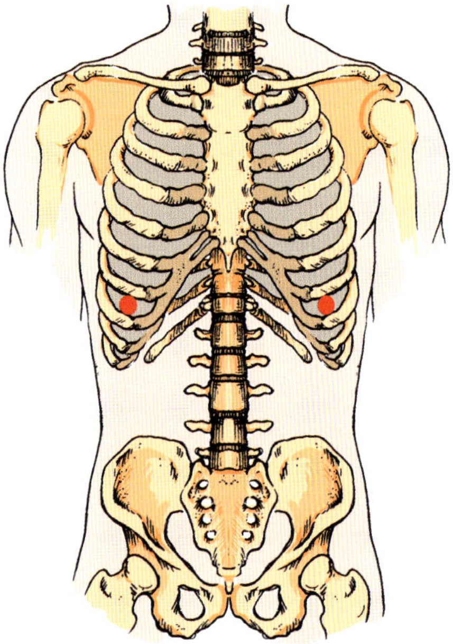

SONNE UND MOND

Lage
Am inneren Ende des siebten Zwischenrippenraums nahe zum Brustbein bzw. senkrecht unterhalb der Brustspitze.

Besonderheit
Alarmpunkt der Gallenblase

Durch das Halten dieses Punktes kann es zu »Entgiftungserscheinungen« kommen. Es können körperliche Symptome auftreten, wie Kopfschmerzen, Kältegefühl, Fieber, oder auch emotionale Reaktionen, wie Reizbarkeit, Ungeduld, Ärger.

Wirkung	hilfreich
»Sonne und Mond« gleicht aus zwischen oben und unten, rechts und links, zwischen Verstand und Gefühl	bei einem Ungleichgewicht zwischen rechter und linker Körperhälfte oder einseitigen Körpersymptomen, die meist Zeichen einer Imbalance der Gallenblasenenergie sind
besänftigt die Emotionen, harmonisiert den Fluss der Leberenergie	bei starken emotionalen Schwankungen, gefühlsmäßiger Stagnation

Gut in Kombination mit
Gallenblase 21: befreit von der Last auf den Schultern, löst Anspannung im Oberkörper Abb. 1
Dickdarm 4: unterstützt die körperliche und emotionale Entgiftung Abb. 2

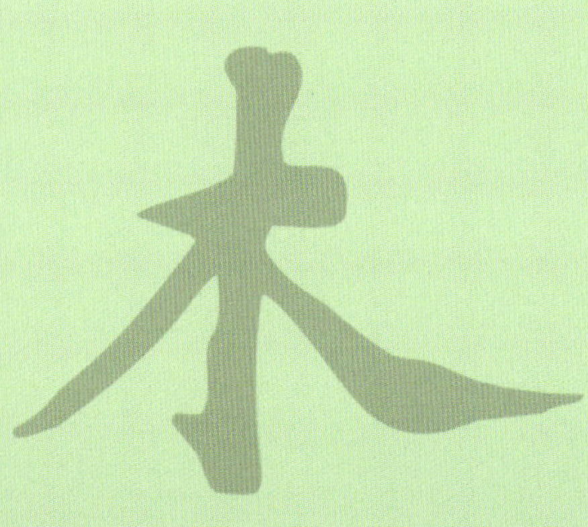

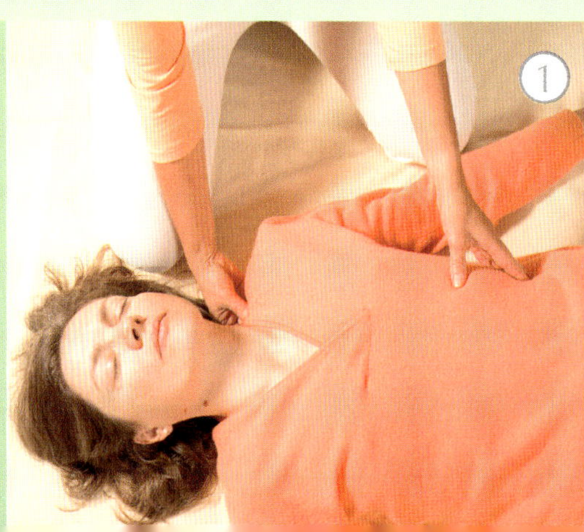

1

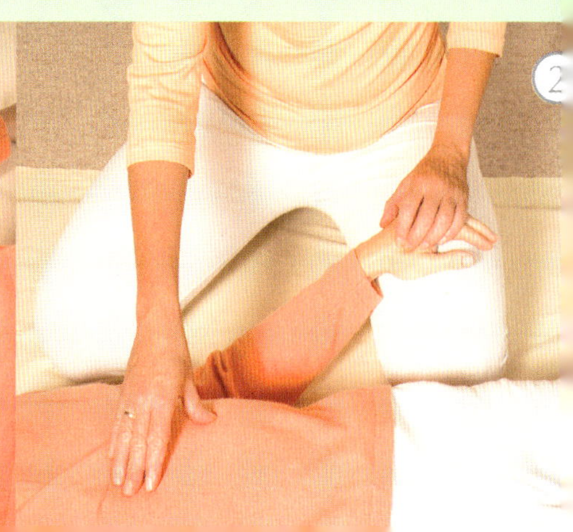

2

GALLENBLASE 25

TOR DER HAUPTSTADT

A

W

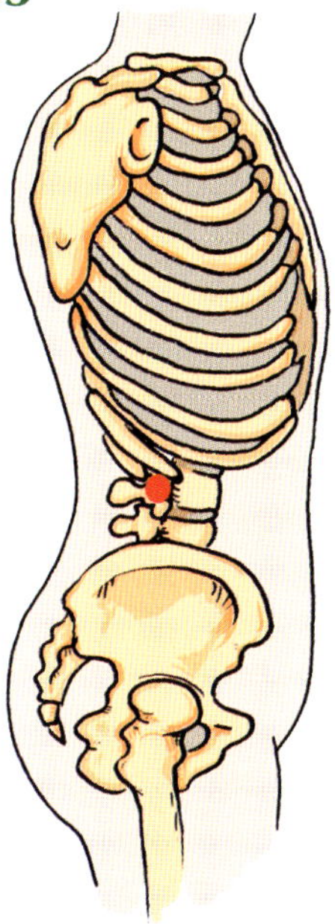

Lage

In der Flanke vor dem freien Ende der zwölften Rippe. Zur Orientierung bringe deine Hände direkt unter den Rippenbogen in die Taille, sodass die Daumen nach hinten zeigen. Die Daumenspitzen berühren dabei die Enden der zwölften Rippen. Gallenblase 25 liegt genau davor. Abb. 1

Besonderheit

Alarmpunkt der Nieren
Vereinigungspunkt mit dem Bewahrers des Yang (Yang Wei Mai)

Wirkung	hilfreich
verbindet die Kraft und Entschlossenheit der Niere mit der Entscheidungsfähigkeit der Gallenblase	bei Orientierungslosigkeit
gibt den Mut für wesentliche Entscheidungen	bei einem Mangel an Entschlossenheit

Gut in Kombination mit

Niere 6: verbindet mit den Energiereserven, aktiviert das in den Nieren gespeicherte Potenzial, gibt Kraft für die Umsetzung von Plänen Abb. 2

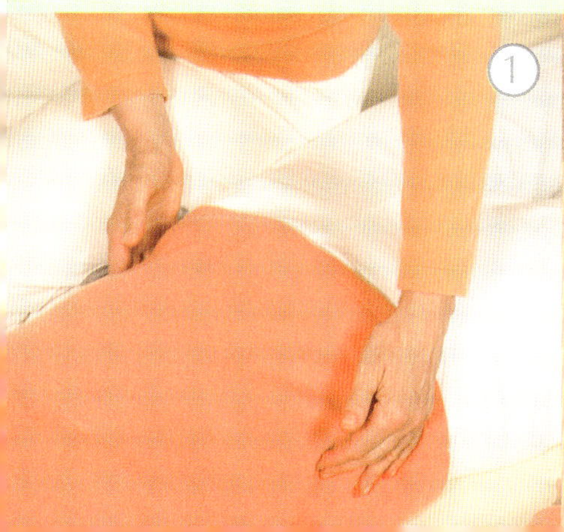
1

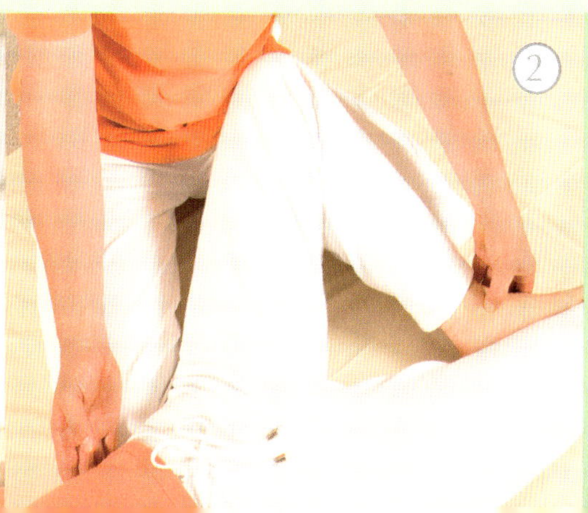
2

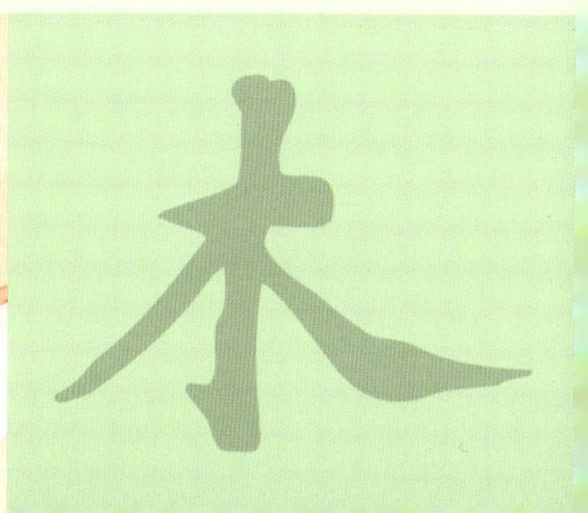

GALLENBLASE 31

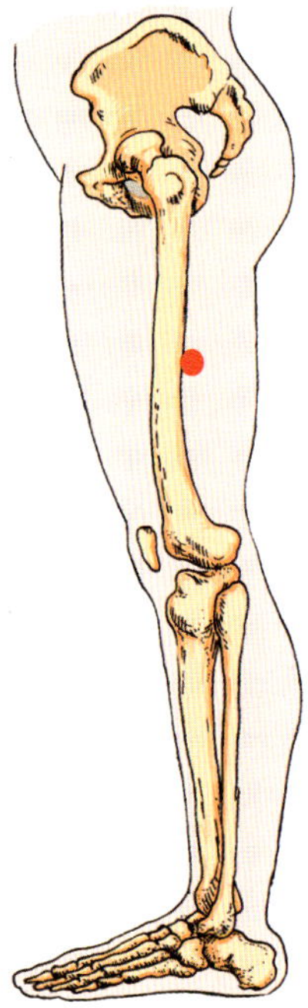

MARKTPLATZ DES WINDES

Lage
Auf der Außenseite des Oberschenkels, etwa auf halbem Weg zwischen dem Kopf des Oberschenkelknochens und der Kniegelenksfalte. Abb. 1
Oft druckempfindlich!

Besonderheit
Vereinigungspunkt mit dem Bewahrer des Yang (Yang Wei Mai)
Der Bereich um Gallenblase 31 wird auch als »Zone der nicht gelebten Träume« bezeichnet. Hier werden Gefühle von Frustration und Ärger über ungenutzte Möglichkeiten als Schlackenstoffe eingelagert.

Wirkung	hilfreich
unterstützt die Ausscheidung von körperlichem und seelischem Ballast, befreit festgehaltene Emotionen	bei dem Gefühl, seelisch festzustecken, Frustration, unterdrücktem Ärger, Reizbarkeit, Ungeduld
fördert den Energiefluss im Meridianverlauf, regt an, setzt in Bewegung	bei Verspannungen des unteren Rückens, Schwäche der Beine

Gut in Kombination mit
Gallenblase 34: entspannt die Muskulatur der Beine, fördert den Energiefluss in den Beinen, unterstützt bei Ischias Abb. 2

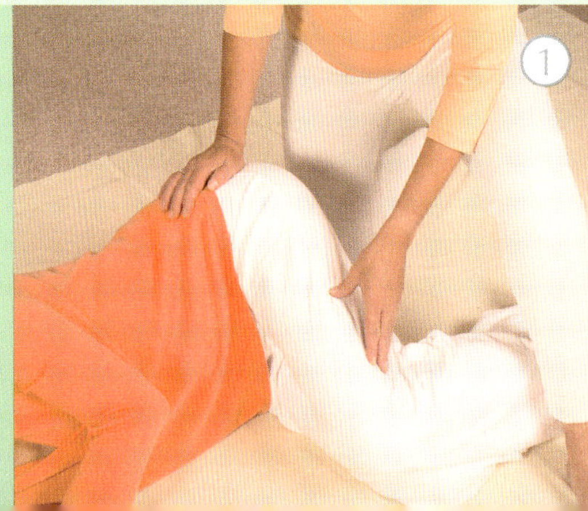

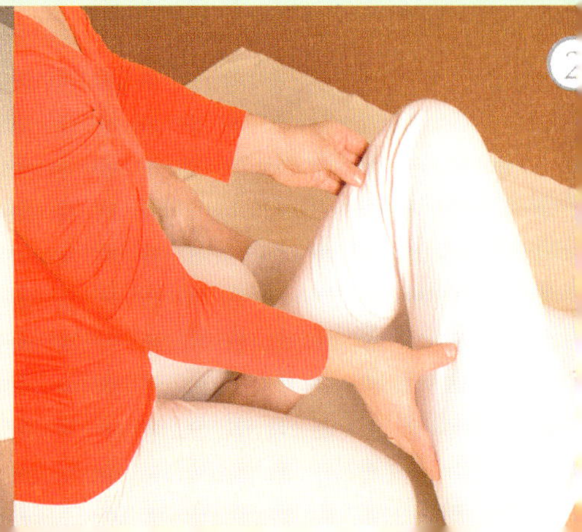

GALLENBLASE 34

QUELLE AM YANG-HÜGEL

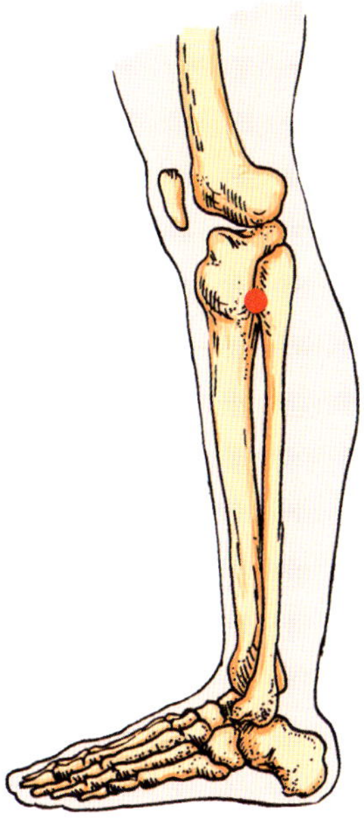

Lage

Auf der Außenseite des Unterschenkels in einer Vertiefung in einem Winkel von 45 Grad vor und unter dem Wadenbeinköpfchen.
Halte den Punkt bei angewinkeltem Bein.

Besonderheit

Vereinigungspunkt mit dem Bewahrer des Yang (Yang Wei Mai)
Meisterpunkt von Muskeln und Sehnen

Wirkung	hilfreich
kräftigt die Muskeln und Sehnen im ganzen Köper, fördert die Durchblutung und den Energiefluss in den Beinen, entspannt die Muskulatur	bei Überanstrengung, Steifheit, Muskelanspannung und -krämpfen, Stauungsgefühl und Schmerzen im seitlichen Körperbereich: Hüfte, Knie und Rippenbogen, Ischias
unterstützt den freien Fluss der (Leber-)Energie	bei innerer Anspannung, Unsicherheit

Gut in Kombination mit

Gallenblase 30: wichtige Kombination, um die Energie zu bewegen; kann unterdrückte Gefühle an die Oberfläche bringen, hilfreich bei Frustration und Ärger, fördert Standfestigkeit und Erdung (S. 139)
Gallenblase 31: entspannt die Muskulatur der Beine, fördert den Energiefluss in den Beinen
Leber 3: fördert einen harmonischen Energiefluss, entspannt Muskeln und Sehnen im ganzen Körper, hilfreich bei Kopfschmerzen, Verdauungsbeschwerden und Übelkeit, wenn diese durch »hochkochende Emotionen« verursacht wurden Abb. 1
Blase 47: löst Spannungen in Brust und Oberbauch, bringt Bewegung in eine stagnierende Entwicklung und lindert das Gefühl, eingeschränkt zu sein Abb. 2

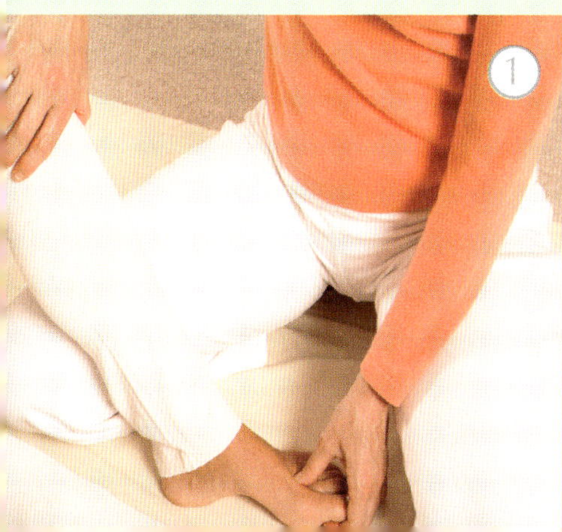

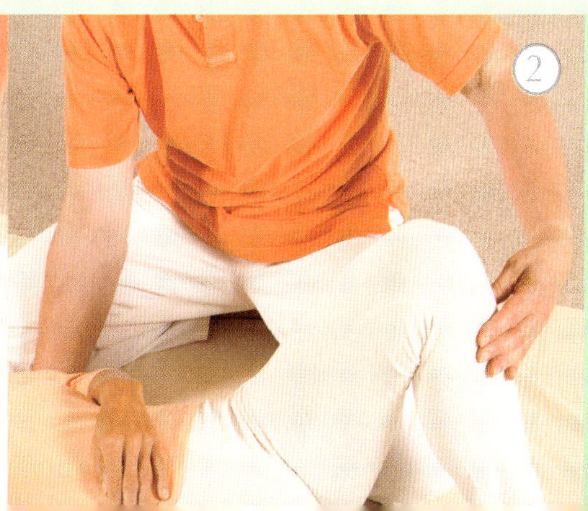

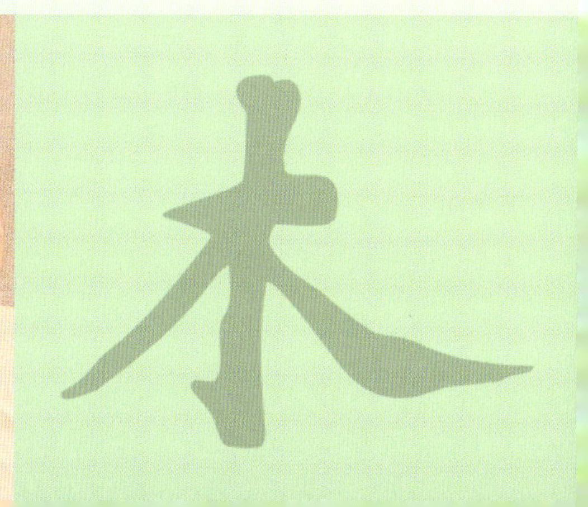

GALLENBLASE 40

FELD AM HÜGEL

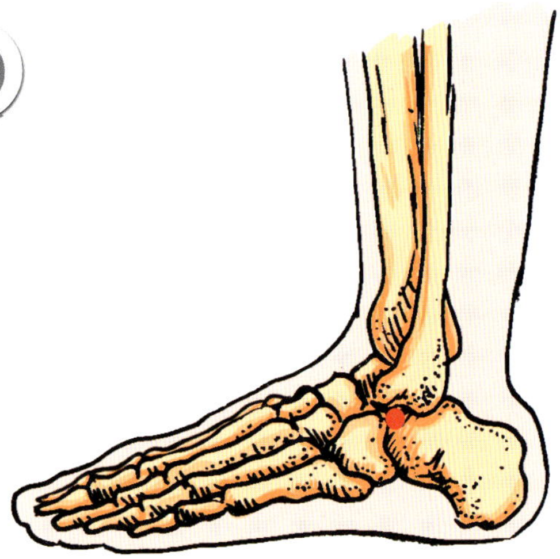

Lage

Vor und unterhalb der Spitze des Außenknöchels in einer Vertiefung. Drücke den Punkt leicht nach oben.

Wenn das Fußgelenk sehr unbeweglich ist, kannst du den Fuß behutsam kreisen und dehnen. So wird die im Gelenk gestaute Energie bewegt, bevor du Gallenblase 40 hältst. Abb. 1

Besonderheit

Quellpunkt

Wirkung	hilfreich
fördert Willens- und Entscheidungskraft, hilft sinnvolle Entscheidungen zu treffen	bei der Unfähigkeit, sich zu entscheiden oder der Schwierigkeit, eine Lösung für ein Problem zu finden
unterstützt den harmonischen Fluss der Holzenergie	bei Spannungen und Schmerzen im Verlauf des Gallenblasenmeridians: Kopfschmerzen, Nacken- und Schulterverspannungen, Seitenstechen, Hüft- und Knieschmerzen, Zehenkrämpfe

Gut in Kombination mit

Gallenblase 30: stärkt die Fähigkeit, sein Ziel klar zu sehen, fördert die Entscheidungskraft Abb. 2

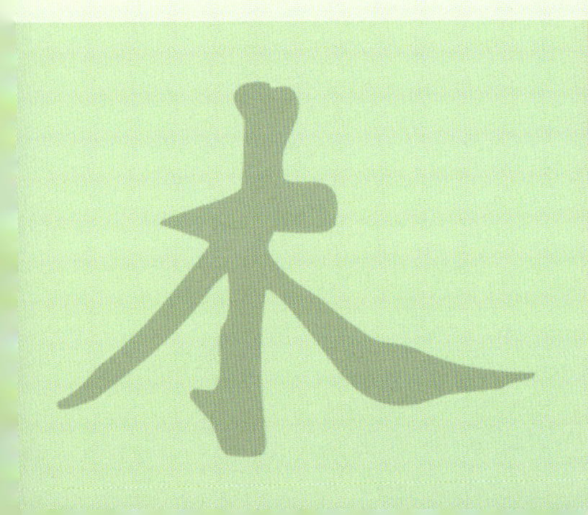

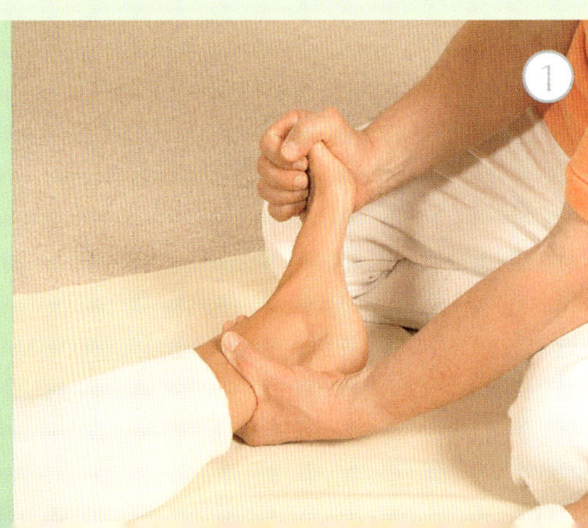

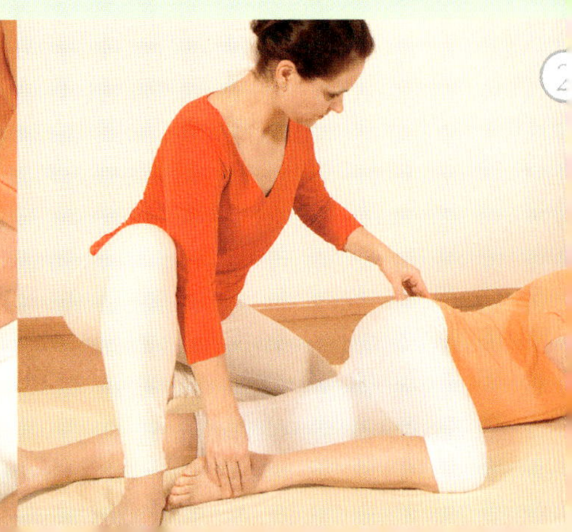

GALLENBLASE 41

TRÄNEN AM FUSS

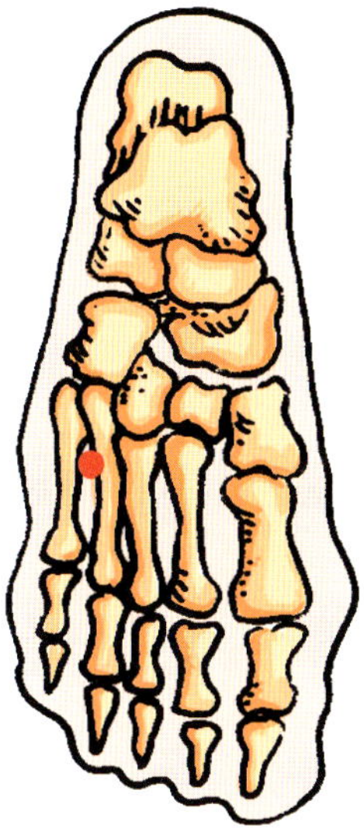

Lage

Zwischen dem vierten und fünften Mittelfußknochen, von den Zehen aus oberhalb der Sehne in einer Vertiefung. Wenn der kleine Zeh abgespreizt wird, tritt die Sehne zwischen den Mittelfußknochen hervor. Halte den Punkt mit der Daumenspitze. Abb. 1

Besonderheit

Schlüsselpunkt des Gürtelgefäßes (Dai Mai)
Vereinigungspunkt mit dem Bewahrer des Yang (Yang Wei Mai)

Wirkung	hilfreich
fördert den freien Fluss der (Leber-)Energie, löst aufgestaute Emotionen (Holzpunkt), fördert die Entspannung	bei innerer Anspannung, Missmut, unterdrücktem Ärger, Stauungsgefühl im seitlichen Rippenbogen und in der Brust, schmerzhafter Menstruation
klärt den Kopf, unterstützt die Augen	bei Kopfschmerzen, Migräne, müden, überanstrengten Augen

Gut in Kombination mit

Dreifacher Erwärmer 5: die Kombination der Schlüsselpunkte des Gürtelgefäßes und des Bewahrers des Yang verbindet die vertikale und die horizontale Achse des Körpers, oben und unten, rechts und links miteinander, gleicht die Yang-Energie aus, lässt gestaute Energie nach unten fließen Abb. 2

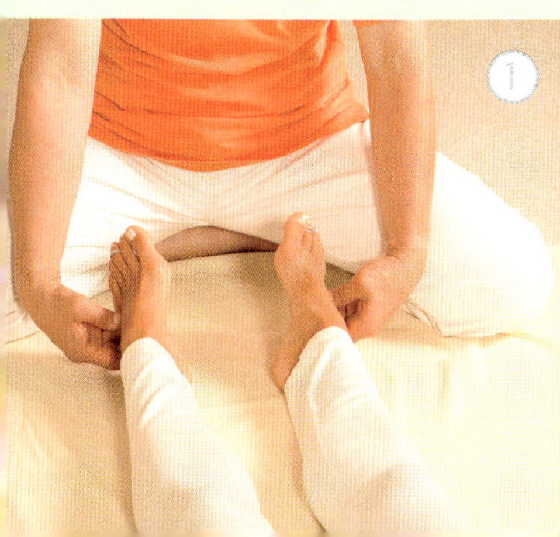

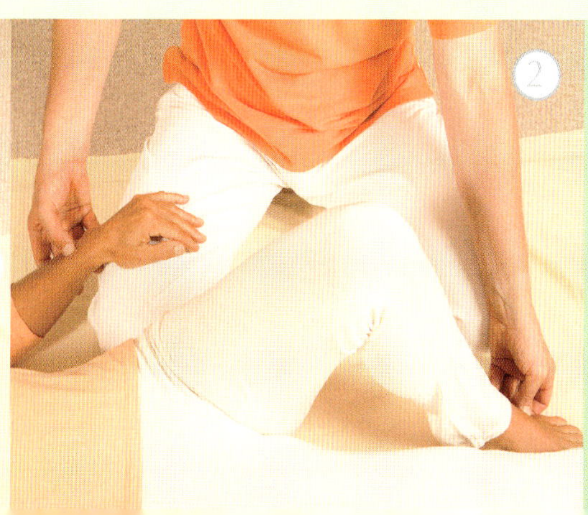

LEBER 13

DEKORIERTE TÜR

A W M

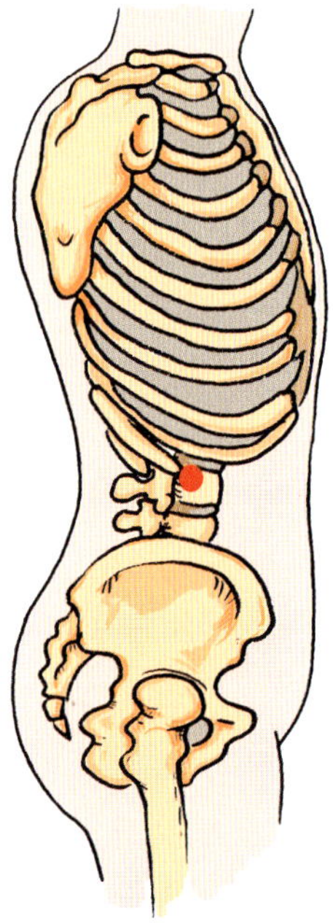

Lage

Vor dem freien Ende der elften Rippe. Du findest den Punkt, wenn du deine Hände in die Taille legst, mit den Zeigefingern unter den Rippenbögen. Etwas oberhalb der Taille kannst du das freie Ende der 11. Rippe ertasten. Leber 13 liegt genau davor. Abb. 1

Besonderheit

Alarmpunkt der Milz
Vereinigungspunkt mit dem Gürtelgefäß (Dai Mai)
Wichtiger Punkt zur Stärkung der Yin-Organe

Wirkung	hilfreich
harmonisiert Leber und Milz, löst Stagnation	wenn ein Stau der Leberenergie durch starke, unterdrückte Emotionen die Milz angreift und zu Verdauungsstörungen führt
unterstützt Verdauung und Stoffwechsel	bei stressbedingten Verdauungsproblemen, wie Völlegefühl, Übelkeit

Gut in Kombination mit

Milz 4: stärkt die Erde, fördert ein harmonisches Gleichgewicht zwischen Leber und Milz, unterstützt bei Verlust von Vertrauen und bei Existenzangst (S. 97)
Milz 6: entspannt den Bauch, hilft bei Verdauungsstörungen, besonders wenn sie durch Stagnation oder Kälte ausgelöst werden, erleichtert den menstruellen Blutfluss Abb. 2

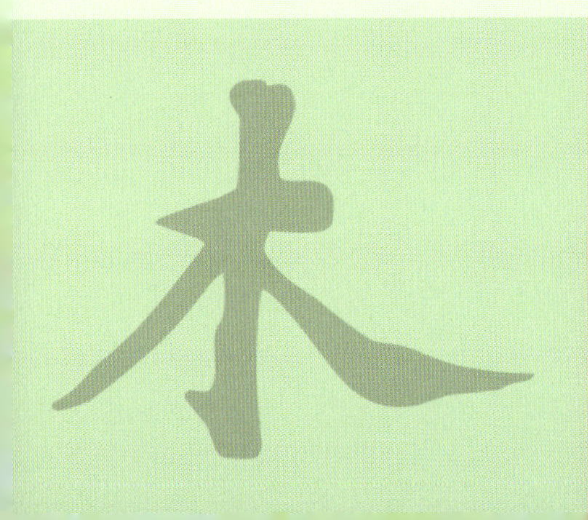

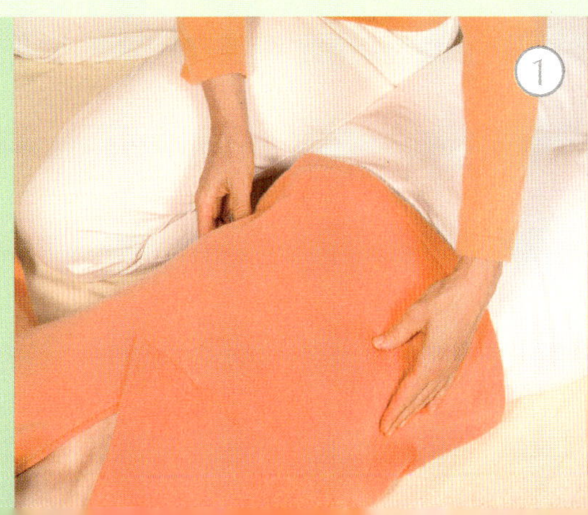

1

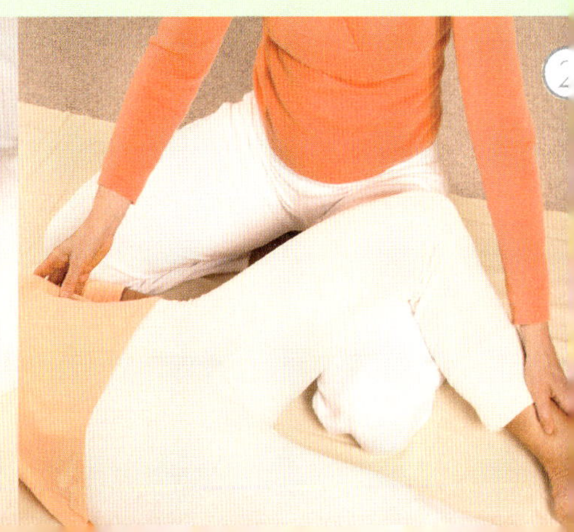

2

LEBER 14

TOR DER HOFFNUNG

A

W

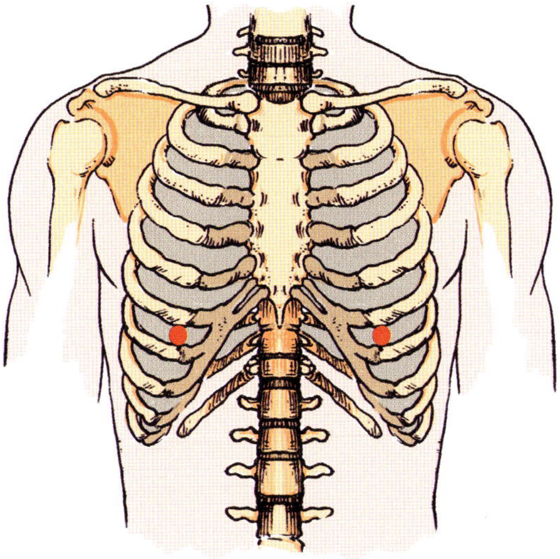

Lage

Am inneren Ende des sechsten Zwischenrippenraums bzw. senkrecht unterhalb der Brustspitze. Abb. 1

Besonderheit

Alarmpunkt der Leber
Vereinigungspunkt mit dem Bewahrer des Yin (Yin Wei Mai)
Das Halten dieses Punktes hat eine reinigende Wirkung. Es kann zu Zeichen von »Entgiftung« kommen, wie Unwohlsein oder erhöhter Temperatur. Körperliche und seelische Giftstoffe, auch Frustration und Ärger, die hier gespeichert wurden, können freigesetzt werden.

Wirkung	hilfreich
stimmungsaufhellend, gibt neue Hoffnung, fördert die Bereitschaft zur Veränderung	bei depressiver Verstimmung oder Frustration aufgrund von Stagnation der Leberenergie
unterstützt den freien Fluss von Energie und Blut im ganzen Körper, besänftigt den Fluss der Leberenergie und erleichtert dadurch die Verdauung	bei Verdauungsstörungen aufgrund von Stagnation der Leberenergie, wie Völlegefühl, Blähungen
leitet die Energie von der Leber zur Lunge	bei Atembeschwerden

Gut in Kombination mit

Leber 3: harmonisiert die dynamische, manchmal überschießende Leberenergie, unterstützt das Schmieden von Plänen (S. 141)
Lunge 1: hilft in Entwicklungsphasen und gibt Kraft, um Veränderungen anzunehmen (S. 40) Abb. 2
Milz 13: stärkt das Yin, gibt einen hoffnungsvollen Blick in die Zukunft (S. 101)
Blase 47: befreit die Atmung, löst Spannungen in Brust und Oberbauch, unterstützt das Erkennen der eigenen Fähigkeiten (S. 117)
Perikard 1: verbindet die Vision der Leber mit der Herzenswärme des Perikards, unterstützt die Energieschicht von Leber und Perikard, das Jue Yin

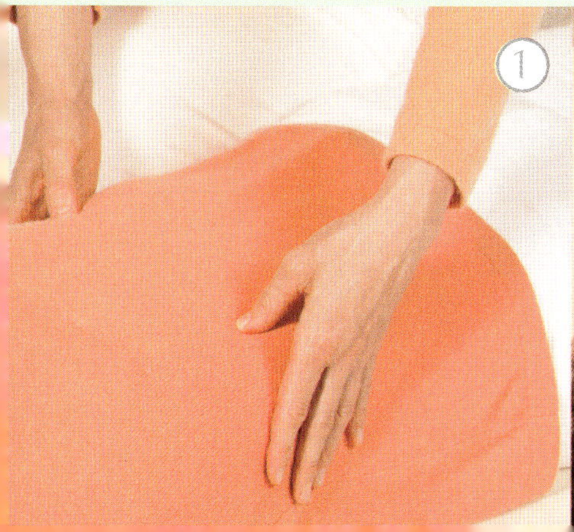

1

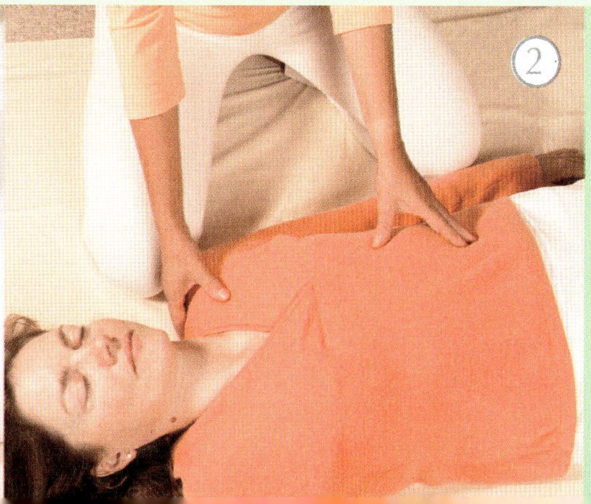

2

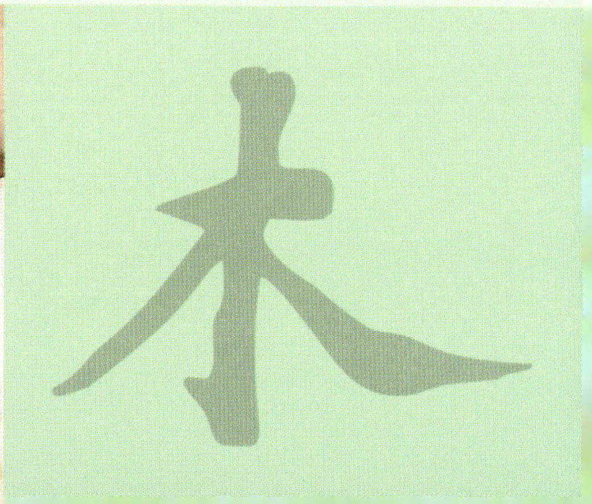

KONZEPTIONSGEFÄSS 4

TOR ZUM URSPRUNG

A

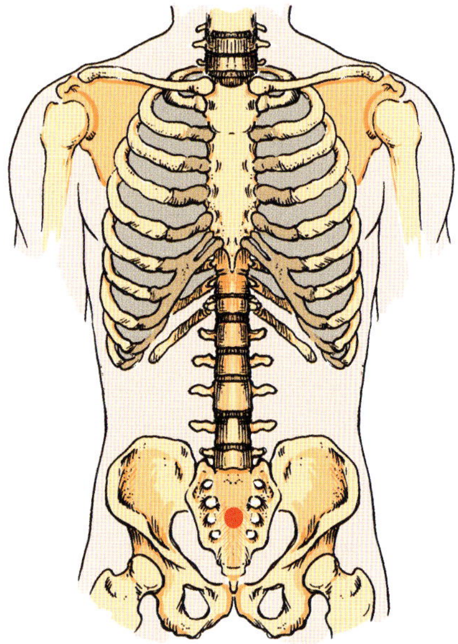

Lage

Auf der Mittellinie des Unterbauches, zwei Daumenbreit oberhalb der Schambeinoberkante, drei Daumenbreit unterhalb der Nabelmitte.
In der Schwangerschaft nur sanft halten!

Besonderheit

Alarmpunkt des Dünndarms

Wirkung	hilfreich
aktiviert die Ursprungsenergie der Nieren, kräftigt den Körper, verwurzelt den Geist, unterstützt die Abwehrenergie	bei Müdigkeit, Erschöpfung, schwachem Allgemeinzustand, innerer Unruhe
stärkt und energetisiert das Hara, zentriert, fördert Entschlossenheit und Willenskraft	bei fehlender Erdung, Kopflastigkeit, Bauchschmerzen
energetisiert den Unteren Erwärmer und die Sexualorgane, kann die Sexualität anregen	bei Menstruationsstörungen, schwacher Sexualenergie

Gut in Kombination mit

Milz 4: stärkt das Blut, beruhigt den Geist und unterstützt das Selbstvertrauen (S. 97)
Milz 6: baut auf bei körperlicher und seelischer Erschöpfung, verankert Qi im Hara Abb. 1
Blase 23: wirkt stabilisierend und kräftigend, fördert die Sammlung und Speicherung der Lebensenergie (S. 111)
Niere 6: nährt das Yin der Niere, kräftigt die Ursprungsenergie und stärkt dadurch Körper und Seele, beruhigt den Geist bei Übererregung und Ängstlichkeit (S. 127)
Dreifacher Erwärmer 5: belebt bei geistiger und körperlicher Erschöpfung Abb. 2

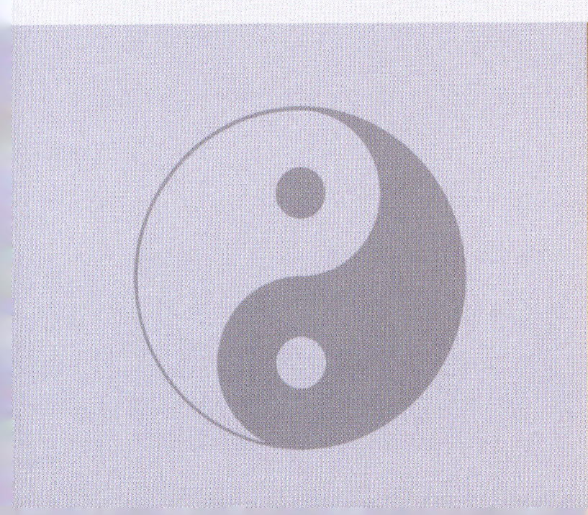

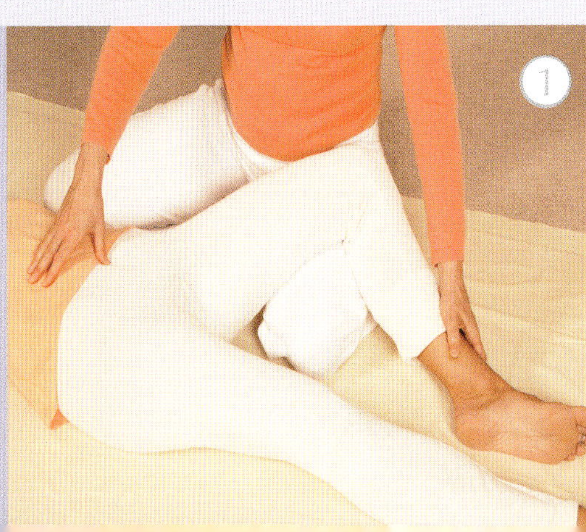

1

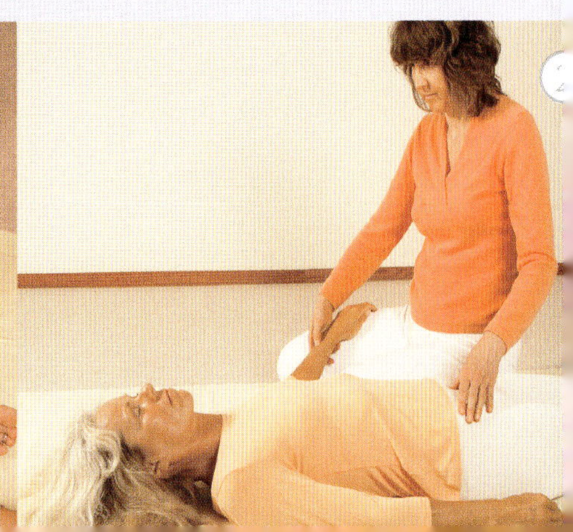

2

KONZEPTIONSGEFÄSS 12

A

M

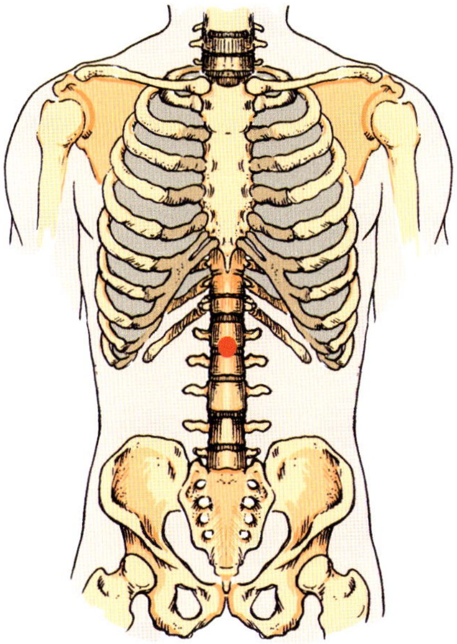

MITTE DES MAGENS

Beiname: ZENTRUM DER MACHT

Lage

Auf der Mittellinie des Oberbauches, auf halbem Weg zwischen der Basis des Schwertfortsatzes bzw. dem unteren Ende des Brustbeins und der Nabelmitte, etwa eine Handbreit über der Nabelmitte.

Halte den Punkt nur bei leerem Magen! Deine Partnerin liegt in Rückenlage, die Füße sind aufgestellt oder ein Kissen liegt unter den Knien.

Besonderheit

Alarmpunkt des Magens
Wichtiger Punkt zur Stärkung der Yang-Organe

Wirkung	hilfreich
unterstützt die Verdauung auf allen Ebenen	bei Verdauungsstörungen, Appetitlosigkeit, Magenbeschwerden
stärkt das Yang, kräftigt den Körper	bei Erschöpfung, Trägheit
stärkt die Mitte	bei Verlust der Zentrierung durch starke Emotionen oder sorgenvolles Gedankenkreisen
entspannt und unterstützt den Solarplexus	bei emotionalem Stress, allgemeiner Anspannung
fördert die Willenskraft	bei Zaghaftigkeit und Willensschwäche

Gut in Kombination mit

Lenkergefäß 16: entspannt bei übergroßer Sorge Abb. 1
Lenkergefäß 20: unterstützt das Gefühl für die eigene Stärke, fördert Mut, löst emotionale Anspannung
Magen 36: wirkt stärkend und vitalisierend, unterstützt die körperliche Verdauung und die geistig-seelische Verarbeitung von Eindrücken Abb. 2

1

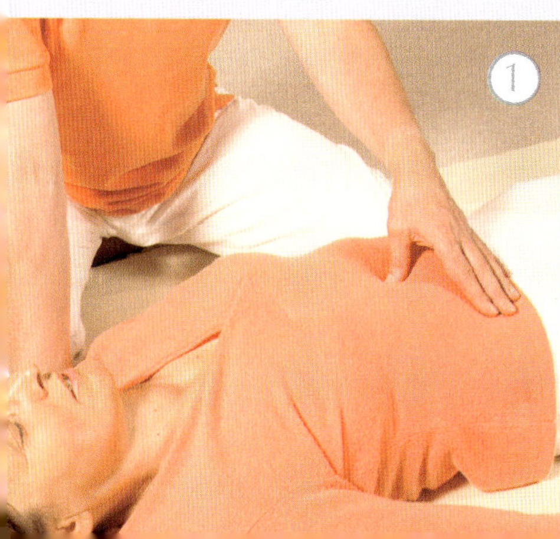

2

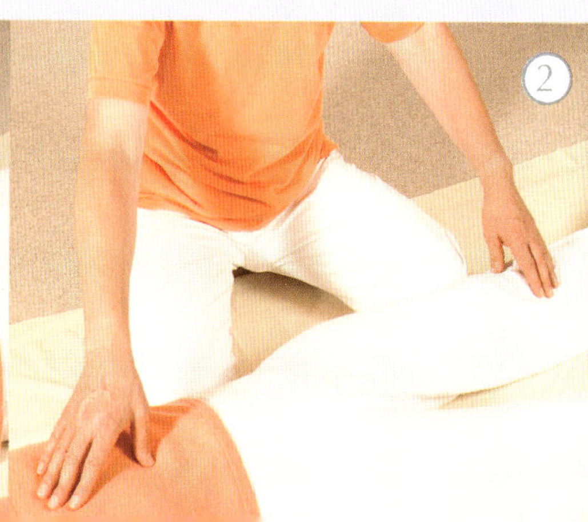

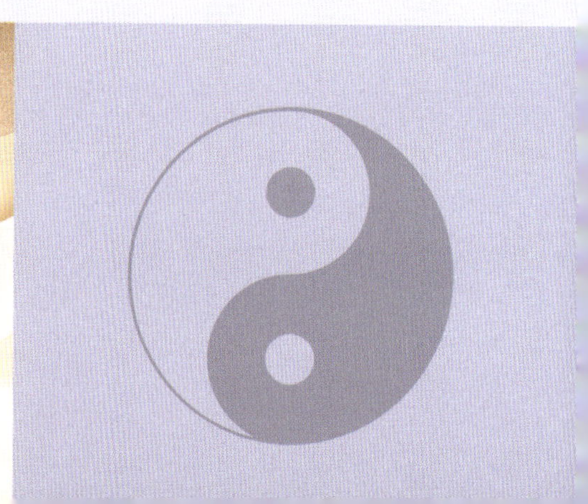

KONZEPTIONSGEFÄSS 14

GROSSER PALAST

A

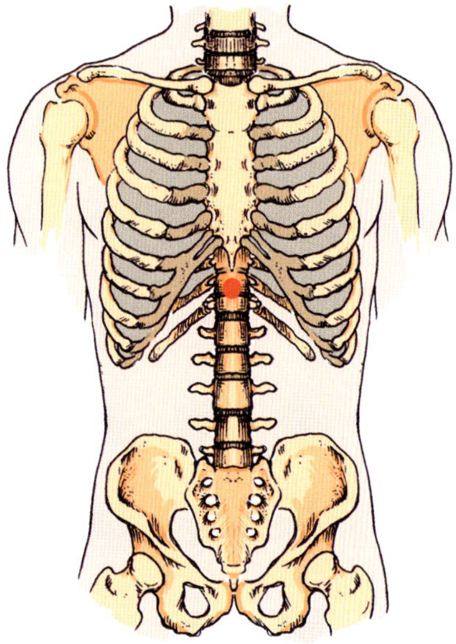

Lage
Auf der Mittellinie des Oberbauches, einen Daumenbreit unterhalb der Schwertfortsatzspitze des Brustbeins.

Besonderheit
Alarmpunkt des Herzens

Wirkung	hilfreich
beruhigt den Geist und das Gemüt	bei innerer Unruhe, Nervosität, Anspannung, Schlafstörungen
reguliert und stärkt die Herzenergie, schützt das Herz	bei Kopflastigkeit, mentaler Verwirrung, emotionaler Belastung, Herzklopfen
unterstützt die Magenenergie	bei Magenschmerzen, Verdauungsstörungen

Gut in Kombination mit
Herz 7: wärmt und entspannt das Herz und erfüllt es mit Frieden Abb. 1
Perikard 6: besänftigt starke Emotionen, beruhigt den Magen, entspannt den Oberbauch
Gallenblase 21: befreit Nacken und Schultern, baut Spannungen ab, die durch festgehaltene Emotionen wie Reizbarkeit und Ärger, entstehen, unterstützt bei nervöser Anspannung Abb. 2

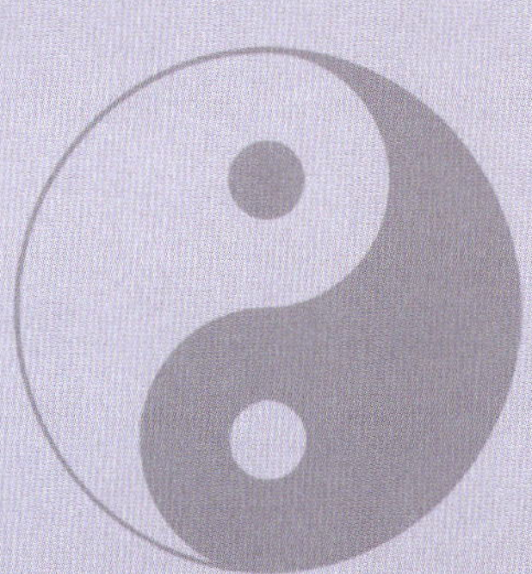

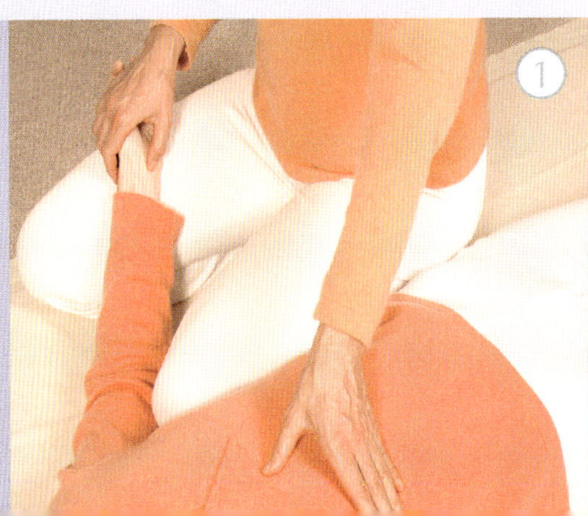

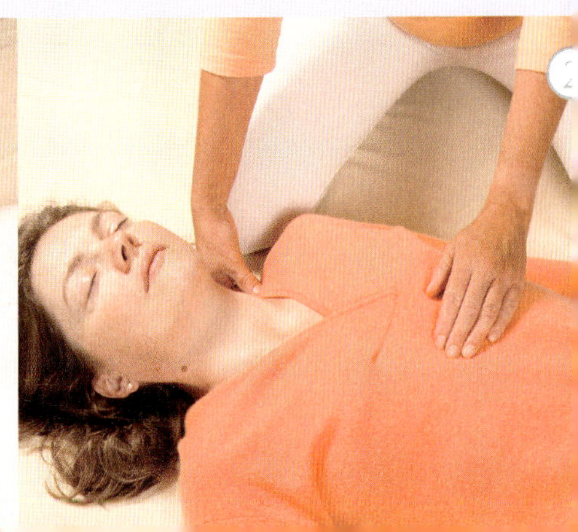

LENKERGEFÄSS 4

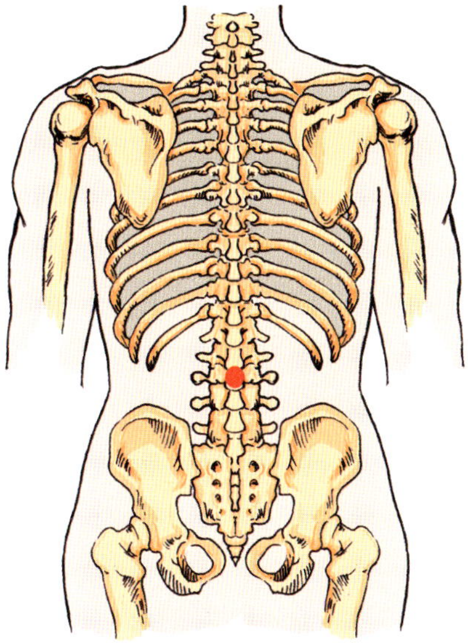

TOR DES LEBENS

Beinamen: TOR DER BESTIMMUNG
TOR DES SCHICKSALS

Lage

Auf dem unteren Rücken in Höhe des Nabels unterhalb des Dornfortsatzes des zweiten Lendenwirbels, auf einer Höhe mit Blase 23 und Blase 52.

Besonderheit

Tor der Lebenskraft

Lenkergefäß 4 ist auch unter dem chinesischen Namen »Mingmen« bekannt. Mingmen, der hintere Aspekt des unteren Dantien, ist das Energiezentrum der Nieren. Hier ist die ursprüngliche Lebenskraft verankert.

Wirkung	hilfreich
hilft mit der Willenskraft der Nieren seinen Lebenszweck zu erfüllen (»Tor der Bestimmung«)	bei fehlendem Kontakt zum eigenen Ursprung
stärkt Lebenskraft und Vitalität, unterstützt die Ursprungsenergie	bei körperlicher und seelischer Erschöpfung, schwachem Allgemeinzustand
wärmt und belebt, stärkt das Yang	bei Kältegefühl, Abneigung gegen Kälte, Schmerzen und Steifheit im unteren Rücken

Gut in Kombination mit

Lenkergefäß 14: unterstützt die Yang-Energie
Extrapunkt Yin Tang: gibt ein Gefühl von Verbundenheit und Ganzheit Abb. 1
Niere 3: stärkt Willenskraft und Durchhaltevermögen, fördert die Wärmebildung, hilft bei durch Yang-Mangel verursachter Ängstlichkeit, verbunden mit Kältegefühl, Schwäche im unteren Rücken und in den Knien
Gallenblase 30: bringt Kraft und Festigkeit in den unteren Rücken, gibt Schwung, stärkt das Vertrauen in sich selbst Abb. 2

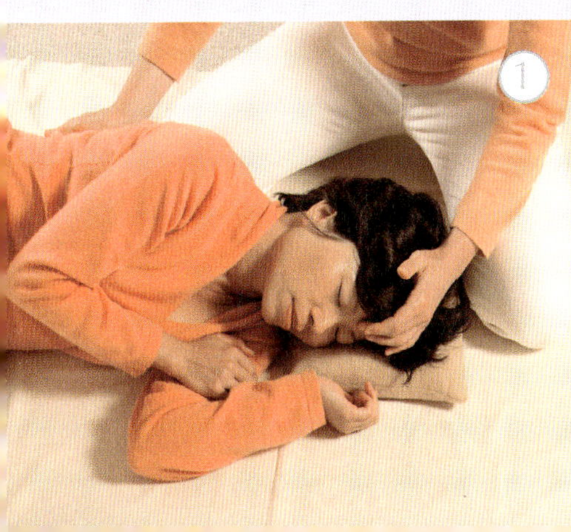

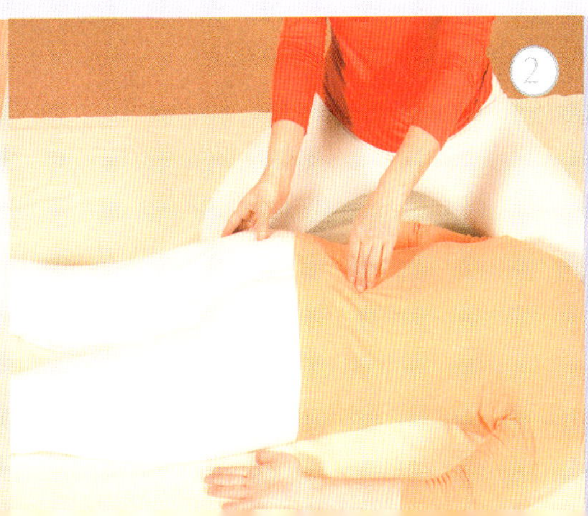

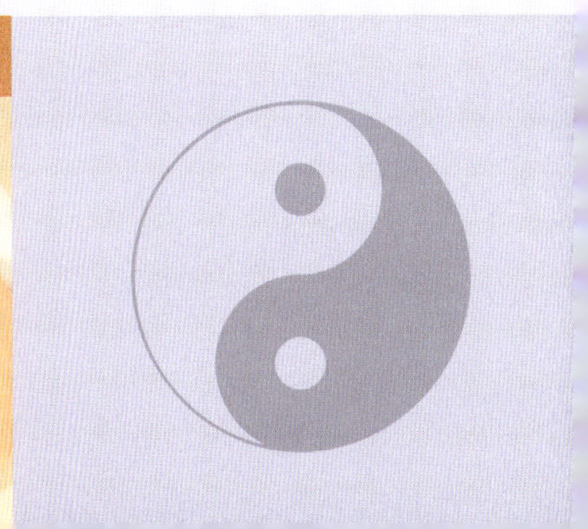

LENKERGEFÄSS 14

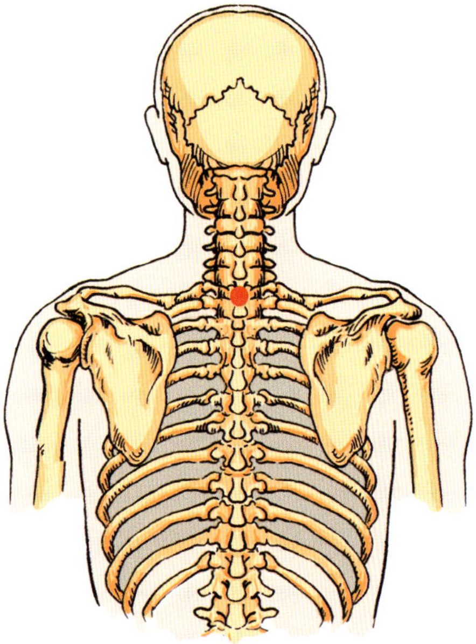

GROSSER WIRBEL

Lage

Unterhalb des Dornfortsatzes des siebten Halswirbels, der deutlich hervorragt (»Prominenz«).
Bei starken Verspannungen um den Wirbel herum (»Witwenbuckel«) kannst du die Muskulatur zunächst mit Daumen und Zeigefingerknöchel massieren.

Besonderheit

Vereinigungspunkt aller Yang-Meridiane
Lenkergefäß 14 kräftigt die Yang-Energie im ganzen Körper und gleicht sie aus.

Wirkung	hilfreich
gibt Kraft und Energie, stärkt das Immunsystem	bei Schwäche, Erschöpfung
unterstützt den Energiefluss zwischen Kopf und Körper	bei Nackenverspannungen, Kopfschmerzen
regt das Kehlzentrum an, unterstützt die Sprache und den Selbstausdruck	bei Schwierigkeiten, sich mitzuteilen

Gut in Kombination mit

Lenkergefäß 4: stärkt die Yang-Energie
Konzeptionsgefäß 17: unterstützt geistige und körperliche Vitalität, fördert die Fähigkeit, über Gefühle zu sprechen, bringt die Gefühle des Herzens nach außen Abb. 1
Dreifacher Erwärmer 5: fördert die Wahrnehmung und klare Darstellung der eigenen Grenzen im Kontakt mit der Umwelt, gibt Stärke für die Wahrung dieser Grenzen, unterstützt Kommunikation und Ausdruck Abb. 2
Extrapunkt Yin Tang: fördert eine tiefe Entspannung

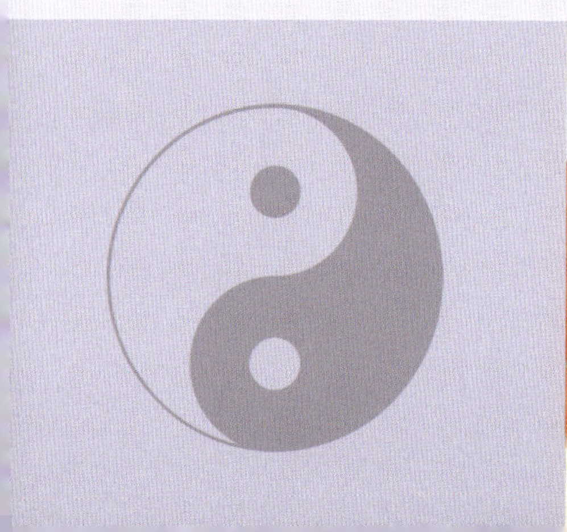

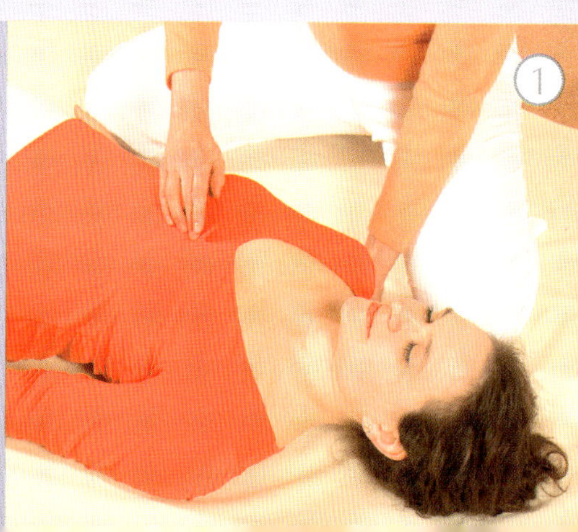

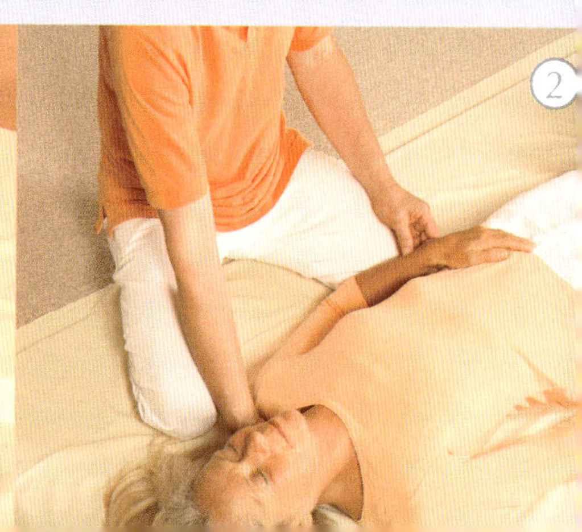

LENKERGEFÄSS 20

HUNDERTFACHE VEREINIGUNG

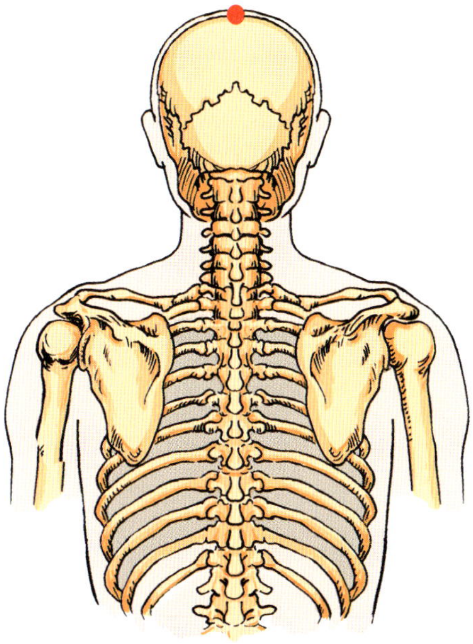

Lage

Auf dem höchsten Punkt des Schädeldaches auf dem Mittelpunkt der Verbindungslinie zwischen den beiden Ohrspitzen.
Nur sanft halten!

Besonderheit

Vereinigungspunkt mit allen Yang-Meridianen
Endpunkt des tiefen Astes des Lebermeridians
Tor zum Kronenchakra, das für die höchste Erkenntnis und die Erfahrung von Einssein steht

Wirkung	hilfreich
entspannt, beruhigt, gleicht aus	bei Nervosität, Unruhe, Schlafstörungen
klärt und beruhigt den Geist, verbessert Konzentration und Gedächtnis, verstärkt inneres Gewahrsein	bei mentalem Stress, Gedankenfülle, Kopfschmerzen, Benommenheit
vertieft meditative Erfahrung, öffnet für die »Energien des Himmels«	bei dem Gefühl, allein und isoliert zu sein, depressiver Verstimmung, Trauma, Albträumen

Gut in Kombination mit

Konzeptionsgefäß 6: führt Geist und Körper wieder zusammen, auch nach einem Schock, lindert Anspannung und Angst (S. 143)
Konzeptionsgefäß 12: (S. 179)
Konzeptionsgefäß 17: spirituelle Kombination; klärt Gefühle und Gedanken, fördert die Verbindung von Kopf und Herz; gute Kombination zum Ende einer Behandlung Abb. 1
Extrapunkt Yin Tang: klärt den Geist, fördert das innere Gewahrsein, wirkt beruhigend, ausgleichend und stimmungsaufhellend (S. 184)
Herz 7: (S. 103) Abb. 2, **Perikard 6:** (S. 129)

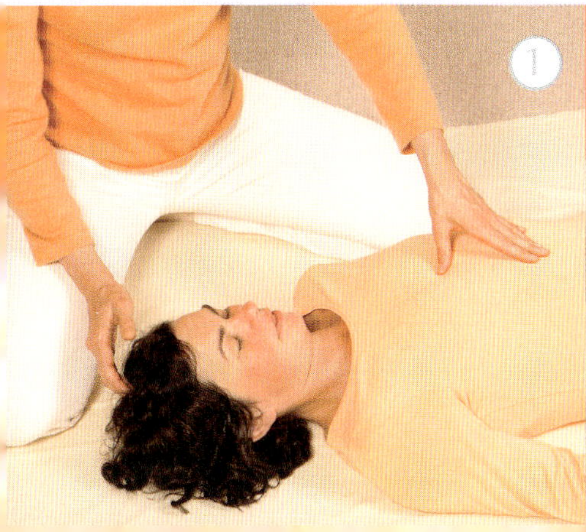

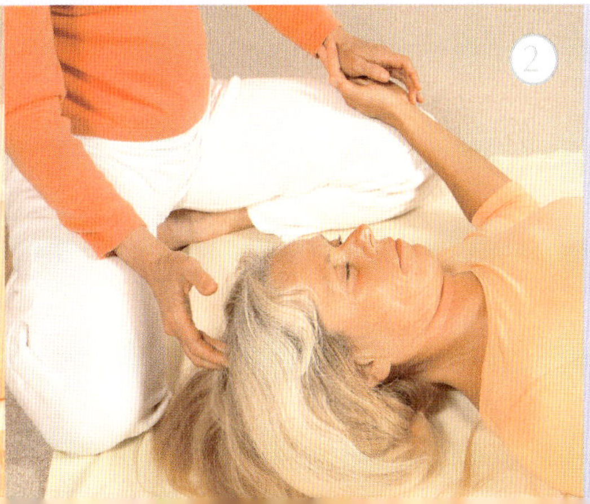

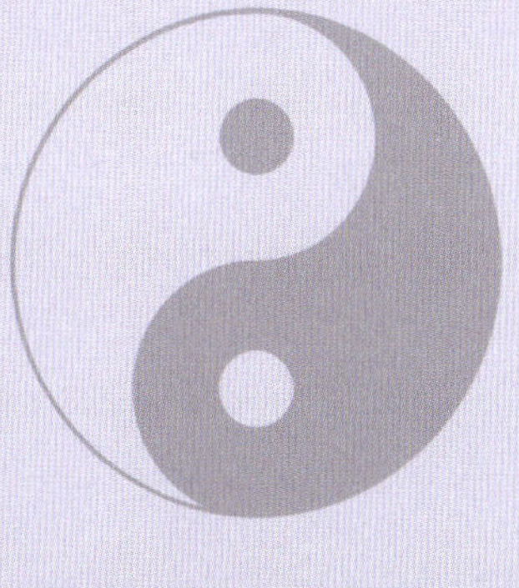

EXTRAPUNKT YIN TANG

SIEGELHALLE

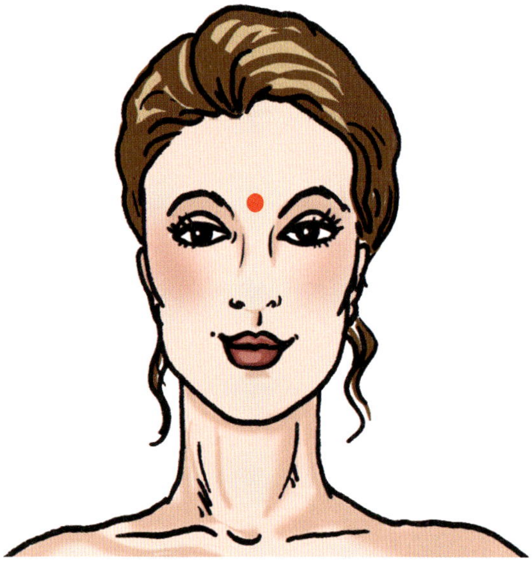

Lage

In der Mitte zwischen den Augenbrauen in einer Vertiefung.
Nur sanft halten!

Besonderheit

Zentrum des »Dritten Auges«

Wirkung	hilfreich
entspannt die Augen	bei geröteten, überanstrengten, müden Augen
unterstützt das innere Sehen, die Fähigkeit zu visualisieren und Ideen zu entwickeln	bei blockiertem innerem Wachstum
fördert Wahrnehmung und Einsicht, klärt und beruhigt den Geist, entspannt die Nerven, unterstützt die Verbindung von Gedanken und Gefühlen, emotional ausgleichend	bei Verwirrung, schlechtem Gedächtnis, Kopfschmerzen, Blutandrang zum Kopf, Übererregung, Nervosität
wirkt auf die Hypophyse, stimmungsaufhellend	bei hormonellen Störungen, Niedergeschlagenheit, depressiver Verstimmung, Angst

Gut in Kombination mit

Lenkergefäß 20: (S. 183), **Konzeptionsgefäß 6:** (S. 143), **Blase 10:** (S. 109)
Verbinde Yin Tang nacheinander mit **Lenkergefäß 16** Abb. 1, **Lenkergefäß 14**, **Lenkergefäß 4** Abb. 2 und dem **Kreuzbein:** gibt ein Gefühl von Verbundenheit und Ganzheit (S. 147)

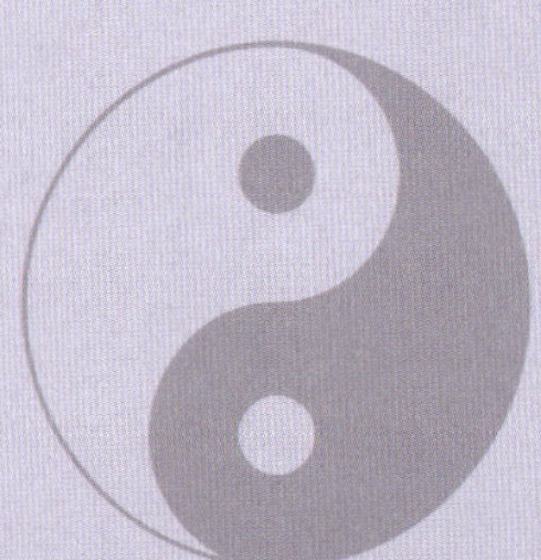

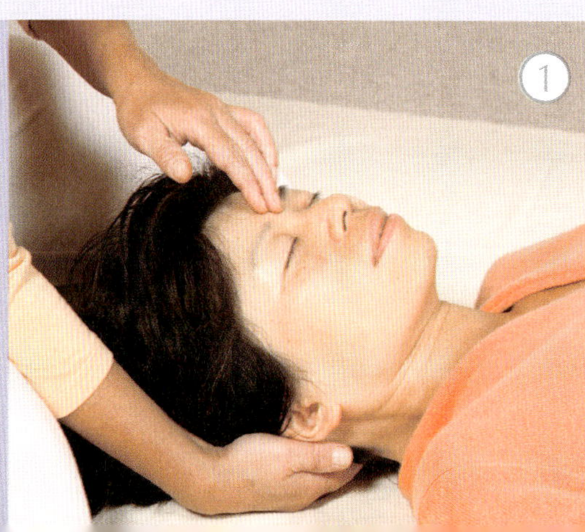

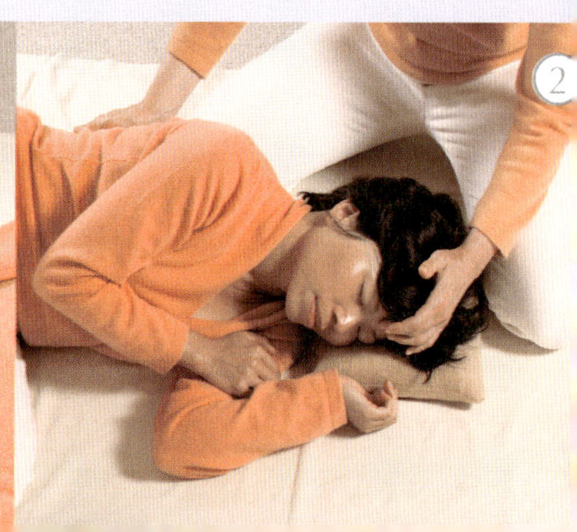

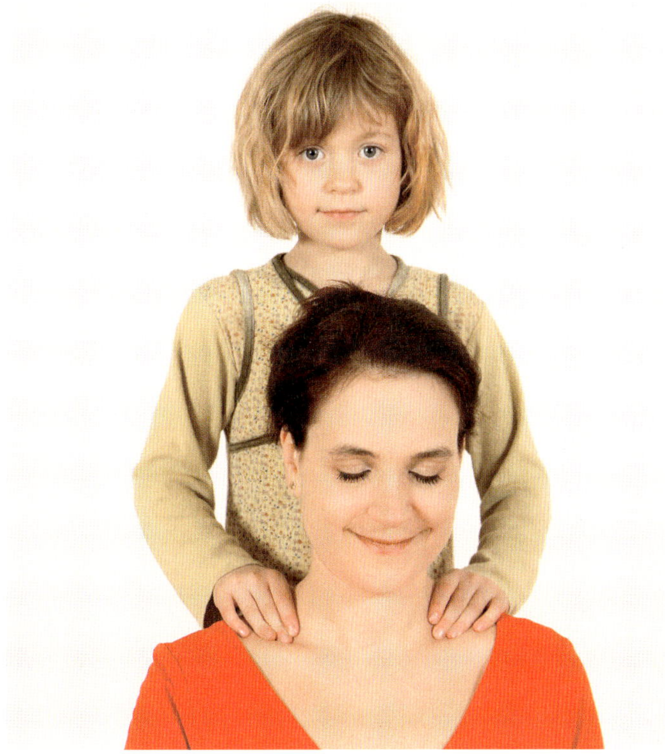

Die Gnade oder das Tao umgibt uns immerzu.
Sie ist das Licht und ist Gott selbst.
Wo wir einen Augenblick offenstehen,
geht sie in uns ein, in jedes Kind, in jeden Weisen.

Hermann Hesse

ELEMENT	HOLZ	FEUER	ERDE	METALL	WASSER
Energetische Phase	kleines Yang	großes Yang	Mitte, ausgeglichen	kleines Yin	großes Yin
Energierichtung	aufsteigend	ausdehnend	stabilisierend, zentrierend	absteigend	zusammenziehend
Lebensabschnitt	Geburt/Kindheit	Wachstum/Ausbildung	Transformation/Beruf	Reife/Alter	Abbau/Tod
Klima	Wind	Hitze	Feuchtigkeit	Trockenheit	Kälte
Yin-Organ	Leber	Herz/Perikard	Milz-Pankreas	Lungen	Nieren
Yang-Organ	Gallenblase	Dünndarm, Dreif.Erw.	Magen, Zwölffingerdarm	Dickdarm	Blase
Sinnesorgan, Funktion	Augen, Sehen	Zunge, Sprechen	Mund, Schmecken	Nase, Riechen	Ohren, Hören
Gewebe	Muskeln, Bänder, Sehnen	Blut, Blutgefäße	Binde- und Fettgewebe	Haut, Schleimhaut	Knochen, Zähne, Gehirn, Mark, Nerven
Kraft zeigt sich in …	Fuß- und Fingernägeln	Teint	Lippen	Körperbehaarung	Kopfhaar
Die fünf Seelen	Wanderseele Hun	Geist Shen	Ratio Yi	Körperseele Po	Lebenskraft Zhi
Körperbereiche	Schultern, Hüfte, Oberschenkelaußenseiten, seitliche Kopfregion	zwischen den Schulterblättern, mittlerer Brustkorb, Handgelenke, Hände	weibliche Brust, Hara, Nabel, Oberschenkelvorderseiten	Schultern, Arme, oberer Rücken, oberer Brustkorb	unterer Rücken, Kreuzbein, Knie, Füße
Qualitäten und Eigenschaften in ausgeglichenem Zustand	visionär, kreativ, motiviert, engagiert, mutig, dynamisch, kraftvoll, unternehmungslustig, risikobereit, verantwortungsvoll, entscheidungsfreudig, durchsetzungsfähig, rebellisch, kämpferisch, unabhängig, selbstbewusst, ehrlich, direkt, spontan, flexibel, beweglich	lebendig, wach, bewusst, liebevoll, herzlich, humorvoll, heiter, fröhlich, gut gelaunt, positiv, unbeschwert, erlebnis- und begeisterungsfähig, hingebungsvoll, leidenschaftlich, schöpferisch, kommunikativ, offen, einfühlsam	fürsorglich, mütterlich, unterstützend, nährend, beschützend, hilfsbereit, sozial, loyal, anständig, vermittelnd, ausgleichend, entgegenkommend, rücksichtsvoll, ausgeglichen, zufrieden, gemütlich, bedächtig, gelassen, zentriert, bodenständig, erdverbunden	aufrichtig, ehrlich, gerecht, rechtschaffen, zurückhaltend, formell, gesittet, tadellos, seriös, ritterlich, ehrenhaft, ordentlich, korrekt, gründlich, gewissenhaft, pflichtbewusst, diszipliniert, beherrscht, exakt, präzise, methodisch, überlegt, konsequent, ästhetisch	willensstark, entschlossen, furchtlos, unerschütterlich, couragiert, mutig, wahrhaftig, innerlich stark, belastbar, durchhaltefähig, anpassungsfähig, vertrauensvoll, selbstgenügsam, sensibel, ruhig, entspannt

Verhalten, Eigenschaften und Emotionen bei Leere	unzufrieden, gestaut, launenhaft, schmollend, verzagt, zaudernd, deprimiert, resignativ, unschlüssig, zögerlich, unentschieden, antriebslos, kraftlos, untätig, initiativlos, blockierte Kreativität, durchsetzungsschwach, verträumt, idealistisch, planlos, chaotisch, ziellos	einsam, wortkarg, gelangweilt, humorlos, traurig, weil ohne Freude, bedrückt, starkes Bedürfnis geliebt zu werden, Angst vor Ablehnung, emotional kalt, geistesabwesend	schlecht geerdet, unsicher, unselbständig, zerstreut, unfokussiert, bedürftig, bettelnd, abhängig, klammernd, bedürftig nach Aufmerksamkeit, Verlassenheitsgefühl	fehlendes Gespür für Wesentliches und Wertvolles, unfähig Abschied zu nehmen und loszulassen, unklar, undiszipliniert, strukturlos, unordentlich, schlampig, traurig durch Verlust, niedergeschlagen, hoffnungslos, melancholisch	willensschwach, antriebslos, kraftlos, lustlos, frigide, fühlt sich minderwertig, ängstlich, kleingläubig, fühlt sich leicht bedroht, vor Schreck gelähmt, traumatisiert, pessimistisch, düster, verloren
Verhalten, Eigenschaften und Emotionen bei Fülle	ungeduldig, angespannt, kontrolliert, launisch, wechselhaft, unberechenbar, frustriert, ärgerlich, wütend bei Einschränkung oder Begrenzung, reizbar, jähzornig, hitzköpfig, aggressiv, aufbrausend, streitsüchtig, herausfordernd, unverblümt, ironisch	unruhig, überdreht, nervös, rastlos-fröhlich, unter Zeitdruck stehend, hysterisch, manisch, panisch, (be-)gierig, schwatzhaft, überschwänglich, exzentrisch, theatralisch, dramatisch, verwirrt, konfus, desorientiert, irrational denkend	überfürsorglich, besorgt, bedrängend, aufopfernd, sich ständig einmischend, starkes Bedürfnis gebraucht zu werden, träge, bequem, phlegmatisch, stur, störrisch, quengelnd, festgefahren, unbeweglich, selbstzweiflerisch, extrem kritisch, auf übertriebene Sicherheit bedacht, detailbesessen, zwanghaft, grübelnd, sorgenschwer, voller Selbstmitleid	zurückgezogen, getrennt von der Außenwelt, isoliert, unnahbar, abwehrend, stolz, steif, hart, rigide, egoistisch, emotional distanziert, hält Gefühle für überflüssig, gleichgültig, verweigernd, perfektionistisch, streng, pedantisch, dogmatisch, strikt, spartanisch	introvertiert, zurückgezogen, weltfremd, kann sich nicht mitteilen, emotional verschlossen, misstrauisch, fatalistisch, waghalsig, tollkühn, gelähmt, starr, paranoid, resignierend, machtbesessen
Die Kraft des Elements gibt die Fähigkeit zu …	Verwirklichung des Potenzials, Entfaltung, Wachstum	Liebe, Lebensfreude, Intelligenz des Herzens, Geistesfrieden, Erkenntnis	Geborgenheit, Sicherheit, Harmonie, Ruhen in der eigenen Mitte	innerem Abstand, Freiheit, Blick für das Wesentliche, Dankbarkeit, Akzeptanz	Vertrauen in den Fluss des Lebens, Ruhe, Entspannung, innere Kraft

VERZEICHNIS DER AKUPRESSURPUNKTE

Das Verzeichnis soll die Auswahl der Punkte erleichtern und ist keinesfalls als Anleitung für therapeutische Akupressuranwendungen zu verstehen. Es enthält auch Punkte, die bei dem jeweiligen energetischen Erscheinungsbild oder einer Disharmonie angewandt werden können, aber in diesem Buch nicht weiter beschrieben sind. Die Akupressurpunkte sind nicht nach ihrer Wertigkeit, sondern in der Meridianreihenfolge aufgelistet. Für die individuelle Punktauswahl empfehlen wir, sich an den Texten über die Wirkungsweise im dritten Teil des Buches zu orientieren.

Lu = Lunge, Di = Dickdarm, Ma = Magen, Mi = Milz, He = Herz, Dü = Dünndarm, Bl = Blase, Ni = Niere, Pe = Perikard, DE = Dreifacher Erwärmer, Gb = Gallenblase, Le = Leber, KG = Konzeptionsgefäß, LG = Lenkergefäß

A

Abschied
siehe Emotionen des Metallelements
Abwehrenergie
Lu 9, Di 4, Di 11, Ma 36, Mi 6, Mi 10, Bl 23, Ni 3, DE 5, DE 15, KG 4, KG 6, KG 17, LG 4, LG 14
Ärger
siehe Emotionen des Holzelements
Allergien, allergische Hautreaktionen
Lu 1, Lu 5, Di 4, Di 11, Ma 36, Mi 6, Mi 10, Bl 13, DE 5
Albträume
siehe Emotionen des Holzelements
Angst, Ängstlichkeit
siehe Emotionen des Wasserelements
Appetit
Ma 36, Mi 6, Mi 16, Bl 18, Bl 21, Le 13, KG 12
Arme, Schulter-Arm-Verbindung
Lu 1, Di 4, Di 10, Di 11, Di 14, He 1, Dü 10, Dü 11, DE 5
Atmung, Atemwege
Lu 1, Lu 7, Lu 9, Ma 3, Ma 16, He 1, Dü 11, Bl 43, Ni 27, Pe 6, Gb 21, Le 14, KG 17
Augen
Bl 1, Bl 2, Bl 10, Gb 14, Gb 20, Gb 41, Le 3, LG 16, Yin Tang
Ausscheidung
Di 4, Di 11, Ma 25, Ma 36, Le 13, KG 4

B

Bauch
Oberbauch/Magen
Ma 36, Mi 4, Mi 16, Bl 21, Bl 47, Pe 6, KG 12, KG 14
Unterbauch
Ma 30, Mi 3, Mi 4, Mi 6, Mi 13, Le 3, Ni 11, KG 4, KG 6
Becken
Ma 30, Mi 4, Mi 6, Mi 9, Mi 13, Bl 40, Bl 53, Ni 3, Ni 11, Gb 30, Gb 41, KG 4, KG 6
Bedrücktheit
siehe Emotionen des Metallelements
Beine
Ma 36, Mi 9, Bl 40, Bl 60, Gb 30, Gb 31, Gb 34
Belastbarkeit
siehe Emotionen des Wasserelements
Belebung
Ma 36, Ni 1, Ni 7, KG 6, LG 4
Beruhigung
siehe Entspannung
Blase
Ma 30, Mi 6, Ni 11, KG 4
Blut
Di 11, Mi 4, Mi 6, Mi 10, He 7, Bl 17, Bl 43, KG 4
Brust
Lu 1, Lu 9, Ma 16, He 1, Dü 11, Bl 43, Bl 47, Ni 3, Pe 1, Pe 6, Gb 41, KG 17

D

E

F

G

H

I

P

Q

R

S

T

U

V

W

Y

Z

QUELLENNACHWEISE

Seite 12 und Seite 56:
Jiddu Krishnamurti (1895-1986), indischer Philosoph, Theosoph und spiritueller Lehrer, Zit. aus *Einbruch in die Freiheit (Freedom from the Known)*, 1969

Seite 52:
Der Talmud ist eines der bedeutendsten Schriftwerke des Judentums

Seite 53:
Llewellyn Vaugh-Lee (geb. 1953), Sufi-Lehrer, Doktor der Psychologie, Zit. aus dem Kapitel *Das Licht des Herzens in Awakening the World: A Global Dimension to Spiritual Practice (Das Erwachen der Welt)*, 2006

Seite 54 und Seite 66:
Osho, Bhagwan Shree Rajneesh (1931-1990), indischer Philosophieprofessor, spiritueller Meister und Mystiker, Begründer der Neo-Sannyas-Bewegung, Auszug aus *Jetzt oder nie – Freiheit und Verantwortung (The Book of Understanding)*, Ullstein Alegria, Berlin, 2010
Auszug aus *Das Buch der Heilung – Durch Meditation zur Quelle von Gesundheit und Leben (The Shadow of the Whip),* Heyne, München, 1995

Seite 55:
Jack Kornfield (geb. 1945), Lehrer des Theravada Buddhismus, Zit. aus *Offen wie der Himmel, weit wie das Meer*, Kösel, München, 2003

Seite 68:
Stephen Levine (geb. 1942), amerikanischer Dichter, spiritueller Lehrer und Autor zahlreicher Publikationen über Meditation sowie über Tod und Sterben, Auszug aus *Sein lassen – Heilung im Leben und im Sterben*, J. Kamphausen, Bielefeld, 5. Auflage, 2004

Seite 70:
Eckhard Tolle (geb. 1948), spiritueller Lehrer und Autor, Zit. aus *Stille spricht*, Goldmann Arkana, München, 2003

Seite 76:
Hildegard von Bingen (1098-1179), deutsche Mystikerin des Mittelalters, Benediktinerin, Klostergründerin und Äbtissin bei Bingen

Seite 77:
Dianne Connelly, amerikanische Akupunkteurin, Lehrerin der Traditionellen Chinesischen Medizin, Doctor of Cross-Cultural Medicine, Auszug (Textpassagen der Seiten 163-165) aus *Alles Weh ist Heimweh*, Bruno Endrich Verlag, Heidelberg, 1992, Abdruck mit freundlicher Genehmigung des Bruno Endrich Verlags

Seite 185:
Hermann Hesse (1877-1962), deutsch-schweizerischer Dichter und Schriftsteller, Nobelpreis für Literatur 1946, Zit. aus *Gesammelte Briefe*, Bd. 3, Suhrkamp, Frankfurt am Main, 1982

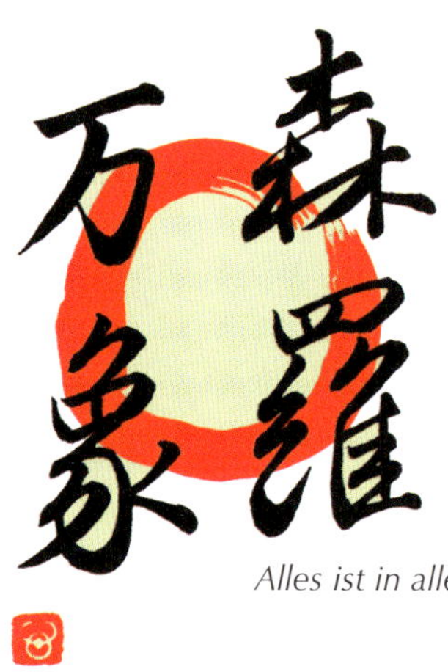

Alles ist in allem

EMPFEHLENSWERTE BÜCHER

Backheuer, Gayaka P., Gütinger, Claudia P.: Gesund und vital mit Do-In. Georg Thieme, Stuttgart, 2000

Beresford-Cooke, Carola: Shiatsu. Urban & Fischer, München, Jena 2001

Connelly, Dianne: Alles Weh ist Heimweh. Bruno Endrich, Heidelberg, 1992

Connelly, Dianne: Das Gesetz der Fünf Elemente. Anna-Christa Endrich, Heidelberg, 1987

Elias, Jason, Ketcham, Katherine: Selbstheilung mit den Fünf Elementen. O.W. Barth, Bern, München, Wien, 1999

Focks, C., Hillenbrand, N.: Leitfaden Traditionelle Medizin. Gustav Fischer, Ulm, Stuttgart, Jena, Lübeck, 1997

Gach, Michael: Aku-Yoga. Kösel, München, 1985

Gach, Michael Reed: Akupressur für emotionale Probleme. Goldmann Arkana, München, 2004

Gach, Michael Reed: Heilende Punkte. Knaur, München, 1992

Greinus, Holger (Hrsg.): Shiatsu Grundlagen Kyo & Jitsu. Edition Vitalis, Aachen, 2001

Greinus, Holger (Hrsg.): Shiatsu Grundlagen Meridiane. Edition Vitalis, Aachen, 2002

Hammer, Dr. med. Leon: Psychologie & Chinesische Medizin. Joy, Sulzberg, 2000

Hempen, Carl Hermann: Akupunktur. Deutscher Taschenbuch Verlag, München, 1995

Hicks, Angela, Hicks, John, Mole, Peter: Konstitutionelle Akupunktur nach den fünf Wandlungsphasen, Urban & Fischer, München, 2008

Karstädt, Uwe: Ganz in meinem Element, Kösel, München, 1998

Levine, Stephen: Sein lassen – Heilung im Leben und im Sterben. J. Kamphausen, Bielefeld, 2004

Lie, Foen Tjoeng: Chinesische Punktmassage, Akupressur. Falken, Niedernhausen/Ts., 1988

Lundberg, Paul: Die heilende Kraft des Shiatsu. Mosaik, München, 1992

Macioca, Giovanni: Die Grundlagen der Chinesischen Medizin. Verlag für Traditionelle Chinesische Medizin, Kötzting, 1994

Müller, Josef Viktor: Den Geist verwurzeln. Müller & Steinicke, München, 2001

Platsch, Klaus Dieter: Die fünf Wandlungsphasen. Elsevier GmbH, Urban & Fischer, München, 2005

Platsch, Klaus Dieter: Psychosomatik in der Chinesischen Medizin. Urban & Fischer, München, Jena, 2000

Ploberger, Florian: Psychologische Aspekte in der Traditionellen Chinesischen Medizin. Bacopa, Schiedlberg/Österreich, 2006

Rappenecker, Wilfried: Atlas Shiatsu. Urban & Fischer, München, 2007

Redl, Franz P. (Hrsg.): Die Welt der Fünf Elemente. Bacopa, Linz/Österreich, 2000

Schrievers, Joachim: Durch Berührung wachsen. Hans Huber, Bern, 2004

Sievers, Sakina K., Loh, Nirgun W.: Das Wunder der Wandlung. ShenDo Verlag, Stellshagen, 2009

Teeguarden, Iona: Acupressure Way of Health: Jin Shin Do. Japan Publications Inc., Tokyo, 1978

Die genannten Werke sind zum Teil im Buchhandel vergriffen. Bitte wende dich in diesem Fall an Bibliotheken oder suche nach antiquarischen Ausgaben.

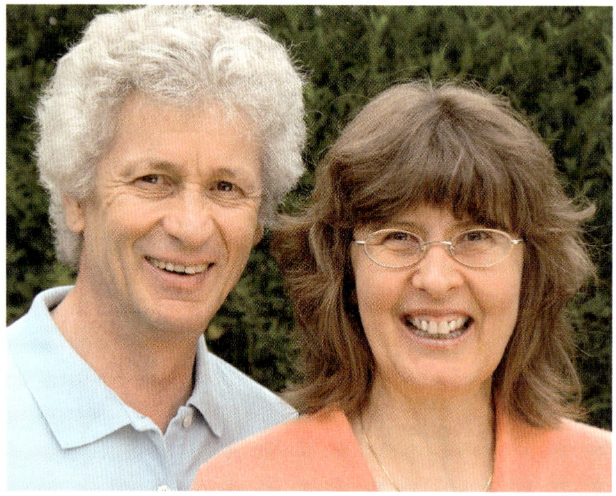

NIRGUN WOLFGANG LOH

hat während seiner langjährigen Aufenthalte in Indien östliche Heilmethoden studiert und unterrichtet Shiatsu und Akupressur seit 30 Jahren. Nirgun arbeitet als Heilpraktiker mit Schwerpunkt Shiatsu und Traditioneller Chinesischer Medizin sowie Ernährung nach den Fünf Elementen im TAO Gesundheitszentrum des Bio- und Gesundheitshotels Stellshagen.

SAKINA KERSTIN SIEVERS

erhielt ihre erste Shiatsu-Ausbildung 1983/84 in den Niederlanden, als Shiatsu in Deutschland noch weitgehend unbekannt war. Seither ist die Arbeit mit den Fünf Elementen ein wesentlicher Bestandteil ihres Lebens.

Nirgun und Sakina waren 1997 Mitbegründer des Verbands für ShenDo Shiatsu in Deutschland e. V.

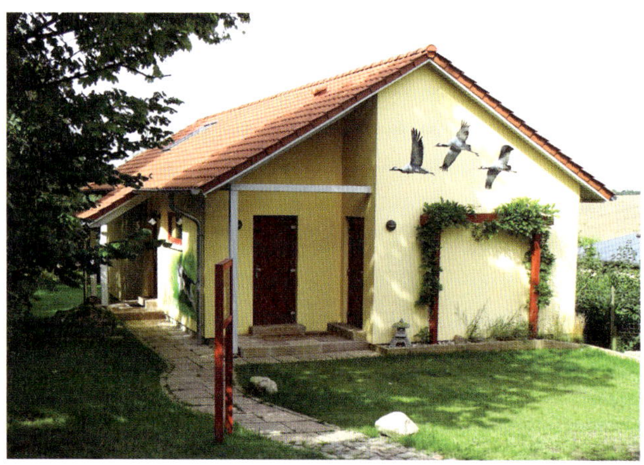

Gemeinsam leiten sie das ShenDo Institut und unterrichten Shiatsu und Akupressur. In ihrem wunderschönen Seminarhaus in Stellshagen nahe der Ostsee bieten sie auch weitere Kurse für Gesundheit und Lebensfreude sowie Meditationsretreats an.

Als Autoren und Herausgeber veröffentlichen sie Bücher und Schaubilder für den Unterricht und die Praxis. Die leicht verständlich und anschaulich geschrieben Bücher zu den Themen der taoistischen Fünf Elemente und Akupressur, den sieben Chakren sowie Körperübungen aus dem Qi Gong und Yoga werden als Standardwerke in vielen körpertherapeutischen Fachausbildungen empfohlen.

ShenDo Institut und Verlag
www.shendo-ostsee.de
www.shendo-verlag.de

Wir danken von Herzen:

Rüdiger Prabodh Kromp für seine aufmerksamen Korrekturen und für seine fachkundigen Ergänzungen zu den Punkteverbindungen.

Agni Petra Lieske, **Christa Schumacher**, **Manuela Dünow**, **Christa Wigger**, **Annette Kapschütz**, **Ute Siegmann**, **Anasya E. Hufnagl** und **Gyata Li-Chen** für ihre kreative Teilnahme an den Fotoshootings.

Nirdosh H. Hufnagl für die gelungenen Fotos und seine Ruhe und Gelassenheit bei den ständig wechselnden Fotoeinstellungen.

Aruna Palitzsch-Schulz, unserer langjährigen Grafikerin und Illustratorin für die künstlerische Gestaltung und die Illustrationen. Wir danken ihr auch für ihre große Geduld, mit der sie die vielen kleinen Details dieses Buches umgesetzt hat.

Rajmani H. Müller für ihr fachkundiges Lektorat und ihre unterstützende Begleitung.

Dhirendra M. Thomae, der uns immer wieder beraten hat, wenn wir mit unseren Formulierungen nicht weitergekommen sind.

Knut Jöbges, der einen Teil der Punktenamen übersetzt hat.

Allen **ShenDo-Freunden und -Kollegen**, mit denen wir schon so viele Jahre zusammenarbeiten, für ihre Unterstützung und ihren Zuspruch.

Shendo Verlag

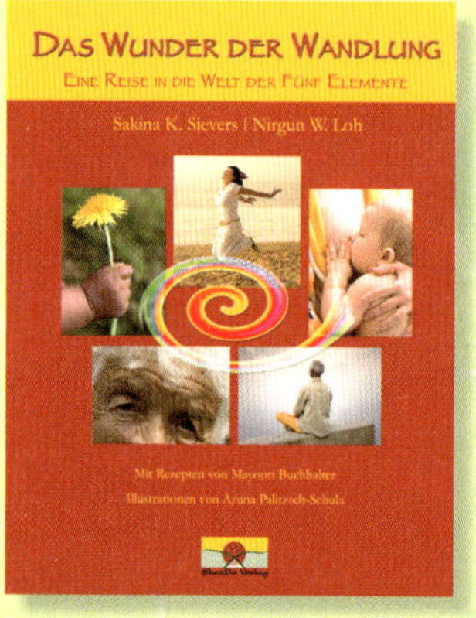

Sakina K. Sievers | Nirgun W. Loh
Das Wunder der Wandlung
Eine Reise in die Welt der Fünf Elemente
144 Seiten

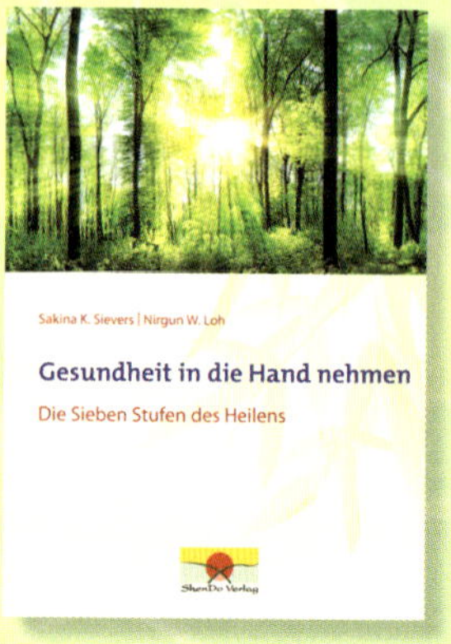

Sakina K. Sievers | Nirgun W. Loh
Gesundheit in die Hand nehmen
Die Sieben Stufen des Heilens
88 Seiten

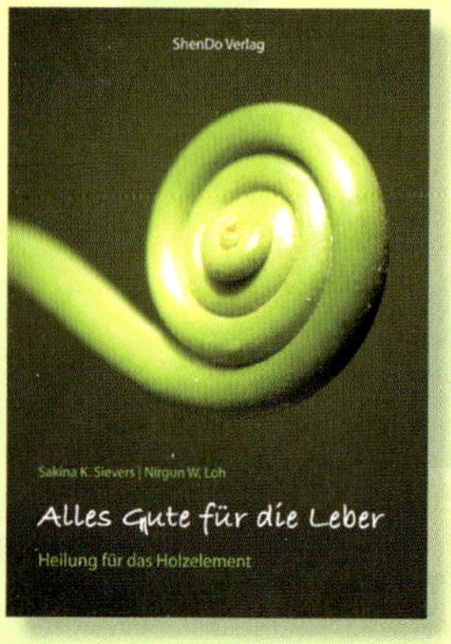

Sakina K. Sievers | Nirgun W. Loh
Alles Gute für die Leber
Heilung für das Holzelement
72 Seiten

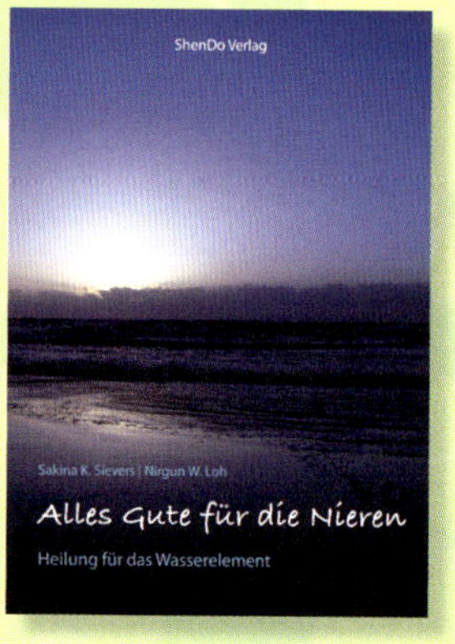

Sakina K. Sievers | Nirgun W. Loh
Alles Gute für die Nieren
Heilung für das Wasserelement
76 Seiten

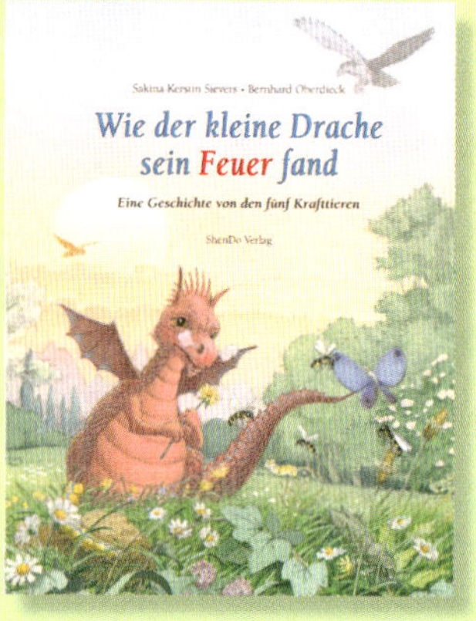

Sakina K. Sievers | Bernhard Oberdieck
Wie der kleine Drache sein Feuer fand
Eine Geschichte über die Krafttiere der Fünf Elemente
36 Seiten

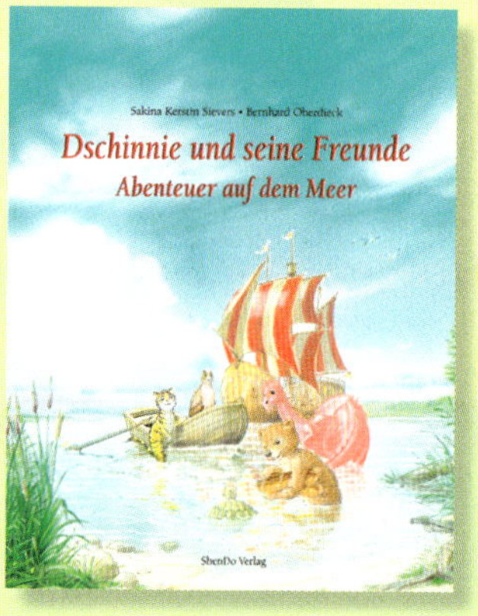

Sakina K. Sievers | Bernhard Oberdieck
Dschinnie und seine Freunde
Abenteuer auf dem Meer
Die Fünf Elemente im Leben von Kindern
36 Seiten

www.shendo-verlag.de